流通する「人体」

献体・献血・臓器提供の歴史

香西豊子

勁草書房

流通する「人体」

目次

目次

第Ⅲ部　ドネーション言説の展開――「起源」の忘却のなかで

凡　例

一、本書で使用した記号のうち、引用中の傍点は引用者による強調を、同・大括弧（［　］）は補足を、同・三点リーダー二倍（……）は省略を表す。

また、本文中の傍点は、筆者による強調を表す。

一、資料のうち、とくに得がたいものに関しては、その所蔵機関を記した。

また、マイクロ資料については、必要に応じて該当するコマを示した。

一、資料の引用にあたっては、原資料の用語・用字を尊重した。そのため、本文中には、現代社会においては差別語に相当する言葉がいくつか散見されるが、それらはすべて原資料による。

一、資料が、テキストとしてだけでなく、様式も重要だと思われる場合は、それを忠実に再現するかたちで引用した。

一、資料に載る図表を転載する際、漢数字は算用数字に改めた。

一、漢文については、書き下し文に改めた。

また、漢文・候文で認められた資料を翻刻する際には、必要に応じて適宜、句読点およびルビを補った。

一、本文中の年号は西暦を用い、日本国内の事象については、直後に（　）を付して元号を併記した。

ただし、文献・参考資料等の年号については、西暦のみとした。

一、末尾の「参考文献」には、引用文献・参照文献の別なく、著者の五十音順（英文の場合はアルファベット順）に列挙した。ただし、新聞およびマイクロ化された資料については割愛した。

一、人物の敬称は、原則として、省略した。

序章　ドネーションという事象系

一　人体という不安

われわれの社会は、人体という言葉をもっている。日常において、食べ、はたらき、思い、語らい、眠る〈からだ〉を生きるなかで、われわれは、どこか――「身体」でも「肉体」でも「身」や「人身」、その他いかなる類縁のあり方でもなく――人体なのだ。これは、限界でもあり、究極の平等性でもある。人体が言及されると、われわれは無関心ではいられない。ひところ巷をにぎわせた「買ってはいけない論争[1]」などは、その分かりやすい例だろう。

日本で一九九〇年代半ばにあらわれた、人体の資源化・商品化論も、そうしてみれば、人体が問題とされていたからこそ隆盛をみたのかもしれない。人体が生命科学のなかで試料となり、資本の動きに引きまわされるさまが、衝撃的な出来事として詳細に報告された[2]。ほかならぬ人体が、（一線を画されていたはずの）資源や商品とおなじように扱われはじめていることに、言葉があまた投入されたのだ。

　こうした人体をめぐる議論が示唆するのは、生命科学の場に「社会」を引きずりこむ、人体という言葉の遂行性である。人体という言葉遣いは、生命科学との連関を予想させるだけでなく、どこかですでに、ある社会性をまとっている。これは、「身体」や「肉体」との大きな違いでもある。(3) 生命科学によって「身体」や「肉体」が傷ついたならば、むろん「社会」はそれを「事件」として問題視するだろう。だが、それで人体が傷つくならば、「社会」のあり方までもがおのずと問題となる構図ができているのだ。

人体の社会性

　とはいえ、人体はいかにして社会的なあり方をしているのだろうか。

人体と「社会」とは、見るからに隔絶した言葉遣いである。ごく素朴に考えても、人体というのは、物質性に根ざした言葉であるのに対し、「社会」は、個別的な事象によって支えられた抽象の水準にある言葉である。したがって、人体がいくら羅列されたとしても、それだけでは社会性の水準は見えてこない。人体という言葉が通常、生命科学の語彙とされ、社会記述のなかには現れないのも、そうしたことよる。

　しかしながら、さきにみたように、人体の危険・危機を語る言葉が、同時多発的にひとびとの不安を喚起しもすることから考えると、人体という言葉遣いはどこかで社会性の水準を獲得するようである。では、その機序とは、一体どのようなものか。

　たとえば、人体の資源化論・商品化論は、人体がなぜ社会問題の主題となるかを、つぎのように構成する。まず、人体という自然状態がある。それは物質としての〈からだ〉である一方で、「発達」や「性」、「生／死」などを発現させ、人間文化の派生する普遍的な基盤でありつづけてきた。その人体が、現代に至って、医療産業の進展や資本の運動に巻き込まれつつあるという。人体は、その存在の基底において、どうしようもなく物質であるがゆえに、資源や商品に加工され、「社会」の規範にしたがって流通させられはじめている。つまり、生命科学を応用した産業の肥大によってかつての「均衡」がくずれ、それまでは自明のものだった人体の統合性が分断されつつあるというのだ。

ただし、この問題構成——人体を所与とみなし、その変容を主題として切り出すことで、医療産業の肥大や「社会」のひずみの増大に警鐘をならす——には、検討を要する点がいくつかふくまれていよう。第一に、人体は、先験的かつ自律的に存立しうるか、という点である。もし人体という語が、生命科学を代補するかたちで在るのなら、事態は、無垢なる人体の資源化・商品化としてではなく、生命科学そのもののあり方の変容として捉えられなければならないだろう（そうなると、人体の変容の要因を生命科学に関連する産業の運動にもとめる説明は、擬似相関という関係性に解消され、成り立たなくなる）。第二は、仮に資源化・商品化した人体／していない人体がありうるとして、では、それぞれの内実はどうなっているのか、という点である。人体の資源化・商品化論は、人体を具体的に描く作業もその企図も欠落させたまま、「――化」という歴史の記述形式を導入しているため、ただの印象論と映るきらいがある。生命科学に関連する産業によって危機に瀕している人間性の擁護、あるいは、それを介して暗に進行している社会的な問題の告発という目的が、立論に先行している感がぬぐえないのだ。いずれにせよ、その問題構成は、それ自体で「問題」を創出している可能性がある。

だが、そうした論点をはらみつつも、人体の資源化論・商品化論がなおも興味深いのは、それが人体の不安の表明を通して、人体という不安を浮かびあがらせている点である。

いま言う人体の不安とは、人体の資源化・商品化論によって直接的に表明される、人間学的な意味づけの基盤としての人体の危機のことである。人体のまわりにあるさまざまな言葉の連関のうち、とくにその物質性に照準したものがたどられると、そこには生命科学関連の産業のような、人体を一方的に侵襲する機構が姿をあらわす。そして、人体の自明性のうえに人間学を展開する立場からすれば、それはそれで、たいへんな脅威と映る。

しかしながら、人体は、いまあらたに生命科学と関係を結びはじめたのではなく、生命科学の記述体系とはそもそも不可分の関係にあった。生命科学が産業とむすびつく以前から、本来的に「社会」にとっては制御不能なもの、過剰なものとして、それはあったのだ。その、代謝し生殖し死をむかえる生命の形式に対しては、それを仕分けし取りさばいてゆく制度や技法が、これまで多様なかたちで創られてきた。しかし、それらにしても、一方ではつねに別の記述体系へと解消される可能性にさらされていた。ここへきての人体の資源化・商品化論の出現は、その意味で、人体そのもののあり方がかかえる根源的な不安（人体という不安）を、現代的に語っていると見ることもできるのである。

こう考えてくると、人体の危機・危険がなぜ社会的な関心をよぶのか、その事由も、おぼろげながら見えてくるだろう。それは、もっとも分かりやすいかたちとしては、人体を侵襲する生命科学関連の産業の肥大として表象される。つまり、科学技術や資本主義が人体を接収する自律的な運動として現れるとき、その対極で、ひとつひとつの〈からだ〉に割りふられていた個別性は霧散し、傷つけられる集合的な抽象が立ちのぼるのだ。しかし、いま一歩つきつめてみれば、人体はそれ自体ですでに、物質や言葉が乗り入れる過剰なあり方をしているともいえる。それは、侵襲的な機構を仮想されずとも、言及されるだけで、みずからの物質性をどこか賦活させ、そこに築かれていた意味論をそのたびごとに震撼させるのである。

本書が注目するのは、そうした人体の本質的な社会性である。それは、「社会」を記述する一つの道筋を示すものではあるまいか。すなわち、人体の記述がそのまま「社会」の記述となる可能性である。この洞察が当を得ているならば、貨幣の動きの追尾がひとつの社会記述となるように、流通する人体の筆記もまた、ひとつの「社会」の記述となるはずである。このような観点から、本書では、人体が流通する様相を書き留めることを通して、われわれの生きる「社会」の記述を試みたい。

なお、誤解のないよう記しておくと、ここで「社会」という言葉で指しているのは、閉域にして唯一の「(全体)社会」ではない。「人体の流通」という事象に視点を定めたときに記述にのぼってくる、言葉の運動としての「社会」である。そのため、本書のおこなう作業というのは、人体の動きを、その物質性に照準してあとづけ、そこに付随してくる諸事象とともに記述していくものとなろう。とりわけ、人体が流通可能なものとされ取り回される局面に強勢をおき、その流通形態の変容を歴史的に記述してゆく。

ドネーションの歴史にむけて

とはいえ、人体の流通形態の変容を記述するという、この漠とした試みについては、前もって二つほど補足をしておく必要があるだろう。本書の対象と方法論についてである。

まず、人体の流通という記述対象についてだが、ものが流通するという現象は、これまでも「社会」を対象化する際の重要な指標であった。物流現象にそって「所有」や「主体」、「権力」、「階級」をはじめとする壮大な主題が抽きだされ、ひとびとの関係性のあり方が論じられてきた。そうした記述の蓄積をまえに人体の流通をみることは、見方によっては、流通物の範例のなかに人体という一項目を加えるにすぎないかもしれない。それにもかかわらず、なお本書が人体の流通を記述しようとするのは、先に確認したような人体の閉じ切らなさのゆえである。人体は、「社会」を切りだす言葉にのみ収斂するのではなく、生命科学の言語によっても叙述される。それゆえ、人体の流通という事象には、流通物をいかに取りまわすかという経済論のほかに、流通物をいかにして流通物たらしめるかという技術論がはしるのだ。その人体の開かれたあり方は、流通の「主体」と「対象」の屹立を許さず、制度をつねに流動の淵へと追いやっていく。流通する物の範例のなかで、とくに人体に注目することの意義は、この技術論が派生するという事態にもとめられる。

人体のまわりに技術論の領野がひらかれていることは、おそらくほかの物の流通とは異なる規範を、人体の流通に発生させることだろう（人体の資源化論・商品化論ではないが、なにしろ流通物が流通に抗して声をあげるのだから）。したがって、本書が記述を試みるのは、換言すれば、その規範である。具体的には、現代日本における三つの事象——献体、献血、臓器提供——をとおして、それを記述してゆきたい。

もちろん、人体の流通をみとらせる事象は、ほかにも多々あるだろう。そこを、この三つにしぼって記述していくのは、人体の流通という事態がもつ固有性が、それでひとまず見通せるようになるとおもわれるからである。

献体・献血・臓器提供は、「提供」という局面では同一の論理にしたがっているようにみえる。が、大局的に見れば、それぞれ前景化される議論（経済論と技術論の比重）を異にしている。まず、医学生らの解剖学実習や人体標本の製作のための献体は、人体の全体性を保持したまま屍体を流通させるため、技術論をほとんど派生させない。それに対して、献血と臓器提供は、断片化されて供出された人体をふたたび生体へと植える過程をともなうため、そこには人体の経済論にくわえて技術論が絡んでくる。そして、その絡みかたには、両者でまた分節がある。そこで本書では、はじめに献体という事象をとりあげ、人体の流通に派生する経済論とはどのようなものか暫定的な見通しを得る。そのうえで、献血と臓器提供という、技術論の付随してくる事象をとりあげ、ほかならぬ人体が流通するとはどういうことなのかを考察することとする。なお、人体の流通という事象については、これ以降、「ドネーション」という言葉で表してゆく(4)。

さて、補足が必要な第二の点は、そのドネーションを、なぜ歴史という形式で記述し、かつ、それがどういうわけで所期の社会記述となるのかという点である。ドネーションのあり方を記述するということであれば、人体の流通する「現場」をルポルタージュするという方法も考えられなくはないだろう。現に人体の資源化論・商品化論の問題意識は、人体が取り引きされ実験され情報化される「現場」の克明な調査のうえに成りたっている。にもかかわらず、人体の流通をあえて歴史的に記述していくことには、どのような含意があるのか。

端的にいうなら、それは、本書（ならびに同時代）の記述が何を記述できていて、何を抜け落ちさせているのか、検閲する視点を入れるためである。複数の事象を言葉で連ねあわせる営為は、ある記述の平面を成立させると同時に、記述されなかった無数の事象をうみだす。しかし、記述という営為は、そもそも事象の認知と表裏をなしているため、記述に際して対照に供されはしたものの結局はそれにのらなかった事象（の成立可能性）については、通常、記述の内部からは感知されがたい。それゆえ、記述が結果的にはらむ「偏向」にたいして自覚的であるには、記述を反照する外部の視点、つまり比較の視点を、（たとえそれが突きつめれば記述に内属するものであっても）どこかで担保しておく必要があるのだ。(5) 本書では、それを歴史的な資料にとる。つまり、現代社会の事象群と歴史資料とのあいだを往復し、みずからの立ち位置を比較にさらす振幅を、あらかじめ記述のなかに組み込んでおこうというのだ。

このように記述の立ち方への自覚がつよく促されるのは、本書の記述対象がドネーションであることが大きい。というのも、ドネーションという事象は、それ自体ですでに共時的な広がりをもっているため、その「現場」をいくつか書きとめただけでも、何らかの社会的な事象を記述した体裁になってしまうからである。たとえば、献体という事象ひとつを採りあげて詳述したり、献体・献血・臓器提供の三者三様の現状をレポートしたりしても、そのまま「社会」の記述として通りうる。本書が警戒するのは、そのあまりの容易さである。

ドネーションが、現象として「社会的」であればあるほど、その記述は現象の奥行きの探求を停止してしまう。現象の記述が、すでになんらかの本質の記述を達成しているかのように錯誤されるのである（その結果、現象で現象を語るという事態、たとえば、歴史への省察を欠いたまま現象から「変容」を観察し、逆に現象のなかに歴史を読み込んでゆく事態が招来される）。だが、記述対象の（見かけ上の）完結性と記述の完結性とは、明確に区別されなければならない。むしろドネーションという記述対象が、当の記述によって見つけ出されているかもしれないという疑義までふくめて、考察する必要があるのである。

おなじことは、本書が歴史記述を行うとはいえ、「概念」や「社会」といった、閉域を確定したうえでの記述とはならないことについてもいえる。屍体や組織・臓器のドネーションは、廃物利用、接収、盗難・盗用、売買など、さまざまな形態を出来させたすえに、いまに至っている。だが、そうした変容をただ現象面でたどるのでは、導きだされるのは、すでに現代までに乗りこえられ、今となっては理解不能な時代の像であろう。そこにもやはり、記述の参照点が必要なのだ（この点にかんしては、次節で具体的に考察する）。

本書がドネーションを歴史的に記述するのは、ひとつには、記述に不可避的に生ずる「偏向」にたいして自覚的であるためである。だが、いまひとつには、そうした「偏向」が出来することの意味あいを考える地点（つまりは、社会記述という企図）に、つねに立ちかえるためなのである。

本書の目的と構成

いまいちど整理しておくと、本書の目的は、「人体」という言葉遣いがある種の社会性を具現しているという洞察のもと、流通する「人体」の歴史を記述し、「人体」をめぐって作動する言葉の「偏向」を跡づけることにある。この目的を達成するため、以下では、ドネーション（「人体」の流通）という事象に内在する論理を、可能な限り一次資料にそって記述する作業をおこなってゆく。と同時に、ドネーションにかんする（二次的な）資料の記述の振幅をとらえ、その意味あいについても考察をくわえてゆくこととする。

本書は、この序章以下、三部構成をとり、一一の章から成る。

まず、第I部では、ドネーションの一つのモデル・ケースとして、比較的長期にわたって関連資料がのこっている解剖体のドネーションを採りあげ、第II部で扱う他のドネーションの形態との対照に供するとともに（第二・三・四章）、それをめぐって現在つむぎだされている「倫理」的な言葉や歴史記述が、解剖体の経済論の帰結である可能性について、注意を喚起する（第一・五章）。第Ⅱ部では、現代のドネーションにおいては、〈意志〉という統辞論が主流となっていることを確認したうえで（第六章）、血液および移植片のドネーションの動態について検討し（それぞれ第七・八章）、現代のドネーションにたいする暫定的な見取りを得る。第Ⅲ部では、そうした現代の（ドネーションのなかの）「人体」がいかに経験されているかについて、人体標本展示会の存立様態をとおして考察したあと（第一〇章）、ドネーションの記述のあり方について総括する（第一一章）。

各章の筋立ては、具体的には、つぎのとおりである。

まずこの章では、次節で、「人体」を記述する際の端緒をさぐるという体裁をとりつつ、ドネーションの歴史を記述するうえでの方法論を検討する。「人体」の現在を捉えるには、その変容を概念史というかたちで直接的に取りだすことがまず考えられる。しかしながら、「人体」の歴史的同定に収斂する記述は、本書の問題関心に逆行する。そこで、本書では、「人体」をとくに定義づけせず、流通という動態において、それを総体的に記述する方法を選ぶことする。あわせて、のちの考察の準備として、近世のいわゆる「人体」を、腑分の実践にかんする資料をとおして考証し、それが現在いわれているところの「人体」とは異質なありようをしていたことを確認する。

第一章では、ドネーションが明治以降に派生した事象であるという、序章から得た推測をもとに、まずは解剖体のドネーションの形態を明治前後でひきくらべる。そして、経済論（いかに解剖体を調達するか）という観点をいれれば、両者がまったく別のものであることを追認するとともに、その両者の差異に依拠して、現在、〈篤志〉というドネーションのあり方が称揚されている様相を捉える。ここで要点となるのは、歴史的な資料が〈篤志〉に適うよう読みだされ、かつほかの解剖体のドネーションのあり方が「倫理」に悖るかのごとく語られるという事態が、〈篤志〉の称揚に並行して起こっていることである。では、その〈篤志〉という言葉の配列規則を解除したとき、資料からはどのような経済論が見えてくるのか。つづく第二・三・四章で、それぞれ明治初期・明治中期から戦前期・戦後期の一次資料にあたってゆくのに先だち、その作業をささえる問題提起を、この章では行う。

第二章では、明治初年に、解剖が医学のなかに包摂され制度化されてゆくにつれ、解剖体の経済論が発生するとともに、遺体を切り刻む実践にたいする認識が、大きく転換していく過程を確認する。近世においては、屍体の配分をめぐって、腑分は「様《ため》もの」（試刀ほか、「人体」を材料にした製薬など）と、ならびたつ平面をもっていた。それが、明治以降、身体の処遇にかんする新たな言葉が出来することによって、その平面自体が改変されてゆく。その結果、おなじ「人体」を切り刻むにしても、（医学を迂回して）「人民」に貢献することとなる企図の方は、解剖学として、材料の調達の途をつけはじめたのに対し、様もののほうは、ドネーションの回路を断たれるにとどまらず、その実践自体が廃絶されるのである。

第三章では、いったん発生した解剖体の経済論が、明治中期以降、どのようにその「需要」を充たしていったのかを、法制度の変遷および解剖学教室の備忘録にしるされた内規という二面から跡づける。解剖体の経済論は、一方では、生前の無料の治療とのひきかえに死後の解剖を許諾させるという〈施療〉の論理を制度化し（施療患者制）、解剖の際にかかる経費の問題を解消していった。その一方で、引取り手のない〈無縁〉の遺体を、養育院や監獄、精神病院等に請い、（ときには法の言葉にそぐわないかたちで）解剖する形態も派生させる。ちなみに、〈特志〉解剖は、このときには、ごく例外的な事象とみなされ、経済論の対象となることはなかった。

第四章では、戦後しばらくたって、「解剖体不足」という事態が、その要因を探査する言葉によって逆に実体化されていった機序をとらえるとともに、散発的だった〈特志〉がそれによって組織化の基盤をあたえられ、結果的に、〈篤志〉という一つの経済論を形成するにいたる様相を記述する。戦後になって〈無縁〉の屍体を調達することに窮した解剖学教室は、なおも〈無縁〉の屍体を収集しつづけるかたわら、〈篤志〉を解剖体の今後の有望な「供給」源とみなすようになった。そして、一九五〇年代半ば頃より各地で設立されはじめていた遺体寄贈の篤志家団体と協同してことにあたりはじめた。とはいえ、解剖学における解剖体収集活動と、篤志家らの遺体寄贈とは、したがう論理を異にしていた。そのため、しばしばその不咬合を表面化させたのだった。ところが、一九七〇年代の後半に、献体手続の法制化の動きがあらわれるあたりから、両者を架橋する「医の倫理」が立ちあがり、両者の調停がはかられる。その結果、篤志の「有り難さ」が説かれ、いっそう〈篤志〉が推しすすめられるとともに、解剖体の経済論がほかのドネーションのあり方をとることは、しだいに封じられていくのである。

第五章では、第二・三・四章の記述の事実性に依拠し、第一章で捕捉した〈篤志〉の称揚という現象（「倫理」的な言葉の出来や特有の文体をもつ歴史記述）が、解剖体の経済論の帰結としてあることを確認する。それとともに、解剖体のドネーションを傍証として立ちあらわれる、象徴的な日本人論や「習俗」の読み解きが、むしろ現代的な現象であることを指摘する。

第Ⅱ部にうつり、第六章では、ドネーションの形態が、解剖体のドネーションで見たような、ただ経済論のみにより規定されているのではなく、流通させられるものによっては、そこに技術論（いかに「人体」を流通可能な形態たらしめるか）も効いているということについて考察する。第Ⅰ部で採りあげた解剖体のドネーションは、あらためて眺めてみると、おのずから解剖学の周囲に収束するものだ。それにたいして、血液や移植片のドネーションは、経済論と技術論とがあいまって、ドナーとレシピエントとを媒介する大がかりな機構をつくりだし、それ自体で事業となっていることを指摘する。

第七章では、血液のドネーションの動態について考察する。戦後におこった「東大梅毒事故」は、①血液のドネーションには、（供血者《ドナー》だけでなく）受血者《レシピエント》がいること、そして②そこには「安全供給」の論理（経済論）とはべつに、「安全性」の論理（技術論）が走っていることを公然と示し、血液事業が立ちあげられる支点となった。一九五〇年代半ばには、受血者《レシピエント》の「安全」に資するべく血液銀行《バンク》が設立され、三つの方式（売買血方式・預血方式・献血方式）が派生した（そのなかで主流を占めたのは、市場原理にそった売買血方式だった）。だが一九六〇年代に入る頃には、供血者《ドナー》の「安全」（すなわち、所期の受血者《レシピエント》の「安全」）が損なわれるような事態が表面化することとなり、ふたたび血液の技術論が問題とされはじめた。そして、経済論として一線にならんでいた三つの方式に、「有償＝危険／無償＝安全」という分節がもちこまれる。こうして「善意」の献血が「安全」でないはずがないという信憑は制度化されてゆき、同時に「倫理」の言葉が産みだされるようになった。ただし、献血血を「安全」とする信憑の補強は、今度はそれ自体が経済論や技術論と抵触しはじめているのが現状である。

第八章では、移植片のドネーションの論理的な動態について考察する。戦後に角膜移植を皮切りに行われはじめた移植医療のドネーションは、既存の法の言葉や血液事業の教訓を参照しながら、ネットワークという形態をとるようになる。だが、角膜移植法、角膜・腎臓移植法、臓器移植法と、法制度の枠組みが拡充されるにつれ、当初より議論されつつ解決をみなかった技術論（ドナーの「死」の判定）および経済論（提供の最終的な「意志」）が、極限の段階まで推しすすめられ、ネットワークの制度を機能不全に追いやっている。これは、〈からだ〉がまずは慣行（「親密」な関係性）のなかに据えられていることの傍証でもあろう。ドネーションに拠らない「家族」間での生体移植は、移植の実施症例数を伸ばしている。

第九章では、以上の考察を小括し、ドネーションの現在について暫定的な見取りを示す。すなわち、①ドネーションには派生する経済論および技術論のかねあいから、諸形態が認められること、だが②そのいずれもが、（それぞれに異なる論理の展開の帰結としてではあるが）〈意志〉という統辞法にしたがっており、しばしば「倫理」的な言葉の水準で共鳴していること、③〈意志〉のもとで一個人は「ドナー」と「レシピエント」の二重写しの身体を生きていること等である。

第一〇章では、第Ⅰ・Ⅱ部で得た見取りを補助線にして、ドネーションがひとびとの日常にどのように現れ経験されるのかを、人体標本展覧会の存立様態から検討する。一九九〇年代後半より各地で行われはじめた人体標本展覧会は、啓蒙的な企図のもと、〈意志〉の統辞法のうえに人体標本を並べ、数百万のひとびとの眼前に供している。だが、それは、ひとつの産業として、展示会の論理につらぬかれてもいる。そうした磁場においては、標本人体のリアルやドネーションの「意志」は宙吊りにされ、直接的に問うことができないようになっていることを、ここでは確認する。最終章となる第一一章では、それをうけて、ドネーションの歴史記述が定位する場所をさぐる。そのために、まずドネーションの現状にたいする議論（「人体」の資源化・商品化論や「贈与論」）を概観する。そして、現代のドネーションという動態に身をおきながら、かつそれを記述することの可能性について考察する。

二　予備的考察——人体の歴史記述をめぐって

ある言葉が存在し現用されていることは、そこに相応のリアリティが備わっている可能性を示している。とするならば、人体について言われていることを検証する場合、もっとも手っ取り早い方法は、人体という概念そのものの歴史をたどることとであろう。人体という言葉に照準をあわせ、それがいつ、いかなるかたちで現れたのか、そしてその後、どのように用いられたのかを、入念に追ってゆくのである。

試みに、人体の概念史というものを考えてみよう。

その際に、まず問題となるのは、記述の始点がどこに降りるのかである。おおよその見当をつけるために、いくつか辞書を参照してみると、たとえば『広辞苑』には、人体は周知の意味で採録されている。「じんたい【人体・仁体】①人間のからだ。身体」(6)。だが、そこには、現在では馴染みのない用法も並んでいる。「②人品。ひとがら。また、人品のよい人。③人を丁寧にいう語。おひと。お方。④体裁の悪いこと」。『広辞苑』にはまた、人体がかつて、「にんてい」という読みで、「人の風姿。すがた。また、人柄。人品。にんたい。」という用法ももっていたことが記されている。こうした、今では消失した意味の豊饒は、かつてはどのように展開されていたのだろうか。

明治期に作成された、大槻文彦編『大言海』[7]には、「じんたい」の項があり、「人體　人ノ身體。人ノカラダ。」とある。そして、「しんたい（身體）」は「身。カラダ。」で、「み（身・軀・體）」は「カラダ。身體。」、「からだ（體）」は「①身。カラ。ムクロ。動物ノ五體。即チ、首、胴、手、足、当ヲスベテ云フ語。體《タイ》。身體《シンタイ》。長崎ニテ五體《ゴテイ》。②胴《ドウ》。」となっていることから、「人體」は「身體」・「身」・「體」といった同義語群をもとに、とくに「人の」という点で分節され用いられていたということのようである。

しかし、さらに以前の古語となると、人体は「にんたい」・「じんてい」・「じんたい」と発音されており、用法も多種多様であった[8]。中世と近世の端境期に作成された『日葡辞書』を見てみても、人体という文字列の項には、さまざまな発音と意味とが雑居しており、言葉の同定は困難である[9]。

これらのことから案ずると、人体は近世まで、それを用いるひとびとの属性や文脈によって複数の意味をもち、明治以降になってから、現在の用法で限定的に使用されはじめたようである。だが、もちろん概念史がこれほど単純であるはずもなく、たとえば、「人体」という言葉が使われることなしに、人体が指し示されていた可能性もある。事実、現代でもひろく知られる江戸時代の貝原益軒『養生訓』にも杉田玄白ら訳『解体新書』にも、それらが〈からだ〉にかんする書であるにもかかわらず、人体の語は一度ももちいられていないのだ。

国語学の知見をかりれば、身体語彙にはこれまで、何と対比されるかによって、「ムクロ」・「カバネ」・「ミ」・「カラ」・「ミガラ」・「カラダ」・「カタチ」・「スガタ」・「ヌケガラ」・「ナキガラ」・「正躰」・「胴」・「胴体」・「胴部」・「肢体」・「軀幹」・「肉」・「肉体」・「肉身」・「躰」・「五体」・「身体」など、多様なあらわし方があった[10]。こうした言葉の何かが、現代の人体の意味を担っていたことも考えられるのである。

こうした事由から、本書ではひとまず、医学テキスト――今日の感覚からすれば、そこには人体がより濃厚なかたちで在るはずである――にかんする先行研究に、記述の始点を借りることにする。なかでも、人体なくしては成りたたないであろう、「解剖」にまつわるテクストを中心に採りあげてゆく。となると、記述の始点はおのずから見えてくるだろう。日本の医史学の定説において、日本で最初に官許をえて行われたとされる、山脇東洋の「人体解剖」(11)である。そこには、どのような人体があったのか。テクストに探ってみよう。

概念史的試みによる人体の記述とその問題点

日本で最初の「人体解剖」は、記録上、京都の医師・山脇東洋社中による観臓とされている。一七五四（宝暦四）年、一〇代将軍・家斉の頃のことである。人を解くことは、それまでも明文によって禁止されていたわけではなかった(12)。だが、かといって、医学の学説のなかでその必要性が説かれていたわけでもない。いまでこそ人体の解剖は、医学・歯学の教育の一環として（正常解剖）、また死後に病変を確認するために（病理解剖）、あるいは変死体等の死因の究明のために（行政解剖・司法解剖）、一般的に行われているが、当時にあっては異例のことであった。

その当時は医学理論として、中国は金・元時代に体系づけられた「李朱《りしゅ》医学」が、多くの医家らにより信奉されていた（後世《ごせい》派）(13)。この学説では、人身を「臓腑」と「経絡」とから説明する。「臓」とはすなわち肝・心・脾・肺・腎で、陰性とされ、諸神（種々の霊妙な働き）を収める。一方、「腑」とは小腸・胆・膀胱・大腸・胃・三焦のことで、陽性にして水穀を収める。そして、これらの間にはりめぐらされた一二の「経絡」の中を、呼吸に合わせて陽の衛気と陰の栄血がめぐるものとされた。いわゆる「五臓六腑」説である。

この五臓六腑説にたいし、それがあまりに思弁的で治療の現実にそぐわないのではないかと疑義を呈したのが、上方で活躍した古方《こほう》派の医家らである[14]。山脇東洋も、この派に属していた。各人説くところは多少異なるのだが、総じて、先験的な理論ではなく「実験」を重んじた。後世派の観念的な医学を排し、古代中国の実証主義的な医学に立ちかえることを説いたのである。そして、東洋以外の古方家は、それを臨床事例の蓄積によって達成しようとしたのだった。

では、なぜ東洋だけが、人を解くことへとむかったのか。観臓から五年ののちに刊行された『臧《ぞう》志』[15]によれば、それは師の後藤艮山《こんざん》との対話がもとであるという。臨床家として活動しつつ典籍の講究を積んでいた東洋は、旧来の説にいう人身の捉え方に疑問をもち、それを師に相談する。そして、勧められるまま、人に似るという獺《かわうそ》を解いてみる。すると、そこには金・元時代以前の古典（『黄帝内経《だいけい》』）にいう「九蔵」、すなわち心・肺・肝・脾・腎、胃・膽・膀胱・腸は見えるが、小腸は見当たらない。これによって、東洋は李朱医学への疑いを強め、京都所司代に請うて人の屍を解く許しを得たのだという[16]。

『臧志』のなかで観臓の様子は、「臧志」という小節に、つぎのように記録されている。「始め胸を剥ぐ。一條の直骨、笏の如き者有り。天突より隔膜上に至る。左右の肋骨各九枚。猶ほ椽《たるき》の梁に湊《あつま》るがごときなり。乃ち刀を奏し、横に肋間白膜を決し、竪《たて》に肋の直骨湊る者を截《き》る。其の郤竅《きゃっかん》を導くこと、猶ほ泥を切るがごときなり……」。そして、以下さらに、解屍の手順と臓器の様相が記述されていく。

興味深いのは、記述の大半は内臓に関するものであり、四肢の記述はわずか数行、こと頭部にいたっては、まったく言及がないことである。これは、屍体が斬首後の刑死体であったことにもよろう（そもそも、頭部がないのだ）[17]。だが、獺の解骸の段階から観察の焦点が臓器にあったことからすれば、関心の対象はあくまで「蔵（臓腑）」だったということだろう。東洋一党は、腹部にぽっかりと開けられた穴から、九臓の様相を眺め、それを比喩をふんだんに用いて記載したのである（図1を参照）。

図１　『臓志』「剥胸腹圖」

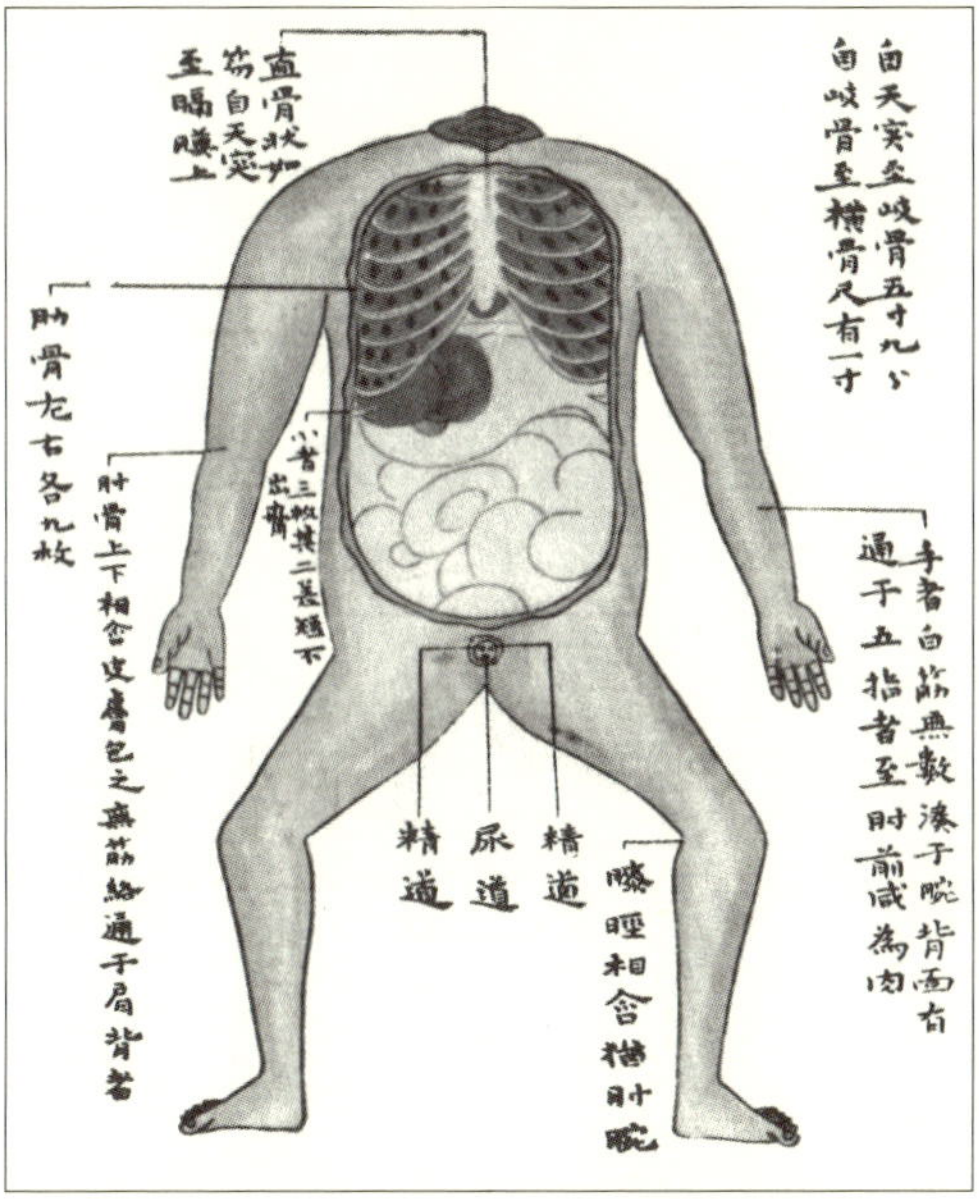

出典：『臓志　乾』九オ（京都大学附属図書館蔵）

こうした観臓を、はたして「人体解剖」と比定することができるのかという疑義は、当然わく。が、ここではひとまずおき、かわりに当時の医家らの発した言葉が何に向かっていたのかを、東洋社中の観臓が引きおこした反響のなかに見ることにしよう。

杉田玄白らが、この東洋の観臓に発奮し、『解体新書』の訳出へすすんだことは、あまりに有名な逸話である。[18] 晩年の著、『形影夜話』（一八〇二（享和二）年）によると、江戸にあって玄白は、上方の東洋およびその一派の活躍を「羨ましきこと」と聞き、いつか自分もと思っていたという。[19] 解屍・観臓は当時、異例のこととはされながらも、一部の医家らには医道をきわめるうえでの有用な方途とみとめられ、また、待ちのぞまれていたようである。

とはいえ、それは一方で、多くの異説や非難にさらされた。たとえば、東洋とならぶ古方派の大家・吉益東洞は、『臓志』の刊行された年（一七五九（宝暦九）年）に、その説くところをまとめた『医断』を上梓しているが、「臓腑」の項で、古来より腑分けが行われてこなかった理由を、「病を治するに益無ければなり」と断じている。[20] 東洞の所説からすれば、医師の扱うのは人身の表層にあらわれる「證《しょう》」（病という現象）であり、人身そのものではない。人身は「證」を発現させ、ゆえに投薬・施療の対象とはなっても、病の座となるものではなかった。人身の形態には、考究対象としての意義はみとめられなかったのである。

また、讃岐の医家・佐野安貞は、[21]『臧志』刊行の翌年（一七六〇（宝暦一〇）年）に、その名も『非藏志』[22]という書物をあらわし、数点にわたってそれを論難している。その批判はひとつに、臓器の記載の誤りへとむかう。東洋は旧説を否定しようとするあまり小腸の存在を見落とし、「蔵」の数を古典にならって「九」に牽強している、さらに、その形容には偽りがある、とあげつらっているのである。「蔵」のあり方いかんは五臓六腑説の要点であってみれば、それを覆すにしろ擁護するにしろ、杜撰に記載されてはならなかったのだ。

だが、そうした安貞の批判のなかで、もっとも鮮明に両者の断絶を浮かび上がらせているのは、「屠割」すなわち「屠《ほ》り割《わ》ける」という方法論の意義を問うた段であろう。医道において「蔵」を考究する意義は、その形状にではなく、「神気を蔵す」という機能にこそある。したがって、死でもって神気が散じてしまえば、「蔵」はただの「虚器」となる。その「虚器」を、しかも「理」もなく観るというのでは、何も見えるはずがない、と厳しい。安貞にしてみれば、「理」の埒外に放たれたものを観るのは、「童子をして視せしむ」のと何らかわらない、無益な行いなのだった。『非藏志』の第一の序[23]にも言う。「歴代の英醫、未だ獄吏剣子の伍に出ることを聞かずして、螢窓雪案の士に勃起すること多きは何ぞや」。この「獄吏剣子の伍」というのは、牢屋敷において斬首役を務めた役人・浪人らのことをさす。切れば分かるというのであれば、かれら首斬り役人のうちからも、これまでに優れた医家が出ていてもおかしくはないではないか、というのだ。安貞ら一党にとっては、言葉（彼らの言うところの「理」）と屍を切り刻むという実践とは、まるで結びつかないものだったのである。

東洋らの観臓が、このように「観れども見えず」の結果に終わったのではないかという評は、後年、自身も観臓を経験した杉田玄白によっても下された。玄白は、観臓そのものの意義はみとめていた。だが、東洋の観臓の仕方については承服しかねていたようである。ただし、玄白がそう結論したのは、安貞らの言うように、東洋が見えるべくもなくして見なかったためではない。そうではなく、見るべきものを見なかったためである。

「[東洋は] 観臓し給ふといへども、内象の物に是は何、彼は某と証とし徴とすべき基なければ、唯茫洋として見分給ず、一日撃せし所を以て直に其物を定め、強《しひ》て九蔵の目に合せられしまでなり。僅《わづか》に一刑屍を解て臓志を著し給ふは、如何なる意にや、いぶかしき事どもなり。是等《これら》も疎漏とも言べきか[24]」。

玄白は、旧来の妄説をうちやぶろうとした東洋の姿勢は、おおいに評価している。しかしながら、東洋が、累々たる屍体の上にようやく成る言葉（観たものを「某と証とし徴とすべき基」）をまるで持ちあわせないまま、ただ一屍体をもって人身を語ったことには批判的である。玄白は、そもそも、「穢多」が執刀にあたり「これが肺、肝、腎、……」と「蔵」を説明するのを観るという往時の腑分の方法[25]では、たんに観たという実感しかえられないという所説をもっていた[26]。玄白にしてみれば、人身はすでにある体系をもった言葉（玄白の場合、「ターヘル・アナトミア[27]」）によって書きとめられているのであり、観臓とはその言葉によって眼前の混沌たるありさまを「見分《みわけ》」る作業なのだった。

とはいえ、一七七一（明和八）年におこなわれた玄白の観臓も、執刀は「穢多」によるものであり、かつ、それも生涯に一度きりだった。にもかかわらず、玄白が観臓ののちに、「人の形躰の真形」を見たという感慨を抱いたのは、そのとき、手にした異国の書物が「身躰の真理」を写しとっているという絶対的な信憑を得たためであった[28]。

通説にしたがうなら、この玄白の信憑は、蘭学の創始にもつながる「先見性」ということになろう。しかし、当時においては、その信憑への裏づけとなる審級はなかった。玄白が東洋らを批判できると見た高みは、体を観る水準の高さではなく、参照した言葉にそなわる体の見方の差異だったのだ。医家らは、突如ひらかれた屍体をおのおの流儀でのぞき、おのおの言葉で語っていたのである。オランダ渡りの医書に絶大な信頼を寄せる玄白の見解は、屠者に先導されながら屍体を観たほかの医家や、古典籍の講究によって療治の研鑽にはげんだ医家の知見と、並びこそすれ優とされるものではなかった。

解屍・観臓はそれ以降も、『蔵志』をたたき台としつつ少ないながらも行われ、ある程度の所見の蓄積をみる。「解屍篇」「玉砕臓図」「平次郎解剖図」「施薬院解男体臓図」……。しかし、それら図像に描かれたのもまた、人体という抽象というよりは、個々の屍体の解体作業であった。屍体の下半身をおおう筵が、屍体のすねに残る傷が、そしてまさにいま切りだされた肉のさまが、写しとられていった。

われわれはここで、近世の解屍と現代の解剖とのへだたりを、感得せずにはいられないだろう。もちろん、所見や図像の巧拙をいっているのではない。人身を語る言葉のあり方のことである。いまや「近代医学のあけぼの」[29]とも称される山脇東洋の観臓や、蘭学の胎動と目される杉田玄白の事績は、現代の解剖を語るのとおなじ言葉では捕捉しきれない奥行きをもっていたのだ。江戸中期の解屍・観臓の経験は、当時一般的だった人身の認識をゆるがしたかに映る。だが、その実それは、医家らそれぞれの言葉へと拡散していたのである。

そうしてみれば、『臧志』の時代においては、人体はべつの語彙で代用されていたわけでも、特有の用語法のうちに埋めこまれていたわけでもないようである。人体という抽象をささえる体系というものからしてが、そもそも無かったのだ[30]（人体の近似物ということなら、それは腑分小屋ではなく、西洋近代医学のテキストの「翻訳」の場に見いだせるのかもしれない[31]）。江戸の人体は、たとえば医史学のような、現代からの遡及的な叙述のなかでなければ、成立不可能なのである。

さて、試みにはじめた人体の概念史ではあったが、それは、この記述の始点をさぐる段階で、すでにして頓挫することとなった。というのも、概念史的な方法論では、どこかでテキストに概念の外延（ここでは現代の言葉としての

「人体（解剖）」）を持ちこまねば、記述が体をなさないからである。江戸の拡散した身体は、表面的には、人体の同定という現代からの割りこみを許す。だが、それを支点として厚い記述をはじめようとすると、たちまちに相貌を変え、その捉えどころのなさを露にするのだ。

ここでいったん本書の主眼へ立ちもどると、その第一は、人体が必然の現在にいたる系譜を選りわけることではなく、「人体」の現在がはらむ遇有性を記述することであったはずである。そこで、以降は、人体なるものを経年的にあとづけるのではなく、ドネーションという、「人体」のまわりに生起する事象を一つ一つ書きとめていく方法をとることにしよう。つまり、あらかじめ人体なる概念を定義してその変遷を追うのではなく、ドネーションのなかで肉づけされる身体の歴史的固有性を、その時代その時代で記述していくのである（その意味からすれば、本書は人体の概念史でもなければ、社会史でもない）。

ただ、そうした場合、けっきょく記述の枠が「人体」から「ドネーション」へと拡大するだけで、今度は「ドネーション」をどう定めるのかというところへ、問題が横滑りするように見えるのも確かである。しかし、これから行おうとしているのは、そもそも何らかの実態を記述するような志向の試みではない。「人体」の物質性の水準に目線を合わせ、それを追うことで、どのような営為がみえてくるのか記述していこうというのだ。

もちろん、指標となる「人体」を定義せず資料にあたることにより、記述がひどく漠然としたものとなることは想像がつく。また、取りあつかう資料の限定性やその配列の意図せざる恣意性が、記述に「偏向」を生じさせるであろうことも否定しない。だが、そうした本書の「偏向」が見取られるときというのは、逆に、本書が必然と見なしてしまっている資料の配列形式が明るみにでるとともに、あたらしい資料論が揃うときであろう。とするならば、現時点において資料批判をくわえてもなお残る「偏向」というのは、本書という記述の個性の問題として、ひとまず置くことができるのではなかろうか。

こうした観点から、いまみた近世の腑分される身体を捉えかえしてみると、それは単なる人体の空白としてではなく、現代とは異なる奥行きをたたえたものとして見えてくるだろう。

歴史社会学的記述の前に

ふたたび、山脇東洋の観臓にもどろう。

東洋は、観臓の一月後に山脇社中の菩提寺で、観臓にもちいられた屍体の法要を営んでいる。そのときの祭文は、「祭夢覺文并序」として『臧志』のなかに再録されている。それによれば、このとき解かれた屍体は、生前の名を「屈嘉」といった。齢、三八。刑死体であった。たび重なる悪行の末、「死罪」（斬首刑の一つ）に処せられたのだった。(32)

腑分の材料として選びだされたのが、刑余の屍体であったことは、そのまま当時の腑分のあり方を、そして何よりその他無数の身体のあり方を照らしだしていよう。観臓をのぞむ医家らは、腑分に充てる屍体を物色したすえに、幕府（京都所司代）に下付を願い出る。それをうけて、幕府は、庶民の、かつ罪状の重い者の死体を、それとしてあてがったのだ（これにかんしては、つぎの第一章にてあらためて触れる）。

山脇東洋にはじまる解屍・観臓の実践は、先に見たように、ひとつには、学説上の差異に発して問題とされることがあった。解屍の方法やそこから得られる知見は妥当か、あるいは、そもそも解屍という方法は有用なのかが問われたのだった。しかし、その問題系はいま一方で、医家らのあいだの学説論争を越えでる局面をもっていた。人身を切り刻むという行いが、はたして医道において許されるのかということが問われたのである。

前出の吉益東洞の門下につらなる福岡湛堂（貞亮）は、その著『医家俗談』のなかで、こう記している。「人の遺体なりとも、父母の遺体なり。獄門に梟《きょう》首、市朝に肆《つら》ぬるも、親類忍びざる所なり。然るを皮膚はもとより、臓腑に至るまで寸々切剥と聞ては、其の父母妻子たるもの悲に甚し。或は云う、然らば、様《ためし》ものは如何と。曰く、様ものは(33)

万一御大事御用に立んとの武士の上の事なり。医の解體、何の用ぞや」。

引用中の「様《ためし》もの」とは、人の死体をもちいて行われた、刀剣の試し斬りのことである（第一・二章にて詳述）。湛堂は、その「様もの」を「解體」と引きくらべながら、同じ切り刻むにしても、前者は万一の際にお役にたつこともあろうが、後者はちがうと、「解體」の無用を説いているのだ。

だが、この引用で着目すべきはその前の、「人の遺体なりとも、父母の遺体なり」のくだりである。たとえ罪人の死体ではあっても、近親者らにとってみれば、ひとびとの前に曝《さら》されるのすら耐えがたいことである。それを、皮膚はもとより臓腑まで切り刻まれるとあっては、悲しみは相当なものであろうと、情の面から解屍を断罪しているのだ。解屍は、一方では、人情への配慮を問われていたのである(34)。

そうしてみると、山脇東洋の観臓は、それが日本における初の観臓だったという以上に異常な出来事であったことがうかがえよう。それは、治療法や学理を探究するうえでの有用性という側面からだけでなく、人心や死体にまつわる習俗など、医をとりまく諸事象とのかねあいからも、あえて行うことの意義を見いだしにくい行いだったのである。

そして、そうした目で見ると、『臧志』がただ観臓の所見をまとめた書物ではないことが見えてくる。解剖学の学説史では、ことさら注目されることはないが、『臧志』は、屍体をたたえる叙述をはらんだ書なのである。『臧志』に「祭夢覺文并序」が収録されていることは、その何よりの傍証なのである。

斬首刑に処せられた刑死体は、通常、埋葬はされず、刑場内に「取捨《とりすて》」とされた。だが、東洋はこと果てたのち、そこをおして、二〇年来のわだかまりを解いてくれた屍体に「夢覚」（利劍夢覺信士）という戒名をあたえ、法要をおこなったのだ。

祭文に曰く、「……嗟乎《ああ》夢覺、生きて相知らず。死して面を見ず。契を曠莫《こうばく》に結し、悲を含みて寒戰《こごえおののく》。心膈を折開し、肺肝を洞視して、不言の教えを受くこと、殆ど舊歡《きゅうかん》に比《なら》ぶ。嗟乎夢覺、忠臣と烈士と、赤族、自ら榮を爲す。

名節泰山に重なり、青史百世に鳴る。吾道終《つひ》に廃れずんば、子が功日月を争い、骨朽て功朽ず、身後の名を成すに足らん。子奚《なん》ぞ僇《りく》辱を悲しまん。子何ぞ情を慰めざる。誠を陳《の》べて薄奠《でん》す。尚《こひねがは》くは饗《う》けよ」[35]。

そなたは、たしかに罪人であった。観たときすでに首は無く、そのため面識があったわけでもない。だが、その遺体のおかげで、われら一党の「千載の大疑」は氷釈することとなった。その功は忠臣・烈士のそれにおとらぬものであり、その名誉は後世にも伝わりゆくだろう。だから、屍を解かれるという陵辱にもやすんじ、この慰霊を受け容れてくれ、というのである。宝暦年間に挙行された観臓は、それ自体が前例のないことであった。が、それはまた、刑死体を弔うという異例の事態をもともなっていたのだった。

『臓志』のこの性格をより明らかにするため、くだんの「祭夢覺文并序」に対して寸評をくわえた、田中栄信（愿仲）の一七六六（明和三）年の論考「読山脇君藏志并附録」[36]（『弁斥医断』所収）を参照してみよう。栄信はそのなかで、「祭夢覺文并序」の末尾を引きながら、東洋による屍体の法要をこのように嘲笑している。

「……余、此《ここ》に至り、覺えず失笑して曰く。甚しきかな、山脇君の罪人を稱《しょう》するや、夫《そ》れ蓋《けだ》し堯舜文武の大功徳と稱するに至るも、亦豈《あ》に之に過ること有にや、亦思わずの甚しと。故に余、戯《たはむれ》に言ふ、山脇君の此《こ》の弁や、釋氏〔僧侶〕の謂ふ所の因果応報を懼《おそ》るるは必《ひっ》せり。然れば則ち牌を寺中に安んじ、之を祭て可なり。何の之を稱すること有らんと」。東洋は、罪人である屈嘉の功を、中国の伝説上の聖王・尭や舜の功績に比してたたえているが、それは行きすぎであろう。死体を陵辱したことで、仏教の僧のいう因果応報をこわがっているのにちがいない。だが、それがそんなに恐ろしいのなら、その罪人をたたえるなどということをせずとも、位牌を寺院におさめて慰霊するだけでよいではないか、というのだ。

東洋が慰霊祭を営んだのは、栄信もあざけるように、死者の霊を弔うためだけでなく、それを祀りあげることによって、みずからにふりかかるやもしれぬ報いを祓うためだった可能性も、なかったとは言いきれない。東洋もまた、同時代的な習俗のなかに生きる者であった。だからこそ、刑罰上の慣行に反してまでも、習俗のなかの自らの生を慮るふるまいをしたとも考えられる。

ただ、それははたして、ひとり山脇東洋の問題だったのだろうか。もし、そうであったならば、栄信のいうように、寺社で供養をして済ませるだけでよかったはずである。しかし、東洋は、ことさら屍体をたたえ、その文言を『臧志』に収録までした。これは、どういうことだったのか。

ここでひとつ参考となるのは、おなじく近世に出来した、屍体をたたえる光景である。それは、解屍がしだいに行われるようになった頃の、長崎の事例である。当地では、一八五五（安政二）年に幕府により「海軍伝習所」[37]が設けられ、西洋の諸学問がオランダ人によって教授されはじめていた。西洋医学の教育もまた、オランダの軍医・ポンペによって、一八五七（安政四）年から開始された[38]。とはいうものの、その当初、基礎医学の教育に必要となる屍体の入手は困難を極めた[39]。ようやく一体の刑死体があてがわれ、解剖実習の講義が実現したのは、一八五九（安政六）年になってである。そして、その解剖にしても、非常にものものしい空気のなかで行われた。というのも、「幕府はたしかにこの屍体解剖についての民衆の動向を気にしていた[40]」からである。長崎湾に突き出た岩の上に特別に小屋が建てられ、付近には警備の役人がおよそ一五〇名も配された。

ポンペ自身はこの状況を、自分の計画を頓挫させるための威嚇か、さもなくば、「日本人の屍体が一ヨーロッパ人（いわゆる夷狄）に実験のために提供される」と知らされた時の「一般庶民」の暴動への対策だと見ていたようである[41]。はたして、解剖の最中、たしかに騒動はもちあがる。が、それはポンペの想定していたものとは異なるものだった。その矛先は、「夷狄」云々にではなく、遺体を解する行為それ自体に向けられていたのである。「民衆」にしてみれば、刑に服した囚人の遺体は、慣行として、「神聖な土地以外にある犯罪人の墓地に埋め」られこそすれ、さらに「残酷」な扱いをくわえられるべきものではなかったのだ。だからこそ戸惑い、腑分小屋へとつめかけた。しかし、役人から、その刑死体には事後に僧侶による読経と埋葬とがなされると伝えられるや、事態は一転、収束をみる。「民衆」はその処遇に満足し、騒ぐのをやめたのである。(42)

　この劇的な光景の意味するところは、屍体の公然たる供養が、一面では、死者をあつかう習俗と解屍とのあいだに生ずる軋轢を低減させたということであろう。それは、死者の慰霊および祓いという、さしあたっての解屍の当事者のみに関係する事柄というにとどまらず、「一般庶民」をも巻きこんだ、死体を損傷するという禁忌を犯した状態から原状に復帰するための儀礼的所作であったともいえるのである。

　東洋が屍体の慰霊を行ったことにしても、それがわざわざ観臓所見に付して公刊された背景には、同様の事由があったのではなかろうか。腑分は、医道という閉じた領域内で展開される営為ではなく、他方では、習俗に埋めこまれるべき死体を損壊する所業でもあった。そのため、それは習俗のなかでの死体の扱いを踏襲することなくしては、習俗と折りあいをつけることができなかったのである。

　観臓・腑分の所見を刊行するにあたり、その前後に屍を解かれた刑死者への祭文を収録した例は、『臧志』以降、数点の刊本で確認される。(43)尚《こひねがは》くは饗《う》けよ——。「屈嘉」をはじめ刑死者たちは、慰霊という儀式を経て、衆人の協働のもと沈黙のなかへと葬られていったのだ。

　江戸の腑分小屋は、明治以降の、あるいはわれわれの知る解剖台とは異なり、医学の知が構築される場である以前に、刑場の敷地の一部であった。そして、そこは、当時のもろもろの習俗や慣行の絡みあう場でもあった。解屍はそこで、応分の配慮にくるまれることにより、どうにか立ちゆかされていたのである。

　近世の解屍は、資料が限定されているということ以上に、現代からは安易には近接しがたい側面をもっている。そこには確かに、多くの言葉が沈潜している。しかしながら、学説上の論争や、多くのことごとしい制約、「民衆」の動揺、屍体の供養など、その凝集した言葉の連なりは、部分的に解きほぐされて、後世に起こる事象と結びあわされることを拒絶しているのだ。腑分はけっして解剖ではなく、また、近世の屍体供養は現代の解剖体祭とは別物なのである。

その点を確認したうえで、ここはいったん記述の対象を現代に引きもどすことにしよう。というのも、「人体」の、そしてドネーションの歴史記述は、そこで行われているのだから。江戸期だけではなく、現代以前のあらゆる事象を絡げて襞に折りこみながら、そこで何が言われているのか。まずはそれを見きわめなければならない。

第Ⅰ部　ドネーションの経済論

——解剖台の定点観測より

第一章　ドネーションの歴史性

東京都文京区白山の念速寺に、ひとつの史跡がある。文京区教育委員会によって選定された、「特志解剖第一号美幾女之墓」である。来歴を語る掲示（三二頁の図2を参照）によれば、それがとどめようとするのは、一八六九（明治二）年に、死後の体が解剖されるよう申し出て、わが国の医学研究の進展におおきく貢献した「美幾女の志」であるという。その嘉賞すべき志が、以後の篤志解剖の礎になったとして、記念されているのである。(1)

史跡には、そうした歴史を共有するひとびとが、しばしば訪れている。一九九五（平成七）年三月三一日、墓前が献花し合掌するひとに埋めつくされたのも、その光景のひとつである。墓参したのは、献体運動を推進する団体と医学部・歯学部を有する大学からなる、全国組織「篤志解剖全国連合会」の関係者ら九四名。同会の創立二五周年記念総会の終了後に催された、「人体解剖・献体運動のルーツを訪ねて」と題する懇親会バスツアーで、「美幾女之墓」はその最初の巡行地に選ばれていたのである。組織にとっての記念すべき日に、ひとびとは「日本最初の篤志家」の菩提を弔い、その功績をあらためて確認したのだった。(2)

無名の婦女の墓が、にもかかわらず、これほどまでに恭しくおとのわれている。これははたして、いかなる事態なのだろうか。

図２　「美幾女の墓」の現在

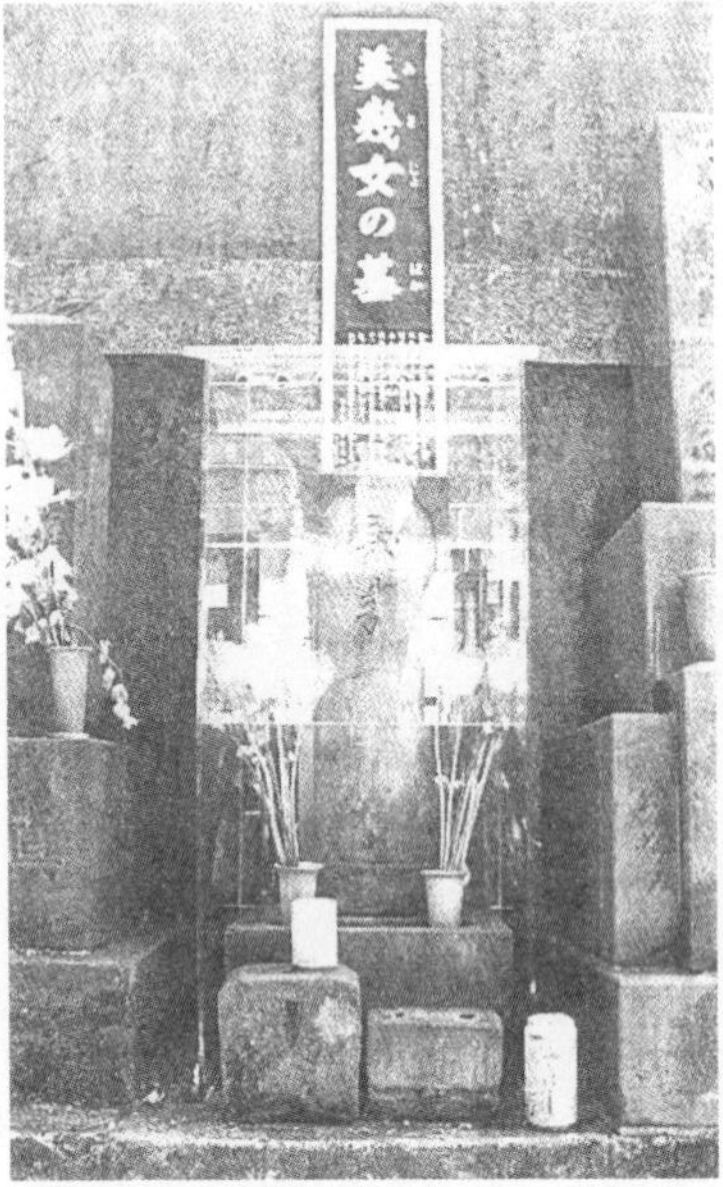

特志解剖第一号　美幾女墓（文京区指定史跡）

美幾女（みき）は、江戸時代末期の人。駒込追分の彦四郎の娘といわれる。美幾女は、病重く死を予期して、死後の屍体解剖の勧めに応じ、明治二年（一八六九）八月十二日、三四歳で没した。死後、直ちに解剖が行われ、美幾女の志は達せられた。当時の社会通念、道徳観などから、自らの屍体を提供することの難しい時代にあって、美幾女の志は、特志解剖第一号として、わが国の医学研究の進展に大きな貢献をした。

墓石の裏面には、〝わが国病屍解剖の始め。その志を嘉賞する〟と、美幾女の解剖に当たった当時の医学校教官の銘が刻まれている。

史跡解説の文面

出典：文京区教育委員会（2000）『文京区文化財研究紀要』20頁

図３　東大解剖学教室の日誌に載る「美幾女之墓」図および墓碑の文面

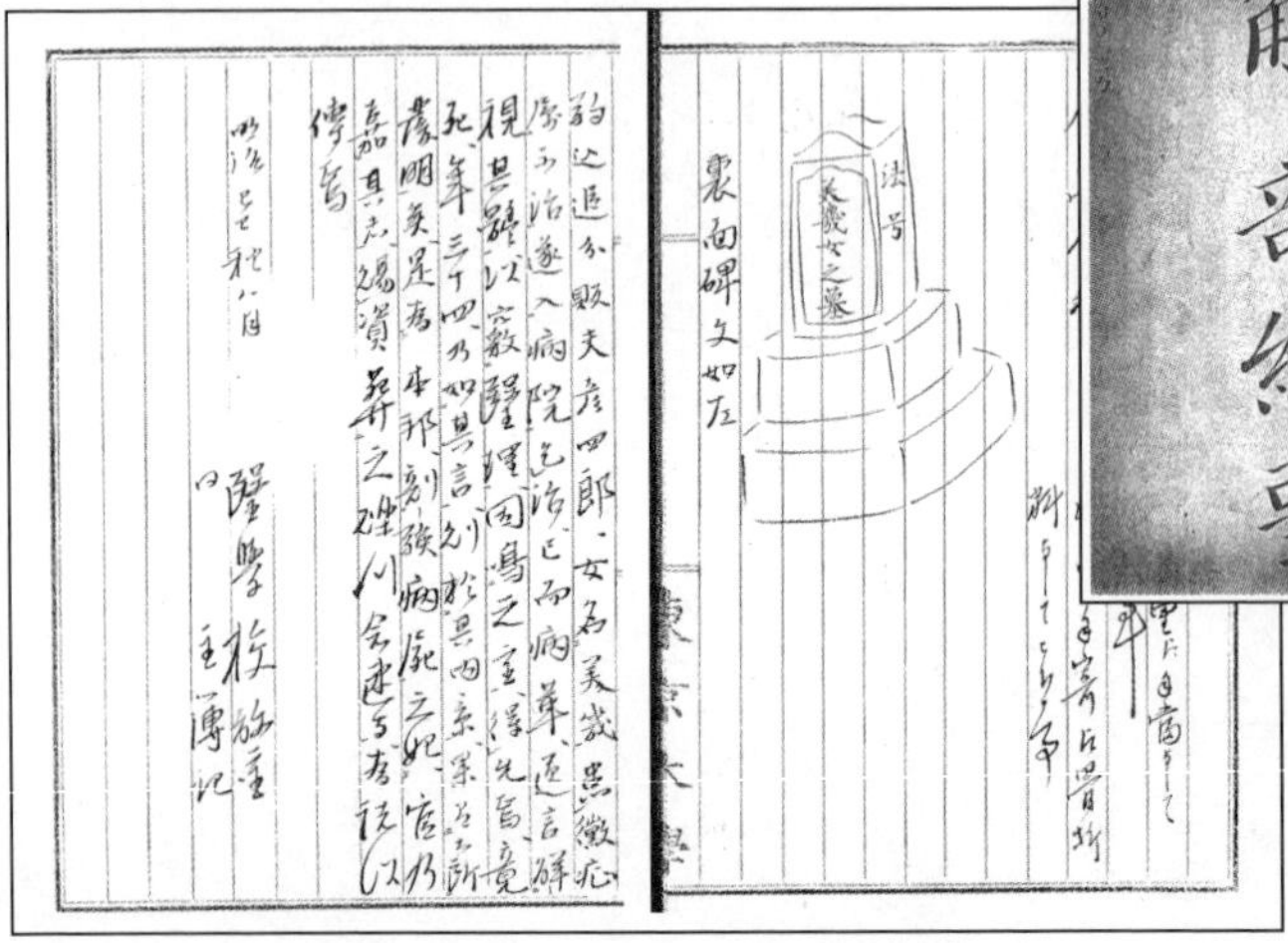

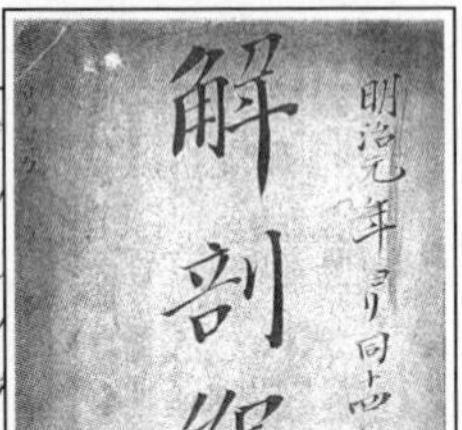

『解剖紀事』の表紙

出典：『解剖紀事』(3)十ウ・十一オ（東京大学医学図書館蔵）

そもそも献体とは何か。「日本篤志献体協会」の発行するパンフレットによれば、それは、「医学・歯学の大学における人体解剖学の教育・研究に役立たせるため、自分の遺体を無条件・無報酬で提供すること」という。[4] ここで要点となるのは、自分の遺体を提供する、という言葉遣いだろう。現代の語法に照らせば、その行為に及ぶためには、とうぜん意志なるものが付随してくる。とするならば、先ほどの「美幾女之墓」の前でくりひろげられた光景も、美幾女の解剖がこの語法にさらされ、「献体」という事象と同定されたがために現出しているのだろうか。解剖体のドネーションを考えるにあたり、まずはこのミキ女の解剖譚がどのように存立しているのか、検討するところからはじめよう。

ミキ女の解剖——資料から

ミキ女の解剖は現在、のちの解剖体収集の途を切りひらいた功績によって、たたえられている。解剖体となる死体が刑死体のほかにも拡大するという「歴史」を描くうえでの、画期的な出来事とされているのである。

だが、それにはいくつか考慮に入れておかなければならないことがある。

ひとつは、ミキ女の事例はこれまで、かならずしも本人の請願にもとづく解剖の端緒と位置づけられてきたわけではなかったということだ。ミキ女の解剖の六年後にあたる一八七六（明治八）年、東京府の士族の妻「おいね」が、死後の解剖を遺言して他界するのだが、このとき新聞は、「我国病体解剖ノ請願アル、おいね其嚆矢ナル」と報じている。[5] また、一九一二（明治四五）年の著述に、ミキ女の解剖を、そもそも正式な解剖とさえ認めていないものもある。[6] そこでは、一八七〇（明治三）年以前の解剖は系統だっていない、「観臓《フワケ》」とも呼ぶべきものだったとされている。[7] 解剖体「第一号」も、本人からの請願の有無を云々する以前に、別の「清三郎」なる人物とされているのである。

ミキ女の名を歴代の解剖体の初めに掲げる説は、一九三二（昭和七）年刊行の『東京帝國大学五十年史』（以下、『東大五十年史』）が初出である。これを編纂するにあたり、『解剖日記』という、解剖にかんする当時の書類を筆写した冊子が発見される。[8] そして、ミキ女の解剖の事実があらためて認識された結果、『東大五十年史』には、「医学校に於て第一に解剖に附したるは駒込追分町彦四郎娘みき（明治二年八月十二日死去）なり。[9]」と記載されることになったのである。

また、もうひとつ考慮すべきは、ミキ女の解剖は近年にいたるまで、ひとえに賞揚されるものではなかったということである。たしかにそれは、『東大五十年史』編纂の際に発掘されて以降、昭和一〇年代までの記述にみるかぎり、近代における解剖の最初の事例と記されてはいる。しかし、そこに「篤志」は感得されていない。明治初頭においては、「有志解剖」は「餘程の變人か、氣違ひ」のおこなう散発的で特殊な事象であったとされ、例にたがわずミキ女の申し出も、当時の慣行から隔絶した事例として記述されているのである。[10] 解剖の場に立ちあった学者らも、「娼婦あがりといふにも似ず、死後の公益にもといふ心掛けが殊勝である」[11] という評し方をしている。

記述のあいだに見られるこうしたゆらぎは、一体どこから来ているのだろうか。そもそもミキ女の解剖は、同時代の記録にはどのように記載されているのか確認してみよう。

そのための資料としては、現在、一通の公文書「大学伺い」、および東大医学部にのこる『明治元年ヨリ同十四年ニ至　解剖紀事　第三百廿六号』（以下、『解剖紀事』）の存在が知られている。ともに、日本における解剖の歴史が叙述される際には参照される文書である。

前者の「大学伺い」というのは、一八六九（明治二）年八月、東大[12]（医学校兼病院）が政府当局（弾正台）[13] に申請した、解剖の許可願いのことである。書面には、「此頃入院罷在候貧病人之内、重症不治之者有之。当人ヨリ死後解体相願度旨申出候ニ付、解剖試験イタシ候而可然哉奉窺候」[14] とあり、「貧病人」と記されているのがミキ女である。解体の申し出は、ここでは当人からあったことになっている。

では、いま一方の『解剖紀事』ではどうか。そこには、ミキ女の解剖を行うにいたる過程で身内から東大（医学校兼病院）に提出された、「解剖之義ニ付御請申上覚」という文書が筆写されている。それを見るに、解剖の可否を尋ねられた親族（兄・父・母）は、「当人望」の通りで異存はない旨を回答している。つぎに引くのは、その全文である。

解剖之義ニ付御請申上覺
病人美き義、厚キ御治療ヲ蒙、難有仕合奉存候。最早重體相成、全快モ無覚束。右ニ付而ハ、死後解剖被仰付而、御経験相成候ハヽ、難有奉存候段、病人申上候ニ付、否之儀私共へ御尋ヲ蒙奉畏候。当人望之通被仰付候様、私共於而毛頭異存無御座候。依而為後日如件。
駒込追分町
組合持店
美起兄
和助　印
ミ起父
彦四郎　印
ミ起母
ふじ
右之趣相尋候處無相違御座候以上
右町年寄
三五郎　印

徽毒院[15]
御役所[16]

ここで注意しておかねばならないのは、こうした記載の伝えるのが、ミキ女に解剖される「意志」があったかどうかではなく、あくまで解剖を執行する際の手続きでしかないということである。文書中の「当人ヨリ死後解体相願度旨申出候」や「当人望之通」という文言は、たしかに、現在からすれば「篤志」と抽象されなくもない表現である。しかし、それは周囲のひとびとの用いた言葉であり、「当人」が解剖を欲していたかどうかは、また別の話である。むしろ、字面のみを追うなら、覚書のなかの「死後解剖被仰付而」という文言に行きあたる。そして、記載にことごとく事実性を付与する立場をとるなら、解剖は大学の側からもちかけられたことになるのである。

そう考えると、ミキ女を「人体解剖・献体運動のルーツ」としてあがめるのは、きわめて現代的な事象といえる。ミキ女の解剖には、現代に読みだされるとき、どこかで「意志」の語りが付随しているのだ。

「篤志」誕生の陰画

ここにひとつ、ミキ女の解剖譚に語りなおしの作用がくわわった可能性を示唆する痕跡がある。

ミキ女の解剖の翌年（一八七一（明治三）年）、東大（大学東校）は政府当局にたいし、ミキ女解剖という既成事実をもとに、新たなる解剖体の下付を願い出ている。「既ニ昨年、平人病死体迄解剖御許容ニ相成候上ニ御座候へハ、断刑或ハ獄中病死ノ者モ其屍宿ヨリ願受候者無之分ハ、都テ解剖御許容ニ相成候様奉願候[17]」。この申請は、その後、受理されることとなるのだが、いま痕跡といったのは、この文書にあたえられた後世の「解釈」のことである。ミキ女の解剖を「特志解剖」とし、のちの解剖体の収集活動とむすびつける見解が、一九六〇年代になってから提示されればじめるのだ。

ある「医学の歴史」では、この願い出が受理される経緯は、つぎのように記されている。「大学東校は特志解剖さえ許されたのだから、刑死体、あるいは獄中で病死して引取人のないものを、医学研究のために解剖させてくれという書類を当局に提出し、多くのいきさつをへて、明治三年十月二十日付でそれが許可になった[18]」。つまり、「特志」の有無こそが、申請文の論理の要だったというのだ。

だが、原文に照らせば明らかなように、該当する箇所には「特志」はおろか、それを推定しうる字句すらない。解剖体となるべき死体の折衝は、「特志」云々ではなく、「平人」と引取手のない「断刑或ハ獄中病死ノ者」という分節のうえで展開されているのだ。つまり、右の引用を模していうなら、東大（大学東校）はそのとき、「平人病死体さえ許されたのだから」という理屈で、引取人のない獄中死者の遺体を解剖できるよう許可をもとめていたのである。

「特志解剖」を主題とするミキ女の解剖譚（以下、「ミキ女解剖譚」）は、その後も医史学者の著作をはじめ、さまざまな著述——篤志献体団体の機関紙から、献体登録者の手記[19]、さらには小説など[20]——のなかで複製され、「本邦の医学校における正常解剖の許可が篤志解剖によって先べんをつけられていることは特筆に値しよう[21]」という言葉をつむぎ出すまでにいたっている。冒頭にみた史跡「美幾女之墓」も、そうした言葉により選定されたのだった[22]。

みずからの意志で解剖体となる行為を崇高なものとするミキ女解剖譚が現れ増殖する事態を、われわれは「『篤志』の誕生」とよぶこともできよう。『東大五十年史』の編纂という機をえて発掘された一挿話が、みずからの遺体を医学のために捧げる篤き志の「起源」として賦活され、文字通り記念碑的な扱いを受けるようになっているのだ。

しかし、ここでなお考究すべきは、そうして産みだされたミキ女解剖譚が反復されていることの意味あいである。言葉はどういうわけで、反復的に展開されているのだろうか。たとえば、「白菊会[23]」という遺体献納団体で配布された機関紙の巻頭言をみてみよう。そこにミキ女解剖譚は、このように現れている。

日本での特志解剖、すなわち本人の生前の意思により遺体が解剖された最初は明治二年八月十四日、いまの東京大学の前身で当時医学校とよばれた教育施設において美幾という卅四才の女の遺骸が解剖されたことであった。それまで江戸時代の解剖は刑死体にかぎっていたので、明治になってさっそくそういう特志者がでたということは重大であり、その後も時どき自らの死体を死後、医学の研究にゆだねる人がでたことが記録に残っている。明治以後の日本医学の急激な進歩はいろいろな原因をもつが、美幾女にはじまったといえる解剖の自由さがその原因の最も大きいものであったと認めざるを得ない。……白菊会の将来は必ずや日本医学の進運と相伴うであろう。美幾女の例にまつまでもなく世界の医学の発展史を省みるとき、それはいささかの疑いも残さないことである。(24)

この文の趣旨が、みずから解剖体となることを通じて、医学の発展に寄与することとの意義を説くことにあるのは、一読して明らかだろう。そのなかにあって、ミキ女解剖譚は、前時代および同時代の解剖体収集の状況が、いかに特志解剖とはかけはなれたものだったかを語るたずきとされている。刑死体をもちいた腑分に対置され、また同時代の葬送の習俗や慣行(25)とも分節されながら、それは解剖されることを申し出る志の篤さを説く絶好のモチーフとされているのである。

そうしてみれば、ミキ女の「篤志」に実定性を与えているのは、「篤志」の語りとの単なる結びつきではなく、その結びつきの反復、すなわち、〈篤志〉とはべつの解剖体提供のあり方にたいする絶えざる差異化であることが見えてこよう。では、その〈篤志〉とは画される解剖体の供され方とは、どのようなものなのか。本章では以下、いったんミキ女解剖譚をはなれ、「江戸時代の解剖」について見てみることにする。

ミキ女解剖以前

「観臓」・「解体」・「腑分」等を現代の解剖に比することができるなら、それは江戸中期に現れたとされる。[26]一七五四（宝暦四）年の山脇東洋監修の観臓にはじまる解体の実践である。これに関しては、すでに序章で取り上げたので詳述は避けるが、腑分はこのとき、「人体」と邂逅するというよりは、むしろ既存の説を確かめるという所作に近かったようである。医家らはそれぞれの流儀で屍体をのぞき、それぞれにそれを言葉にしていたのだ。

とはいっても、腑分はけっして頻繁に行われてはいない。数えあげても、公には江戸期を通じて数十例が知られる程度である。[27]腑分を批判する声は一方で根強くあり、「仁」や「徳」に欠ける行為だと難じられることもあった。また、いざ腑分をおこなうにしても、屍体の入手からその腑分後の処理まで、こと細かく刑場のしきたりに従わねばならなかった。幕府の許可を得た解剖体を、所定の日時に、刑場にそのつど設けられる小屋のなかで解いた。執刀も、当初は医家ではなく屠者によった。執刀中は小屋の周囲に警備もつけられた。

そうしたなかで、腑分の材料として下付されたのが、刑死体、それも「死罪」という特定の罪状の刑死体だった。[28]刑の執行後は「取捨《とりすて》」とされるべきこの死体が、場合によっては腑分へとまわされたのである。

現在われわれが目にする日本の解剖の歴史では、近世の解剖体は刑死体だったとのみ記され、そこにはしっていた分節について触れられることはない。しかし、この時期の解剖の機縁を考える場合、それが他ならぬ「死罪」の刑死体だったことは非常に重要である。というのも、罪状をみるかぎりでは偶有的でしかない「死罪」と腑分とのむすびつきに、ある必然性があることが認められるからである。それはつまりは、刑罰執行後の死体の形状である。「死罪」の刑罰は斬首である。「磔」でも「獄門」・「火罪」でもない、この「死罪」という刑罰こそが、腑分に適した身体のかたちをしていたのだ。

記録上二例目に挙行されたとされる、栗山孝庵の監修による腑分は、その恰好の証左となろう。[29]一七五九（宝暦九）

年のその腑分にあてがわれた屍体は、夫にたいする傷害の罪を問われ、磔に処せられるはずだった「阿美濃《おみの》」という女囚の死体だった。磔刑によって脇から臓腑をつらぬかれた遺骸では、腑分の用に供することはできない。そこで、女性の内景を観たいという孝庵らの請願をうけて、罪が一等減じられ、斬首刑である「死罪」が適用されたのである。ここには、特定の形態をした死体を活用していく経済論《エコノミー》が見てとれるだろう。(30)

「死罪」の刑死体に関しては、さらに、幕末の一八六一（文久元）年、江戸の「種痘所」と奉行所とのあいだで興味深いやりとりがなされている。(31)「種痘所」とは、江戸末期に始動した官営の西洋医学教育機関で、「医学館」（大陸渡りの伝統医学を研究・教授する中枢機関）とならぶ幕府直轄の機関である。ここが、「種痘」にくわえ、あらたに「教育」・「解剖」の講義をはじめるにあたって、町奉行所に請願書「医術解剖儀ニ付、奉願候書付」(32)を提出した。というのは、当時は、「御用解剖」と称されていた種痘所主催の腑分ですら、見学の機会は年に数度しかなく、解体場所などの面でも多くの制約を抱えていたためである。種痘所は文書をとおして、西洋医学を修得するうえでの解剖の必要性を述べ、それらの緩和を願いでたのだった。

ところが、町奉行所からの答申は、それらいっさいを謝絶するものだった。理由の一つとして挙げられたのは、警護上の問題だった。役人の立ち会いもなく種痘所で腑分が行われるようになると、「取捨」にすべき罪人の死体が、たとえ「微細ニ解剖候体」でも身寄りの手に渡ってしまいかねないというのである。

また、いまひとつ、「死罪」の刑死体は、優先的に「御様御用《おためしごよう》」(33)（様《ためし》もの）に供するしきたりがあることが理由に挙げられた。「御様御用」とは、すなわち人の体を試し斬りしたうえで、刀剣（将軍や諸大名の佩刀）の利鈍を鑑定することである（四二頁の図4および六五頁の図5を参照）。これには、同じ斬首刑であっても、「下手人《げしん》」や「女」の遺骸などは用いてはならず、もっぱら「死罪」の男子のものがあてられたのだが、(34)その言わば希少な遺骸が腑分にまで必要となると、「御用稽古」に差し障るというのである。

結局、腑分は、屍体の取り扱いについては御様御用に準じ、また刑死者の多くでた年にかぎり、二三度機会が与えられるという、従来通りのかたちで行われることとなった。それならば、刑死体を持ちださないため「牢屋敷仕来《しきたり》」も乱れず、御様御用の稽古にも差しつかえないだろうというのだ。[35]「取捨」とはあくまで刑執行の一部だった。したがって、そうした「仕来」をゆるがせにするおそれのある種痘所の請願は、容れられるべくもなかったのである。

この、江戸末期に取り交わされた文書は、逆に当時において腑分が行われえた事由をうかがわせるものでもある。それはつまり、腑分が刑余の遺骸を微細に解割することで、結果的には「取捨」同様に刑死体を消失させえたということである。一般的に解剖は、日本のみならず西洋でも、歴史の一時期、付加刑として刑死体のうえで繰りひろげられたといわれる。[36]人を解き剖けることは、同時代の規範に著しく反するものであり、ゆえに同じく規範に抵触した（罪を犯した）者の身体がそれに付されたのだと。しかし、ここにわれわれが目にするのは、そうした道徳とはべつの水準で展開される、身体の経済論である（四二頁の図1・4を参照）。

刑場には、首を落とされ、「取捨」とおなじく消失されるべき屍体があった。それが試し斬りされようが腑分けされようが、刑場という場の論理はまったく関知しない。ともかく「牢屋敷仕来」にもとることなく、消滅させられればよかったのである。そうしてみれば、腑分や様ものは、あくまで「取捨」の変奏であったといえよう。そして、このとき「御用」という名分をあたえられ長らく存続していた様もののほうに、より多くの死罪の男屍がまわされたのだった。

ただし、屍体の環流における位相からみれば同じように映る腑分と試刀も、それらを立ちゆかせる論理はまるで異なっていた。様ものには下付されないが、腑分には供されうる身体というものも、用意されていたのである。

一例だけ挙げると、先の種痘所の請願とほぼ同時代にあたる一八三八（天保九）年一一月、江戸町奉行・筒井紀伊守に、処刑後の女屍の取り扱いについて、高崎藩より問い合わせがなされた。「死罪」よりも重い刑に処せられた死

図1　『臧志』「剥胸腹圖」　　※横転して再掲

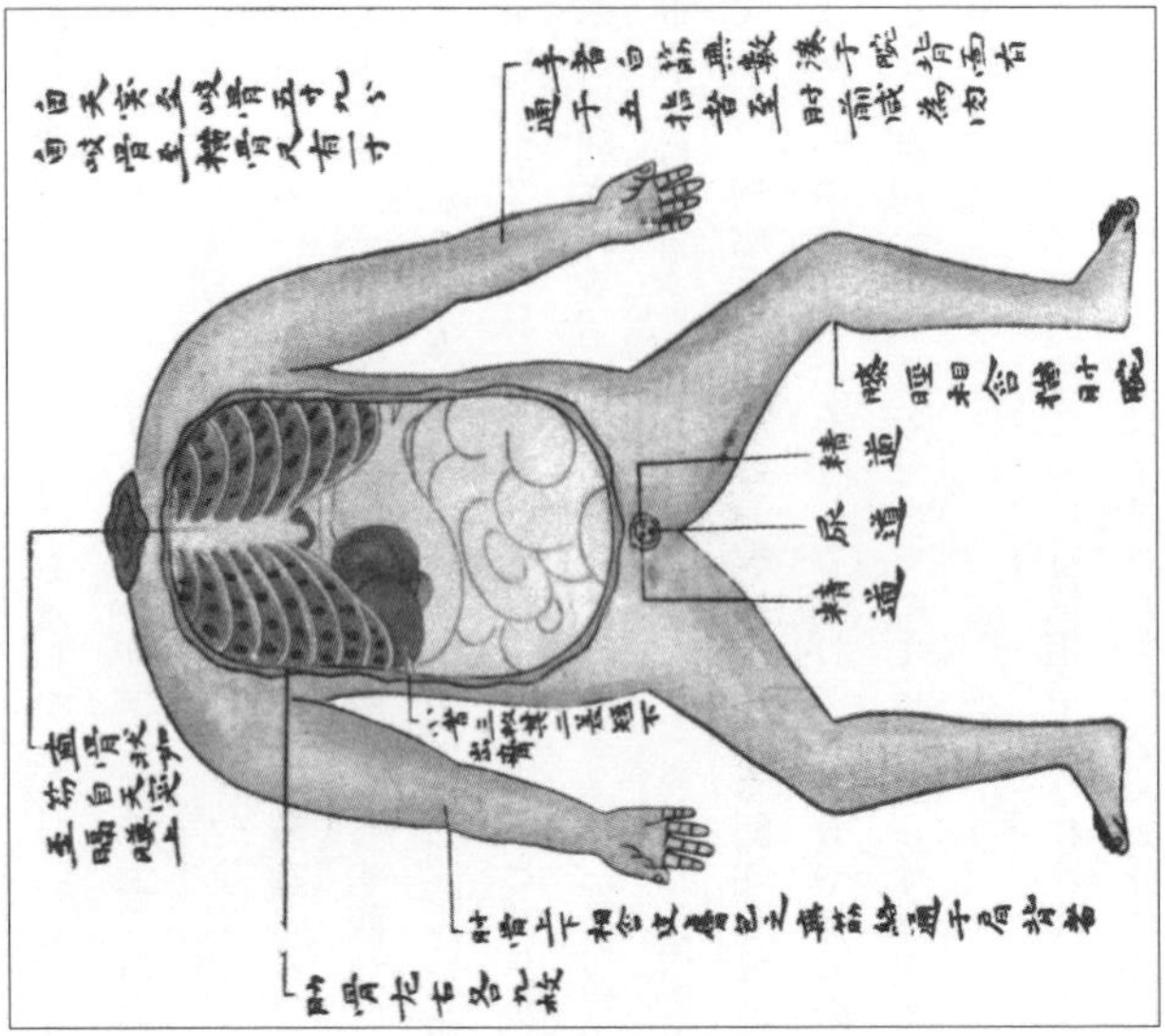

出典：『臧志　乾』九オ（京都大学附属図書館蔵）

図4　『徳隣厳秘録　下』「胴名所之圖」

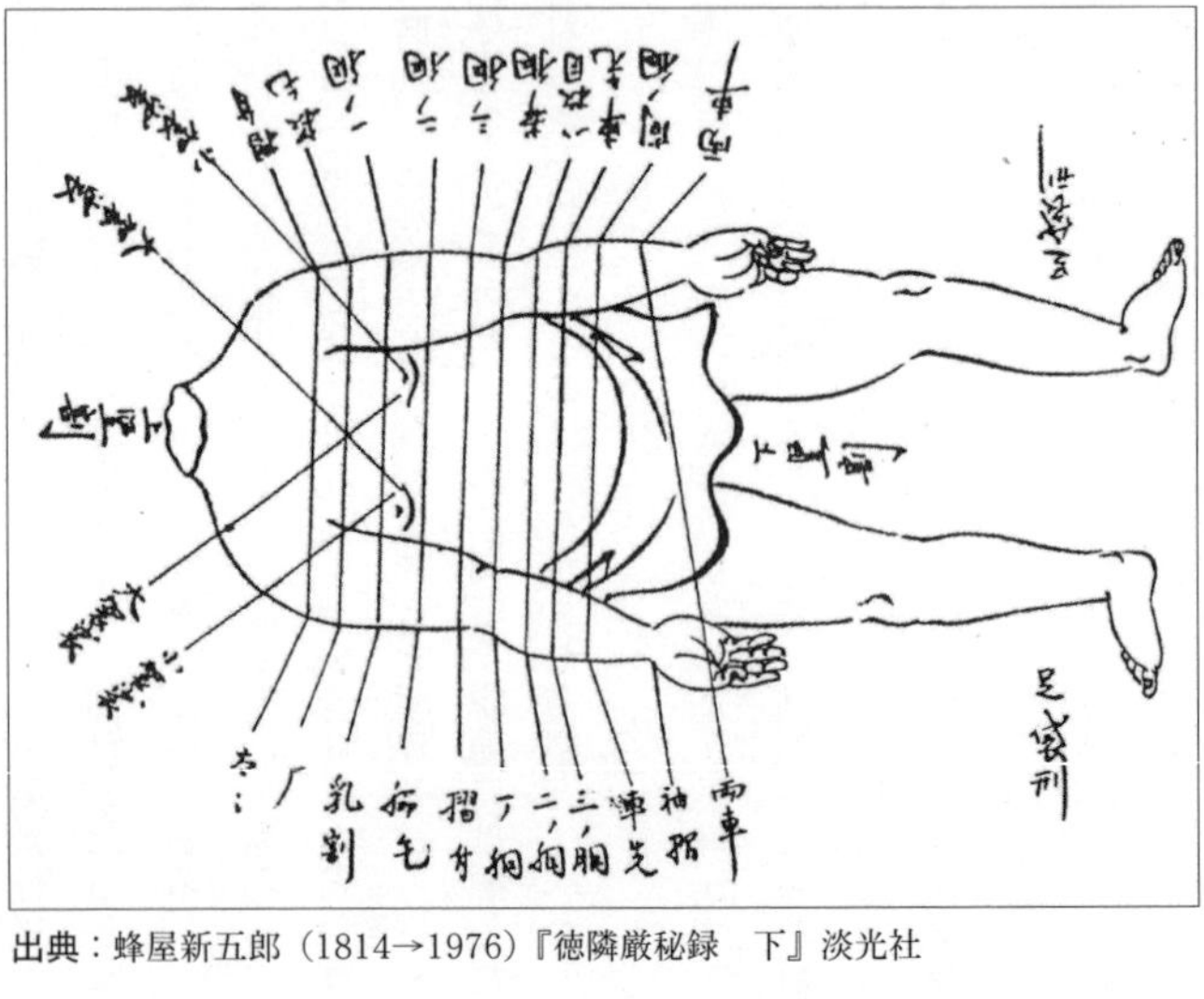

出典：蜂屋新五郎（1814→1976）『徳隣厳秘録　下』淡光社

骸は様ものにしても構わないということだが、女の場合はどうか、また、女屍を様ものとはできないとしても、医師らの「解骸」に供するのはどうか、と。[37]これに対する奉行所の答申は、つぎのようなものであった。「書面死罪ニ申付候死骸ハ、様もの二申付可然、乍然下手人之死骸ハ様しものニハ不申付、且女之死骸ハ、様ものニ申付候義無之候得共、医師共解骸之儀不苦儀与存候」[38]、つまり、女屍の様ものは認められないが、医師らによる「解骸」については問題ないであろう、というのである。

女屍で試刀と行うことは、材料の物性や大きさ等の面での不具合からか、それとも実戦でことの起こる可能性の低さからか、禁じられていた。その一方で、女屍の腑分は、女の内景を明らかにするという名分により許容されていたのである。太刀と解剖刀とは、「死罪」の男屍については、競合していたように映る。だが、実はそれらはまったく別個の言葉によって衝き動かされ、刻みうる身体を物色していたのである。

牢屋敷の身体

人の体を切り刻むという実践は、江戸期においては、刑場という場でのみ可能であった。そこでは、屍体を収集するための修辞が弄されることもなく、むろん、囚人の意志が云々されることもない。ただあったのは、「牢屋敷仕米」であり、そのもとになる刑死体であった。その「取捨」にされ消失さるべき死体をめぐって、いくつかの処遇が経済論的にひらかれていたのである。腑分の実践もまた、そうした処遇のひとつとしてあり、したがってそれは、囚人らにとっては露骨で「残酷」はなはだしいものだった。

これに関しては、非常に示唆的な証言が、序章でも触れた長崎「海軍伝習所」内の「医学所」にまつわり伝えられている。この「医学所」は、先にみた江戸の「種痘所」とともに、幕末期に設立された幕府直轄の西洋医学教育機関である。ここで一八五九（安政六）年にはじめて、オランダの軍医・ポンペの執刀によって、教育を目的とした解剖が行われたことは既に紹介した。しかし、このとき実は、その挙を聞きおよんだ長崎囚獄の囚人らが、騒ぎを起こしていたのだ。

「我儕《わがせい》［われわれ］犯罪者は罪の軽重により刑戮に逢う、固《もと》よりその所にして甘心死に就くべし。これ死を以てその罪科を償うに足ればなり。然るになおその屍体を割き寸断分裂さるる、何ぞ残酷の甚だしき、未曾有の惨事と云うべきなり」(39)。囚人らにしてみれば、刑罰はみずからの死をもって完遂されるはずであった。それゆえ、腑分とは、そこにさらに付加される「残酷」なものでしかなかったのである。

だが、いかに囚人らに「惨事」と映ろうとも、この時期の解体は、囚人らの合意をえて行われるものではなかった。その意味では、この時期の屍体の経済論は、生前の意志や感情をまったく顧慮しないだけに、露骨な外貌を呈している。この時のポンペによる示説的な解体も、そういうものとして行われた。

ただし、この医学所の騒動については後日譚がある。騒ぎたてる囚人らに対し、医学所の代表（松本順）が解屍の重要性をつぎのように説ききかせた。「それ医の屍体を解剖するや、学術上最も裨《ひ》益を与うることにして、治療に益し世に効《しるし》あること今さら言を俟《ま》たず。故に欧州にては、罪人ならざる者も世に有志の徒は自ら遺言してこれを行わしむる者比々としてあり。今囚人の悪事をなし刑に処せらるるの屍を以て世人幾万の治療に益を与うれば、これ罪障消滅のみならず、その世に貢献するの功実に宏大無量と云うべし。然らばその功徳を以て未来は必ず天堂極楽に至らん。釈尊言わずや、林葬鳥を肥やし原葬走獣を悦《よろこ》ばしむと。これみな死後世に功徳をなすを賞するなり。何ぞ事を解せずしてみだりに喧嗷呶々《けんごうどうどう》をなすや」(40)。また、医学所では、このときに解かれた刑死者に対して盛大な法要をおこなったうえ、その法名を大書して獄中に貼りだし、囚人たちには饅頭数百個をあたえた。すると、この騒動には収拾がついたという。それどころか、これに心服帰依した囚人たちが、遺言で死後の腑分を乞うようになったというのだ(41)。

解剖をみずから願いでるという事態は、江戸期には存在しなかったようにいわれる。「徳川時代の解剖はすべて刑死者についてなされ、それも刑場あるいはそれに準ずる場所での解剖が許されたにすぎなかったので、本人の生前の希望により病死体が医学校のなかで剖見された［ミキ女の解剖を指す］というのは大きいできごとであった」[42]、と。しかし、それはこの例によって反駁されるだろう。が、それよりも重要なのは、こうした見落としそのものが、近代の〈篤志〉の語りの効果だということである。「江戸期」・「刑死体」・「強制的な解剖」は、一つの連関をなすものとされ、歴史叙述のうえで近代から切りはなされるのである。

しかし、だからといって、近代と近世をなだらかにつなげることも、またべつの錯視にほかならない。右の長崎医学所の代表が説く懐柔の言葉は、現在の解剖体のドネーションを推進する言葉と酷似しているよう聞こえるかもしれない。だが、誤ってはならないのは、修辞のうえで「篤志」との近似が確認できるにしても、屍体を流用する牢屋敷の経済論そのものは変化しているわけではないということである。「篤志」という近代的修辞にのみ目を奪われるならば、身体をめぐる近世的な経済論は不可視化されてしまうだろう。

さらにもう一点、つけ加えるならば、序章で概観したように、屍体を解くことの意味あいは、近世と近代では大きく異なっている。現行の体制からすれば奇妙に映るかもしれないが、江戸期の腑分は医学・医療とは直接的に関連するものではなかった。それは「人体」という像に統合されることのない個々の記載として積みあげられていた。そして、その記載も、明治期以降、解剖学という体系だった学問が行われはじめるとともに脇へやられ、医史学の資料としてしか顧みられなくなっていったのである。

さて、この節の後半では、ミキ女の解剖以前の言葉のいくつかを拾ってみた。その結果、われわれが目撃したのは、現在の語法ではいかんとも記述しがたい、腑分（の経済論）のあり方だった。そして、近世と近代以降とのあいだに、そうした身体にたいする扱い（認識）の断絶がはしっていることは、〈篤志〉の語りが「起源」の拠りどころを求めても、ミキ女の解剖までしか遡及しえなかったことの一つの説明となるだろう。〈篤志〉という言葉は、近代的な身

体のありようを基盤として作動しているのである。(43)

明治期以降の西洋近代医学の本格的な導入は、「人体」という、ややもすると医学の領域から逸してしまいかねない身体の形象をもちこんだ。それ以降、「人体」は、すでにもろもろの〈からだ〉が築いていた言葉の網目のなかで、みずからに最適なありかを模索することとなる。そうしてみれば、解剖体のドネーションの歴史は、その模索の軌跡のひとつと言えるかもしれない。

必然のものとして特定の扱いを要求しないはずの「人体」が、にもかかわらず、その時々によって、特有の形態を現出させる。その様相を、以下では、事象に内属的に記述するとともに、その書きかえの「歴史」が立ちあがるさまを見てゆくことにしよう。

第二章　解剖の制度化と身体

一　制度化される解剖

歴史に関する哲学が明らかにしてきたように、歴史は客観的な事実の集積として、自存的なあり方をしているかもしれないが、歴史記述として姿をあらわしたときにはすでに、何らかの事象の配列規則にしたがっている。その意味では、献体の歴史も例外ではない。第一章では、現代の〈篤志〉を称揚し推しすすめていく動きのなかで資料が読みだされ、特有の歴史記述を出来させているさまを確認した。では、そうした事象の配列をいったん解いて、資料をながめかえすとき、そこには何が見えてくるのだろうか。つづく第二・三・四章では、解剖体の流通をしるした明治初期・明治中期から戦前期・戦後期の資料を引きうけ、本書の歴史記述を試みることとする（なお、時代区分については、一般論にそった便宜的なものである）。

さて、江戸から明治にかけての時期には、解剖は実地に行うことはおろか、見学することすら稀であった。制度全般が一大変革を経験するさなか、腑分や屍体の環流をささえる経済論もまた霧消していたのだ。当時、西洋医学をこころざす者は、標本・模型の観察や犬猫の解剖で間に合わせたり、講義を聞いたりして解剖学を学んだという。「小塚原の骨取」(1)は、その頃の解剖（学）の状況をつたえる逸話のひとつである。

そうした状況が変わりはじめるのは、明治の改元以降である。それまで私塾ないしは若干の官立医育機関において断片的に教授される程度だった西洋医学は、この時、正統医学として国家に採用される。一八六八（明治元）年、西洋医術差許の布告が発せられ、医術は西洋医術に準拠すべきという方針が打ちだされたのだ(2)。そして、これを機に、西洋近代医学の基礎分野とされる解剖学も、連動して医学制度のなかに組みいれられてゆくことになる(3)。

だが、解剖学の講義がはじまるということは、同時に解剖体への継続的な需要が発生することを意味した。医育機関は、このまったく新しい事態に対して政府当局と折衝をかさね、その「需給」関係が均衡するように調整をはかった(4)。この間の変転は、「明治維新となって、急に旧幕府のときと変った医学上の事情の一つは、人体解剖の自由さである」(5)とも記述される。だが、解剖という営為をめぐる状況は、このとき一回起的に変わったわけではない。解剖の執行機関に関して、あるいは解剖体の属性や解剖の作法に関して、機をみて微細な改変が行われていったのである。

何を解剖体とするか

人体解剖の実施にむけた具体的な動きがあらわれるのは、一八六九（明治二）年二月である。東大（医学所）の医師「ウイリス」(6)が東京府あてに、解剖を申し出たのだった(7)。その申請書に曰く、東大（医学所）での講義がはじまるにあたり、解剖を行う場所を視察するために回向院を訪れたが、適当な場所がない。近隣の屋敷に配慮して、東大（医学所）の周囲に囲いをめぐらしたので、もはや「故障」はないし、約二〇日にもおよぶ解剖を回向院でおこなっては経費や警備のうえで支障がある、また、西洋世界では各国とも解剖は医局で行っている。だから、東大（医学所）の空地で解剖を行いたい、と。この申請は、すぐさま認可されるところとなった(8)。

このやりとりには、解剖台が（刑場から引き移るのではなく）医育機関に新規に備わる、決定的な光景をみることができよう。これより七年ばかり前、「種痘所」が願い出た際には、いくら「御用解剖」のためではあっても、腑分の莚が刑場を離れることは許されなかった。解体される屍体は、あくまで刑死体だったのである。その点を勘案すると、この時期に新たに行われようとしていた解剖は、刑罰とは明らかに一線を画した営為であった。何よりそれは医学の一部門であり、当然、医育機関で執り行われるべきものなのだった。

さて、東大（医学所）は、こうして解剖場所および解剖器具をそなえた。では、その中心に用意された「解剖体」という位置には、どのような身体が、いかにして据えられていったのだろうか。

一般的には、明治から戦前にかけての時期には、近世の慣行が踏襲され、解剖体に受刑者の死体がもちいられたものと解釈されている。解剖は近世の腑分の延長というわけだ（「ミキ女解剖譚」にしても、ミキ女の解剖がさほどに特化されるのは、そうした想定が働くためであろう）。この解釈は、ある程度までは妥当である。たしかに、御雇英医・ウィリスと政府との折衝にみるとおり、明治のはじめの解剖は、どこか近世的な機序を反映させていた。解剖には警備が必要だという前提がそもそもそうである。だが、資料の語るところによると、解剖体の歴史は、そう単線的にすんだのではないようである。

解剖体に何をもちいるかは、解剖が制度化されていくという未曾有の事態のなかで、当初は空白のままだった。そこへ動きがおこるのは、この半年後の一八六九（明治二）年八月である。東大（医学校）が政府に対して、つぎのような伺書を提出したのだ。

病体解剖之儀ハ、醫道至要之急務ニシテ、此道不被行ハ、實ニ病床之本真ヲ不能知。然レドモ、皇國ニ於テハ、未難行之事件ニシテ、醫道之一大闕事、尤遺憾ノ至ニ奉存居候然處、此頃入院罷在候貧病人之内、重症不治ノ者有之、當人ヨリ死後觧体相願度旨申出候ニ付、觧剖試験致シ候テ可然哉奉伺候。尚、此後、當人所望ノ者或ハ貧民埋葬出来兼候者等ハ、対談之上觧剖御指免ニ相成度候事(9)

つまり、病理を究明し医学を発展させるのに必要な解剖ができない現状を遺憾におもっていたが、このたび、重篤な入院患者が「當人ヨリ死後觧体相願《あいねがい》度旨《たき》」を申し出ているので解剖してもよいか、また今後も「当人所望之者」あるいは「貧民埋葬出来兼《できかね》候者」などは対談のうえ解剖をお許し願いたいのだが、というのである。

この伺書に対する政府の回答は、差しつかえないが解剖後は篤く弔ってやるように、というものであった(10)。こうして同年八月に解剖されたのが、「病人みき」。かのミキ女である。

ミキ女の解剖に関しては、さきに引用した政府の公文書類（『公文録』など）のほか、東大側の控え（『解剖紀事』）にも関連文書が収載されている。そして、それらが後世の文脈のなかで様相もあらたに読みだされていることは、すでに確認したとおりである。しかしながら、生前にみずからの遺体の解剖を願いでるという行為は、同時代においては、どのような意味あいを帯びていたのだろうか。

その点について、東大の『解剖紀事』は冒頭に一件、「みき」の解剖に関する文書群の前に、ひじょうに興味ぶかい文書を採録している(11)。一八六八（明治元）年一一月の書簡の控えで、差出人は「斯波平蔵厄介　元開成所教授方出役　宇都宮纊之進(12)」。この人物が、病床から、「死屍觧体」を願い出たというのだ。

斯波平蔵厄介
宇都宮纊之進

私義若年之頃一向學問ヲ好不申只々劒術柔術而已執心ニ而修行罷在候内西洋砲術漸ク相行ハレ候ニ付轉學仕始テ

釼ハ一人之敵砲ハ万人之敵ナルヲ知リ数年刻苦修行致大小砲並器械弾薬製造運用之術一通リ習熟仕候処追々西洋諸学術深奥之義理見聞致候ニ随ヒ窮理分析之二学ニ不通候而ハ砲術大成ニ難立至ト存候何卒右ニ学科修行仕度ト相心懸就中分析学試験ニ力ヲ尽シ研究罷在候ヘ共微カト申且年来不學故何分修行捗取不申徒ニ時日ヲ費シ候内乍未熟旧幕府之撰挙ヲ以テ開成所化学教授方出役被申付尚又引續修行罷在候処野州邊之擾乱中国筋之事件等ニテ軍伍ニ随ヒ所々奔走仕候際雨湿風寒ニ被侵身痛水腫一時ニ相發シ殆危篤ニ至リ候ニ付横濱表江立帰佛国醫師モリー氏之療治ヲ受ケ一旦生命相延候ヘ共其後病症種々情変仕尚モリー氏並和蘭ガラタマ氏等ニモ追々診察處方ヲ請候ヘ共中々快復之候少モ無之病体次第ニ免重ク空ク死ヲ待候而已之事ニ而生前学業之志願十分之一モ不相達而已ナラス最早行歩不自由之廢人ト相成候上ハ孤身学力之御奉公モ不相叶残懐之至奉存ニ付而ハ私痛根之儀段々愚考仕候ニ数年前ヨリ傷冷毒ニテ寒暑之変ニ随ヒ時々痛所相發シ候義モ有之且遊歴中頗ル放蕩之行跡モ有之候ニ付隠状之梅毒合併致シテ様々難症ニ罷成候事必然ト奉存候左候得者脳蓋骨ヲ初胸脇手足之骨筋ニ必ス変性敗質之部分可有之後来醫家経験之一実証ト相成可申候間何卒私病死之後ハ當醫學所於テ死屍解体之仰付被様奉願候前條之通私一身之儀　　国家ヘ奉勤寸分之微忠ヲ尽シ候時モ無之徒ニ病死仕候儀ニ付責而ハ将朽之骨ヲ以後進醫学修行之一助ニモ用立候様仕度奉存候間何卒厚キ御評議ヲ以願之通死後解体之議私生前ニ御差許被成下候可黄泉之下ニ於而モ難有仕合奉存候依之此段伏而奉歎願候

以上

大意をしるせば、自分は「開成所」の化学教授として幕府に出仕していたが、幕末の騒乱のなか病を患い、もはや学力をもって「御奉公」するのはかなわぬ身となった、「国家」にたいして、わずかばかりの忠も尽くせず徒らになってしまうわけだが、きっと体じゅうに「変性敗質」が見られるだろうから、せめて自分の死屍を医学修行のために役立てていただきたい、というものである。これには、「願之通御免被　仰付候　巳二月東京府」という御下札があった。願い出は、承認されたのである[13]。

この解体願いが、その後の解剖体の収集様式にどう影響したか、捕捉するのは困難である。とくに、宇都宮鉱之進が、蘭方でもって将軍の奥医師を代々つとめた桂川家一門や福沢諭吉らとふかい親交をもち、はやい時期から西洋近代医学に精通していたこと[14]を考えあわせると、文書のなかにみえる「国家」や「忠」という文言を、当時ありえた解剖願いへの「動機」として一般化するわけにはいくまい。宇都宮鉱之進とミキ女とのあいだを、直接むすびつけるのは、文学的な想像力である[15]。

ただし、そうではあるが、「みき」にはじまり、つづく翌年の三例の解剖までもが、本人の願い出にもとづく形式を踏襲している[16]点からいえば、少なくともこのとき、本人の「願」が、旧幕時代とは異なる屍体の経済論をかたちづくろうとしていたことは疑いなかろう。刑罰の機構とは関わりなく、解剖台の上に「人体」を載せる途が見いだされていたのである。

とはいうものの、当人の「願」を手形に遺体を解剖学教室へと引きいれる企図は、はじめの四例をもって未完に終わる。それを証しているのが、一八七〇（明治三）年九月に東大（大学東校）によって提出された、例の伺書である（三六頁を参照）。

「人體解剖之儀ハ、醫道ニ於テ尤至重之事件ニ有之、實ニ此一技ヲ以醫術ノ基礎ト仕候然處、是迄重刑屍之外、解剖致シ候儀御許容無御座候得者、年分纔不過二三屍、甚以遺憾之至ニ奉存候。既ニ昨年平人病死體迄解剖御許容ニ相成候上ニ御座候得者、断刑或ハ獄中病死之者共、其屍宿ヨリ願受候者無之分ハ、都而解剖御許容ニ相成候様奉願候、尤解剖後ハ厚埋弔等為仕候儀ニ御座候。……[17]」

かりに、当人の「願」にもとづく解剖体の収集機序がうまく作動していたとすれば、「既に去年、平人病死体まで解剖を許容してくださったのだから――」という横滑りした論理でもって、解剖体とする範疇をあらたに模索する必要はなかったであろう。ここに示されているのは、「願」という形式で解剖体の調達をはかる言葉の破綻にほかならない。

では、なぜ本人の「願」を基盤とする解剖体収集の企図は立ちゆかなかったか。おそらくそれは、解剖を行う東大(医学校兼病院)の側の経済の問題であったとおもわれる。解剖を願い出たという最初の四例には、解剖から埋葬までに、膨大な文書と人手と対価とがかかっていた。つまり、それだけ強固に、遺体は生前に在った場に係留されていたのだ。

「みき」の場合を例にみてみよう。(18) まず、解剖にさきだって、政府・大学・親族らのあいだで数通、解剖の許諾をめぐり文書のやりとりがなされた。そして、解剖がはてた後には、今度はその残骸を寺院に埋葬するための折衝が行われた。埋葬地が親族の菩提寺である念即寺に決まれば決まったで、つぎには以下のような計らいと出費があった。

○八月十六日解剖人出棺ニ付左之通リ

一　解剖体水瓶ニ入棺ニ而葬リ候事

一　白張提灯弐張相用候事

一　送葬之節守衛壱人相附候事

　　但し弾内記(19)手代ヲ差出候

一　寺詰其外寺門番下男並ニ弾内記人足之者江金札壱朱つゝ蒸物代として被下候事

　　但　みき兄外七人持送り人足七人寺門番壱人下男壱人　〆拾六人

一　みき出棺之節見届として小村半兵衛出張致候事

○當日入用金左之通り
一　金百疋　　當日回向料
一　金五拾疋　別段御心付
一　金百疋　　出僧四人江
一　金五拾疋　別段御心付
一　金百疋　　葬穴料

○覺
一　金三両　　永代祥月御經料
　　釋妙倖信女
　　　　　明治二巳巳年　八月十二日
　　　　　　　駒込追分町
　　　　　　　　　和助妹
　　　　　　　　俗名　み起

一　金拾両也　　美起之里江手當として被下候事
一　金壱分也　　追分町々年寄江骨折料として被下候事
一　金百五拾疋　當人み起　御菩提所持送り人足　六人江
一　金弐拾五疋　同断江付添　市兵衛江
一　金弐百疋　　み起兄和助　外　七人
一　金弐朱　　　寺門番同下男　壱人

「みき」という一人の出願人の葬儀・埋葬に駆りだされた員数は、記されているだけでも二三名。支払われた金子は、実に約一六両。[20]「みき」につづく三件の解剖でも、同様の手続がなされたが、これらを見るかぎりでも、「願」にもとづく解剖はとうてい引きあうものではなかった。それに比べれば、引取人のない屍体というのは、身体をかかえこむ生前の縁が表だってあらわれないだけに、手続も費用も簡素で済んだ。医育機関が解剖体を収集する機縁が、「断刑或ハ獄中病死之者共其屍宿ヨリ願受候者無之分」を請う方向へと集約していったのは、身体に対する当時の慣行やそれを基盤に派生する経済論にてらせば、しごく当然の帰結だったのである。[21]

もちろん、引取願いのない刑死体や囚人の病死体が、解剖体に選定されようとした動きは、解剖志願をつのる方途の挫折ということで、一元的に説明されるものではあるまい。

ひとつ注目しておきたいのは、明治当初、東大の解剖学はイギリスないしはドイツの「雇教師」によって教授されていたことである。したがって、解剖が学として制度化されるに際し、西洋近代医学から派生する制度に何らかの影響を受けていたことは十分に考えられるのだ。この点は、医育機関が政府当局に宛てた文書のほとんどに、西洋近代医学およびその制度への言及が見られることからも支持される。西洋を引きあいにだす言葉が、解剖体となる身体の折衝に効いていた可能性があるのだ。

もうひとつ押さえておくべきは、この時期、死体をめぐる一連の法的な整備も行われていたということである。一八六九（明治二）年一二月、兵部省は「凡《およそ》流刑以下之者、有宿者親類等ヨリ願ニ依テ死骸渡シ遣スベシ。願人無之者無宿乃者ハ死骸取捨ヘシ」という布告を発する。[22]刑死体のうち、引取人の現れないものは取り捨てるというのである。その無下に捨てられる死骸を活用しようとする動きが、解剖の制度化の余波として生じていたとしても不思議ではない。死体の属性ではなく、経済論的な入手のしやすさによって、逆に何を解剖体としていくかが決まっていったとも考えられるのである。

明治初頭に、「みき」も含めた四例の解剖を行うまでには、書状の取りかわしから葬儀の手配まで、多くの配慮と金銭が費やされた。逆にいえば、当時の身体のまわりには、それだけの手続きをふまなければ解除できない規制が張りめぐらされていたのである。解剖体は、いったん志願者の遺体をあてることに収束しかけはしたものの定着しなかった背景には、そうした事由があったのではなかろうか。

とはいえ、これら諸点については、解剖をめぐる法制度のより長期的な見取りから反照されることなしに、語ることはできない。そこで、明治以降の解剖の機縁に関する考察はつぎの第三章に譲ることにして、ここはひとまず、解剖をめぐる法制度の変遷を確認してゆくことにしよう。

解剖に関する法制度の変遷

解剖は、一八七〇（明治三）年以降、東大（大学東校）での例に準じるという条件のもと、ほかの医育機関でも実施されうるようになった[23]。また、解剖体となるべき死体の属性についても、しだいに法文のなかで像が結ばれはじめた。

一九七〇（明治三）年一一月には、「梟《きょう》示以上ノ者ハ引渡不苦事。但、吟味中病死ノ者モ、梟示以上相當見込ノ者ハ同断ノ事」[24]という公示があった。ここで少し注釈を加えておくと、当時の刑法典「仮刑律」[25]は「死」・「徒《ず》」・「流《る》」・「笞《ち》」という刑罰体系をもち、このうち「死」は「絞首」・「斬首」・「梟《きょう》首（梟示）」（さらし首）の三等に分けられていた[26]。それに照らすと、このときの改変により、死刑のうち「絞首」および「斬首」となった刑死体にかぎり解剖が認められたことになる。あわせて「吟味中」の未決囚にたいしても、同様の扱いが許可された[27]。

そして、一八七一（明治四）年には、従来は下付されなかった梟示の遺骸も、解剖してもよいこととなる。これにはまず、遺体を請う親族の者に下付するという段階が踏まれた（同年八月）[28]。そして、同年一〇月になって、遺体を引きとる親族は刑執行当日に申し出なければならないが、それがない場合には、遺体は自動的に東大（東校）の解剖学教室にひきわたす、という布告が太政官より出されたのである。[29] これは司法省が、引取人のあらわれない刑死体の処分について、「遺骸取捨方差支候」と判断したすえの布達であった。[30] 従来のように引取人がないからといって「取捨」にするわけにはいかなくなったのである。こうして、既決・未決ともに獄中死者（一部磔刑・焚刑の者は除く）の死体はすべて、引取人がない場合には、解剖へとまわされることとなった。

さらに、一八七三（明治六）年一一月には、東大（東京医学校）のドイツ人医師「デニーツ」[31] による解剖体不足の訴えをうけ、[32] 刑死者のみならず、養育院での病死者や解剖を申し出る者の死体にまで、解剖体の許容範囲がひろげられた。[33] 屍体の分節は、一時は刑罰という平面で行われているように見えた。が、ここにきてそれが、実は引取人の有無によるものであることを表明しはじめたのである。

解剖体となる死体の間口は、この時点までに、法制上はかなりひろがった。それでも、解剖体の収集は、医学の教育・研究をおこなうには十分でなかったようである。文部省が一八七五（明治七）年一二月、近隣の神奈川・千葉・熊谷・新治・足柄の各県に出した通達には、解剖体が不足気味だから、無籍の刑死体・病死体ならびに有籍でも生前に解剖を志願していた者の死体は、東大（東京医学校）へ引きわたすように、とある。[34] 解剖体の需要は、東京都内の獄中死者や志願者のみではまかないきれない状態であった。そこで近隣五県であがる死体をも東京府へとまわすこととされたのである。

また同じ時期には、解剖の急速な制度化にともない、解剖体の位置づけをめぐって摩擦が生じてもいた。たとえば、内務省は太政官に対し、一八七六（明治八）年一〇月、つぎのような伺い書を提出する。あいつぐ変更により、このほど未決囚の死体や養育院で発生した死体までも解剖してよいことになったが、諸法令規則のあいだに齟齬が生じている。考えてみれば、未決囚は無罪放免となる可能性もあるのに、死んだからといって既決囚と同様に取りあつかうのはどうだろうか、と。[35]

表1　「解體表」

	入院患者病死解剖	無籍人及囚徒病屍解剖	絞罪屍解剖	梟首及斬罪屍解剖	計
1868（明治元）					
1869（明治2）	1				1
1870（明治3）	3		4	48	55
1871（明治4）			13	81	94
1872（明治5）			23	30	53
1873（明治6）		13	18	44	75
1874（明治7）		7	10	70	87
1875（明治8）		14	6	64	84
1876（明治9）	14	56	4	61	135
1877（明治10）	15	87	1	8	111
1878（明治11）	20	109		6	135
1879（明治12）	5	153	1	6	165
1880（明治13）	20	115		2	137
1881（明治14）	12	188		7	207
1882（明治15）	36	78	3		117
計	126	820	430	80	1456

出典：『屍体記事』[40]（東京大学医学図書館蔵）

解剖体の許容範囲は、ここまでのところ、「絞首」・「斬首」に「梟示」もふくめた刑死体へとひろがるにとどまらず、範疇を横滑りして「無籍人」一般の死体へと移行していた。解剖はひとまず制度化されて医学のうちに行われるようになってはいたが、解剖体の収集という局面では、いまだゆらぎをはらんでいたのだ。内務省の発議は、そこに生じる実務的な不整合を問うとともに、解剖体の無軌道な膨れ上がりを質すものだった。死体にあらたに拓かれゆく領域に対し、違和感が表明されたのである。

はたして、この内務省の伺は、文書提出の約二週間後に、「伺之趣、無籍ニシテ其死体ヲ乞フ者アラザルトキハ、解剖ヲ許シ不苦候事」[36]との一文でもってかたづけられる。協議の経過をみると、それは「右〔未決囚の死躰〕ハ、醫學上闕《か》クヘカラサル要件ニ付」[37]という理由からであった。制度上ともかく死体が必要なのだ、という論理がとおったのである。

解剖はこうして、医学の内外で逐次、その位置取りをさぐりつつ行われていった。一八七五（明治八）年一〇月には、解剖後の遺骨も学用に下付されうることが決まる[38]。

「病死躰解剖」についても、一八七六（明治九）年七月に、当面は三府にかぎって許可され、その手続きの方法が通達された[39]。

そして、法の言葉のなかで、ひととおりの体系をととのえると、解剖はそこにほとんど現れなくなる。関連法規（次章でふれる「監獄則」や「監獄法」）のなかで断片的に規定されることはあっても、つぎにそれに特化した法律が制定されるのは、一九一八（大正六）年八月一日「死屍死胎解剖竝保存ニ關スル取締規則」である。解剖はつぎなる局面として、法の言葉とは別の水準で、解剖体を安定して調達し教育・研究をおこなうための制度を模索してゆくのである。

二　「残酷」と「幸福」と

さて、本章ではこれまでのところ、解剖がひととおり制度化してゆく過程をみた。明治になって、西洋近代医学が正統の位置に据えられるようになると、解剖もそれに連動するかたちで、みずからの意義をうちだす基盤と解剖体とを調達していったのだった。

だが、その動きは一方で、身体を切り刻むという実践を、身体の研究・治療を目的とする医学の領域へともっぱら振りあてるものでもあった。明治初年より、刀剣の試し斬りはにわかに行われなくなる。斬首刑もまた、一八八〇（明治一三）年に（旧）「刑法」が制定され（施行は一八八二（明治一五）年）、「死刑ハ絞首梟ス」と定められたのと同時に廃止される。斬首され腑分され試し斬りされ薬用とされた身体のありようを、かりに「近世的な身体」とよぶならば、その位置付けはこの時期、大きなうねりを経験したのである。

では、そうした経済論の転換（として観察される、身体の認識《エピステーメー》の転換）は、どのように起こったのだろうか。明治以降に展開された解剖体の経済論を検討する前に、この節では、前節でみた解剖の制度化の陰画として、屍体が刀剣の試し斬りなどへとめぐりゆく途を絶たれ、解剖台へと差しむけられていく様相をみておこう。

医学の言葉と身体の「残酷」

斬首という身体への処遇は、明治になった当座はいまだ行われていた。刑罰を定める法律（「仮刑律」）があらたに編纂され、爾後、「新律綱領」（一八七〇（明治三）年）・「改定律例」（一八七三（明治六）年）という本格的な法典が編まれていったが、その間も、近世の行刑法は暫定的に継承されたのだ。「斬」という刑罰は、「仮刑律」では「刎」とならんでおこなわれ、「新律綱領」・「改定律例」となってからも、「絞」・「梟」とともに執行された。「山田浅右衛門」も、一八七一（明治四）年の廃藩置県後には、「東京府囚獄掛り斬り役」に任命されている。

その斬首が廃止されたのは、一八八二（明治一五）年の「刑法」施行をもってである。死刑の方法としては、それ以前から「銃殺刑」がおこなわれたり、「絞首」が開発されたりしてはいたが、この時にいたって「斬」は、法文から抜けおちるかたちで廃止されたのである。

ただし、試し斬りおよび「人膽」や「霊天蓋」（頭蓋骨）などを材料とした薬（以下、「人胆」）の製造・販売については、それ以前の一八七〇（明治三）年にすでに禁止されていた。人胆には効能がないこと、そして、試し斬りという行為は「残酷」であるというのがその理由であった。

ことの発端は、人胆の効能が疑問視されたことによる。一八七〇（明治三）年三月、刑部省は弁官に、つぎのような伺い書を出した。[42]

従前、斬罪梟示ノ者、遺骸ヨリ膽或靈天蓋陰茎等ヲ取、密ニ賣買致来候趣、不忍事ニ有之。爾後、御厳禁相成可然ト奉存候。併、超絶ノ功能モ有之、病症ニ依テ右ニ可換薬品無之ト申儀モ候哉、漢洋ノ醫生ヘ効能取調ノ儀、大学へ御達有之度、右理解相譯リ候上ハ、猶當省見込モ可申上候間、此段申上候也

すなわち、従来、刑死体からとられた「膽〔胆〕或《あるいは》靈天蓋《れいてんがい》〔頭蓋骨の頭頂部〕陰茎等」が密売されるのを規制せずにきたが、これは「不忍事《しのびざること》」なので禁ずべきだろう、ただし、ほかの薬品にかえがたい効能があるやもしれないので、教育を統括する官庁である「大学」に依頼して「漢洋ノ醫生」に調査してもらっていただきたい、と。

この問い合わせに対し、刑部省には弁官から数日後に、大学の作成した「見込書」〔調査報告書〕が転送されるのだが、それはくだんの薬の効能を「寸分功益無之《これなし》」として否定するものだった[43]。一般にはそうしたでたらめな「物理ヲ弁辨セサル浮説妄誕」が信じられており、またそのような薬も多いが、順次取り締まっていかなければならないだろうという判断が示されていたのである。

ここで、近代医学の言葉が、ながく用いられてきた薬の効能を判定する位置にたっている点は注目される。医学は江戸期には、あくまで身体のまわりに多様にひらかれた言葉のひとつだった。それがいまや、ほかの領域における身体のありようを検閲し訴追するものへと成りかわっているのである。明治の新体制は、解剖の制度化をうながすのみならず、身体をとりまく言葉の配列をも旋回させた。そして、ここに見られるように、身体を語る言葉として医学を特化していったのである。

はたして翌四月、刑部省からの依頼をうけた弁官は、各地方官に「人膽或ハ靈天蓋陰茎等」を薬品製造にもちいることを禁ずる布達を出す。これにより、人身を原材料とする薬の製造・販売は廃絶されることとなったのである。

しかしながら、奇妙なことに、このときの布達により禁じられたのは、それだけではなかった。あわせて試し斬りも禁止されたのである。試し斬りのその「残酷」さが規制の対象となったのである[44]。

従前、人膽或ハ靈天蓋陰茎等、密賣致候哉ニ相聞候間、先達テ漢洋医ニ取調ノ儀、大學ヘ御達相成、右ハ聊巧驗無之旨取調候。付テハ、爾下急度御嚴禁相成候様仕度。然ルニ、年来浮説妄誕ヲ信候者多ク、御嚴禁布告ノミニテハ、自然其幣難去。依之、巧驗無之事實委詳、漢洋醫ヘ取調書為差出、右ヲ以テ御斟酌御布告相成候様、仕度候事

功驗無之事實取調候上ハ、伺之通、被禁不及布告候事

一　舊幕ニテ、死罪ノ者ノ餘骸ヲ以テ、刀劔ノ利鈍ヲ試ミ来候處、右ハ残酷ノ事ニテ、利鈍ヲ様シ候ニハ、種々様法モ可有之、此儀モ爾下決テ御嚴禁相成候テ可然。依テ両条申上候也

刀剣の利鈍をためすのに刑死者の「餘骸」をもちいるのは「残酷」であり、ほかに種々方法もあろう、というのだ。こうして一八七〇（明治三）年四月、人膽の製造・販売とともに、試し斬りも禁じられたのだった。

このとき、人胆製薬のみならず、試し斬りまでもが禁止されたのは、どういうことだったのか。とはいえ、答えを急ぐ前に、ここで一点、確認しておかねばならないことがある。それは、試し斬りを断罪するのにもちいられた、そのおなじ「残酷」という言葉が、当時、解剖に対しても向けられることがあったということである。

たとえば、前節でふれた一八七〇（明治三）年の新潟県病院から政府への伺い書（五六頁の注24を参照）のなかにも、「残忍」という言葉はみえていた。「僻陬ノ地ニテハ、三世醫ト稱シ、人モ亦許シテ其性命ヲ托シ、為夫往々貴重ノ学科廃却ニ可至剰ヘ、解剖ノ儀ハ、只是残忍無益ノ事ト唱ヘ、却テ開化ノ妨ニ可相成、右解剖ノ儀ハ、已ニ両京阪府崎陽等、御維新以来厚ク御世話モ有之、屡々施行仕候事ニ有之候間、當港ニオイテモ無宿死刑人有之候節ハ、病院ニ於テ解剖致度。第一醫術ノ進歩即人民ノ幸福、則病院ノ名義ニモ相叶、後進生徒ノ教助、庸醫ノ針砭ノ疑團ヲ氷解仕度

旨、當病院ヨリ申出候」(45)。当地では旧来の医家たちがいまだ人々の信をえており、解剖を「残忍無益」だというものだから、なかなか「開化」がすすまない、とある。「残忍」だという言葉は、たしかに西洋医学の解剖に対しても発せられていたのである。

とするならば、「残酷」や「残忍」という言葉は、試し斬りと解剖のそれぞれに個別に向けられていたのではなく、身体を切り刻むという行為自体に投げかけられていたことが推察できる。それらはともに「残酷」だったのだ。にもかかわらず、両者が後にたどることとなった途は、まったく別のものだった。人胆製薬および試し斬りは廃止されるのに対し、解剖は制度のなかへと取りこまれていったのである。あらためて問うに、これはどういうことだったのか。

太刀と解剖刀

そもそも、「残酷」という言葉は、どのようにして出来したのだろうか。

それを知るうえで、参考となる文書がひとつ残されている。人胆製薬が廃止される約一〇年前の一八六一（文久元）年、「種痘所」頭取・大槻俊斎が腑分の実施にむけて請願をおこなった折（第一章を参照）、実は牢屋敷は、「山田浅右衛門」一家が人胆などを刑死体から採取するようになった経緯を取りしらべて報告していたのだ（同年一〇月）。

山田朝右衛門儀、死刑御仕置ニ相成候死骸、取捨被仰付候もの、人膽取来候儀、書留等ハ無之候得共、御様御用相勤候ニ付、御仕置のも有之候節々、稽古之為罷出、御仕置済死骸稽古様仕度旨、朝右衛門願出候得ハ、両御奉行江申上置、回向院下屋敷おゐて、稽古様致来申候。尤、取締之為牢屋見廻下役両人、鎰役壱人、差遣申候。尤、人胆之儀ハ、古来より同人取来申候。先年中も度々御尋有之、何之廉与申儀ハ無之候得共、人膽製薬之助成を以、御様御用相勤来候由ニ御座候。何故取来候哉、於牢屋敷被仰渡候書留等一切無御坐候。御尋ニ付、此段申上候。

以上(46)

これによると、「人膽」を採取し薬とすることは、来歴を綴った書留こそないものの、古来より御様御用をつとめる者に職権として認められてきたという。つまり、その業は、斬首役および試し斬りとひとくくりにされて捉えられていたのだ。同文書のなかには、「先年中も度々有之《たびたびこれあり》」とあることから、人身を原材料とする製薬は、「残酷」だとして禁じられることなく、江戸末期のこの時期までおおやけに行われていたのだろう。それが廃止されるのは、確認したように一八七〇（明治三）年である。

そうしてみれば、「残酷」の起源は、試し斬りや人胆製薬それ自身の歴史のなかにはないことは明らかである。それは歴史的にさかのぼって探されるのではなく、近世的な身体の廃絶のときにこそ求められるのだ。つまり、一八七〇（明治三）年三月に刑部省が、「人膽或ハ靈天蓋陰茎等」をもちいた製薬に疑義を差しはさみ、それを「不忍事《しのびざる》」と捉えたその時である。明治初頭に身体をめぐって取りかわされた言葉が、人胆などの製薬を禁じ、試し斬りを廃止させた。そしてそれは同時に、解剖（学）の始動をつげる言葉でもあった。

試し斬りの廃止については、もちろん刀剣の需給という経済が、どこか効いていたと考えられなくもない。山田浅右衛門は、一八六九（明治二）年六月までに二度、据物様斬りの存続を東京府に願い出て、「諸家様より居物様方之義御頼も有之《これあり》」と、いまだ試し斬りの需要があること、またそれが刀剣の軍需にも貢献できる（「自然御軍務御国内刀鍛工之一助ニも可相成」）ことを説いている。(47)(48)

あるいは、一説にいわれるように、それは試し斬りと解剖との衝突によるものだった可能性もある。(49) 種痘所の請願の諾否をめぐる一連の文書から明らかなように、両者は刑死体への需要という面では屹然と競合している。「人胆」の製薬・販売が突如として問題とされ、あわせて試し斬りの「残酷」さが告発された時期は、解剖体の「不足」が問

図5　『徳隣厳秘録　下』土壇仕掛之圖

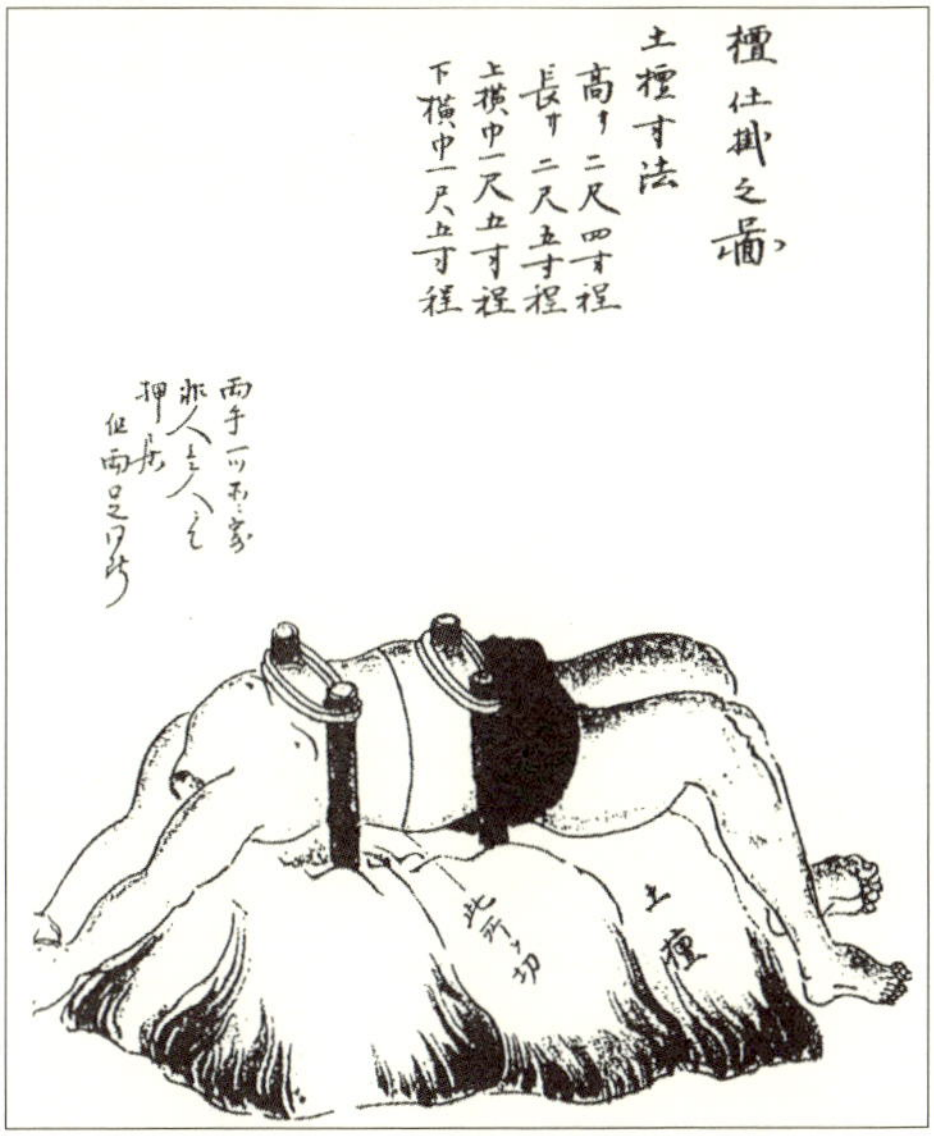

出典：蜂屋新五郎（1814→1976）『徳隣厳秘録　下』淡光社

題化してきた時期とも符合している。

だが、刀剣の需給が変容していたにしても、それは経済がおのずから試し斬りを廃することであって、ことさら当局が禁止することの説明にはならないだろう。また、解剖体をめぐる需要との引き合いにしても、それは旧幕時代でも同じであった。明治期になって声高に訴えられる以前から、屍体の調達は腑分の隘路だったのだ。とするならば、明治初年におこった人身を切り刻む実践の変転は、刀剣にふりかかった個別的な事象でも、屍体をめぐる刀剣と解剖刀とのつばぜりあいでもなく、両者をそれぞれ存立させてきた言葉の連なりの変容とみるのが妥当だろう。

そうしてみれば、さきに引いた新潟県病院の申請文のなかに、ふいに「醫術ノ進歩即人民ノ幸福」という言葉がでてきたのは、ひじょうに示唆的である。申請文が述べるところを聞くに、人々のなかには解剖を「残酷」とする向きもあるが、医学の進歩はゆくゆく人々に「幸福」をもたらすのだ、という。つまり、解剖の「残忍」はただそれにとどまるのではなく、比してなお余りあるものを、将来的にひろく還元するというのである。

解剖の「幸福」が説かれている例をもう一つ挙げよう。一八七六（明治八）年に、内務省は太政大臣にあてて、解剖後の遺骨までも下付されるよう申し出たが、そのときの文書でも屍の扱いをめぐって、つぎのような見解が表明されていた。「絞斬ニ被処候罪人之屍、其親族受収セス、解剖之上、右骨骼之全部或ハ其一部分等、治療為経験医員ノ請願ヲ聴候儀ハ、監獄則中明文モ無之、既ニ解剖之遺骨トイヘドモ、手足其處ヲ異ニシ、或ハ其全骨ヲ羅列致シ候等、人情忍フヘカラサル處ニ有之。乍去、右實験ヲ以、治療上一層之進歩ヲ加候様成行候ハヽ、人民許多之幸福ニ付、願出候節ハ授與候共、敢テ不都合之儀ハ有之間敷存候得共、右ハ一般之例規共相成不輕儀ニ付、一應相伺申候[50]」。

遺骨の下げ渡しは監獄則のなかで規定されてはいないし、すでに解剖しているからといって、その骨をばらばらにしたり羅列したりするのは「人情忍フヘカラサル處」であると、その「残忍」さは、いったんは引きとられている。だが、文書は「乍去《さりながら》――」と続く。たしかに忍びがたい事柄ではあるが、それによって研究が進捗し治療が進歩するならば、「人民許多《あまた》之幸福」にもなる、と。解剖は「残忍」かもしれないが、それは多くの人々の「幸福」につながるという論理が、ここでも展開されているのである。これらの申請は、ともに容れられるところとなった。

そうしてみると、解剖が禁止をまぬがれえたのは、それが「人民ノ幸福」という、人々の「生」を志向する言葉を標榜しえていたからと言えそうである。明治の改元以降に医学の制度がととのえられてゆく際、そこには人民の「生」の増進という負荷がかけられた。しぜん解剖もまた、それを担うよう制度化されていったのだ。とするなら、「人民ノ幸福」はただの修辞にとどまらない。それは医学、ひろくは医療政策の運動により分泌されていたのである。

解剖は、けっして「残酷」でなかったわけではない。試し斬りとおなじく、「人情」や「習俗」といったものとのあいだに軋轢を経験していたのだ。ただ、それは「人民ノ幸福」という言葉によって、毒ぬきされることが可能だった。一方、屍体をたんに物性の面からあつかい、生へと還流させることのない試し斬りは、維新後に主流となる言葉と内在的な連関をもちえず、斬首や人胆製薬ともども廃絶へとおしやられた。それぞれが同時代的な言葉のなかでしめる位置は、決定的に違っていたのである。

「残酷」の残像

「家業《かげふ》が断絶《だんぜつ》したのは明治《めいぢ》十四年《ねん》の、忘《わす》れもしません七月《ぐわつ》二十四日《か》、刑法上《けいはふじやう》に記念《きねん》すべき斬首刑廃止《ざんしゆけいはいし》の日《ひ》です」[51]。最後の「山田浅右衛門」となった山田吉亮《よしふさ》は、斬首刑が行われた最後の日を、のちにこう語っている。それまでに吉亮は、明治新政府の転覆を謀ったおおくの政治犯を刑場の露と消していた。だが、みずからもまた、その明治の変転のなかで、代々つとめてきた任を解かれることとなったのだ。そして、それとまったく同じ事態の別の局面として、解剖は制度のなかに組みいれられていった。

とはいうものの、解剖台のまわりから、「残酷」という残像はとみに消えさりはしなかった。森林太郎・鷗外の長男、於菟は、一九七八（明治一〇）年頃のこととして、父親のつぎのような逸話を紹介している。刑法の施行前、いまだ斬首刑の存続していた時期のことである。

> 解剖台は細長い室に二列にならべられて十台ばかり、実習に際してはいつも満員であった。当時解剖用の死体は伝馬町の牢舎からくるのでその多くは刑死、浅右衛門か誰か知らぬが首斬役人が、膝をそろえて座って上身をかがめた囚人の後上方から切り下すので、切口は多くは斜め、時に上にそれて下顎に切りかけ、または下にはずれて肩口に切りこみ、あるいは勢余って膝頭にまで刀痕を残したものもあったと云う。……［鷗外は］ラテンの術語を覚えるのには興味があっても頚のちぎれた屍体をいじるのはあまりすきではなかったらしい[52]。

近代的な設備にかこまれた解剖台の上の、前時代の刻印のある屍体――。それは、人民の幸福や生への寄与など一顧だにしない、ただ身体を死にいたらしめる刀剣によって分断されたものだった。この懐古譚には「残酷」という言葉こそあらわれない。が、それは見る者によっては、嫌悪の念をいだかせるものだった。そして、その嫌悪感こそは、裏をかえせば近世からの隔たりの証しだったともいえる。それは、すでにそのとき、近世とは異質な身体があらわれていたことを物語っているのである（それにつけても興味深いのは、異質な身体を同時に成りたたしめる解剖台という装置である。そこでは、近代化論のクロノロジーは、もののみごとに解体される。解剖台のうえで、「人体」はその「自然」のみならず、「自然」であるがゆえの過剰性までも開示してみせるのだ）。

その後、解剖が解剖学教室のなかに囲いこまれてゆくにつれて、解剖にはらまれていた「残忍／幸福」といった振幅は、しだいに文書にあらわれなくなる。それが、隣接する言葉との不協和として集約的に噴きだすのは、解剖という営為とはまた別の、解剖体の収集・調達という局面においてである。そこで、つづく第三・四章では、解剖がひとまず制度化された明治中期以降、解剖台のまわりにはどのような経済論が派生していたのか、時をおってみてゆくこととしよう。

第三章　戦前期における解剖体の経済論

一　施療／無縁／特志

解剖体のまわりでは現在、「篤志」(1)を賞揚する言葉がざわめいている。ミキ女解剖譚の流布にみられるがごとく、本人の申請にもとづく解剖がのぞましきものとして語られているのである。

たしかに、一八六九（明治二）年の八月に、医育機関での一例目となる解剖がおこなわれて以降、解剖は四例目まで、黴毒院の「施療患者」が、みずから願い出たというかたちで行われた。「特志」による解剖の申し出が、明治の初期に各地で注目をあつめたのも、また確かである。(2)その事実性にのみ着目すると、この時期の解剖志願は、その後の解剖体収集の動きに何らかの影響をおよぼしたかのように見えても無理はない。しかしながら、当時の解剖体収集の趨勢からすると、それらはやはり制度のあわいに現れた特殊な事象群であった。

たとえば、一八七六（明治八）年三月、京都在住の園田清兵衛という男が知事に対し、死後に解剖されることを願い出たという号外が刷りちらされたが、これなどは好例であろう。号外には解剖の情景をえがいた錦絵が一面に載っており、「園田清兵衛なるもの、よく文化の御主意《しゆゐ》を辨知《わきまへ》て心懸《こころがけ》よろしく、自《おのづか》ら開化《くわ》文明に適ふ人なるが、今度自《みつか》ら療病院《びやうゐん》に出られて、予死亡の節は、人民生命《せいめい》保護のため、又医術《ゐじゆつ》研究のために、此身體《このしんたい》を捧け、解剖を願われ、政府《おかみ》より許可を蒙りしとぞ。実に開化と賞《せう》すべし」(3)、という文が付されていた。

清兵衛の志願は、従来の解剖がもっぱら刑死者か貧病人の死体によっていただけに、京中の話題となったと説明される。(4) だが、それが号外にまでなったのは、生前の社会的属性が注目されてということだけではあるまい。みずから解剖を名のりでるということ自体が、解剖や葬送の慣行からへだたった、「開化」のゆえとしかいいようのない身体の処し方だったのだ。

だが、その解剖志願も、解剖が制度的に淡々と行われはじめるにつれて、一時の進取の気分や美談性をうしない、沈黙のなかへと埋没していった。それでは、解剖体は明治以降、いかなる機縁によって解剖台にのぼっていたのだろうか。本章では、戦前期における解剖体のあり方について見てゆくこととする。

施　療

第二章第一節でみたように、一八六九（明治二）年に黴毒院の入院患者（「病者みき」）の解剖に際し、政府当局は、当の解剖を許可するとともに、以後も届け出さえすれば解剖を行ってもよいとした。そこで医育機関は、解剖体を調達する方途をさぐる。ひとつには、刑死体や獄中死者など、公的機関の収容者の遺体下付を請う途が模索され、当局とのあいだでことこまかな折衝が繰りかえされた。その一方で着目されたのが、病院の入院患者である。「みき」につづく三例の解剖は、この病院で死亡した患者の遺体をもちいたものだった。

しかしながら、志願にもとづく解剖は多くの手続きと金銭とを要した。そのため、解剖体を発見することはできても、経済に引きあうかたちで持続されることはかなわなかった。では、どうするか。そこで立ちあげられたのが、

「施療患者」の制度――患者は無料で治療をうけるかわりに、生前には学用患者として、死後には解剖体として、医学の研究・教育に寄与する――だった。私的な交渉と合意にもとづき、医学の研究・教育・治療とを巧妙に抱きあわせた制度が、つくりあげられていったのである。(5)

この、近代的な意味での「施療」は、はやくは京都の療病院内に設置された「貧病室」にて行われている。(6)(7) 一八七二（明治五）年一一月に京都府により設立された療病院は、病人を診療するだけでなく、医育機関として西洋医学の教育も行った。その流れから生徒の実習用に、一八七三（明治六）年九月に、「貧病室」が設けられたのだった。(8) 当時の病院の書類によれば、明治中ごろで、患者のおよそ一割が「学用」であったようである。(9) そして、貧病室の患者らは、死後に引取人がない場合、政府の許可が下りた一八七三（明治六）年一一月より、解剖にまわされている。(10)

東大医学部付属病院でも、京都療病院にやや遅れて一八七七（明治一〇）年、「施療患者」の制度を発足させている。(11) 施療入院を許可された者は、治療費の納入を免除される代わりに、つぎのような規則を遵守するよう義務づけられていた。

施療患者入院心得

第一条　本院に於て施療患者とすべき者は貧困にして其病症学術研究上須要と認むる者に限り施療入院を許す。

第二条　入院中の薬餌其他治療上必要の諸費は総て本院に於て弁給し、在院中は本院より貸与する衣服を着用せしむ。

第三条　施療入院患者は学術講習の用に供す。

第四条　施療入院患者と雖も治療に於ては私費入院患者と差別あることなし。

第五条　在院中万一不幸にして死去するときは学術研究のため患部剖検に付し、祭祀料として金参円を患者の遺族、若しくは身元保証人に交付す。

第六条　病死体剖検後は身元保証人に於て引取るべし。ただし身元保証人の請願に依りては本院の費用を以て埋葬し、且つ祭祀料参円を給す。

第七条　在院日数は当該医員の見込に由て之を定む。

第八条　施療入院の許可を受けたるときは左の入院許可証および剖検願書を事務室に差出すべし。

第九条　許可を得て入院したる上は患者若しくは親戚等の都合に由りて猥に退院するを許さす。

第十条　前条服膺の上入院したるときは本院規則并に在院患者の心得書を遵守すべし。[12]

　ここで解剖（「患部剖検」[13]）は、祭祀料の交付という計らいをうけつつも、あくまで「施療」の一環としてあらわれている。入院したからには、いっさい病院の規則に従う、在院中の勝手な行動はつつしみ治療に協力する、死亡した場合は「剖検」に付されることとする——。施療入院患者とて治療においては私費入院患者と「差別」はない（第四条）とされているが、治療以外の面ではおおいに画されていた。

　とりわけ、病院と患者の双方で、解剖の許諾がどのように取りつけられていたかについては、注意をうながしておきたい。第八条に、患者は入院する時点で「剖検願書」を提出しなければならないとあるように、施療患者となる条件には、すでに「剖検」が織りこまれていた。なおかつ、その書類は「剖検願書」という形式をとっていたため、「剖検」にはおのずと患者の「願」がともなう仕組みとなっていたのだ。これは、「施療患者」の意思表示のあり方を考察するうえで、非常に重要な点である。「施療患者」はすなわち死後の剖検をのぞむ者という等式が、入院手続きをするなかで自動的に成立するようになっていたのである。

　さらに付言するならば、施療患者は入院に際し、つぎのような文書にも署名した。右記の「患者心得」を遵守するよう、あらためて確認させられていたのだ。

施療入院証

族籍　□□
宿所　□□
職業　□□
施療患者　□□□□□
生　□□年　□□月

私儀（又ハ右ノ者）今般施療入院相願候上ハ在院患者心得書ヲ遵守致スヘキハ勿論其身上ニ係ル事件ハ総テ身元保証人ニ於テ引受可申候若シ貴院ノ規則ヲ遵守セサルニ由リテ退院ヲ命セラルヽカ又ハ医員ノ許可ヲ得スシテ退院ヲナシタル場合ニ於テハ其在院日数ニ応スル私費患者三等入院料ヲ退院当日ヨリ日数五日以内ニ身元保証人ヨリ相納可申候也

追テ転居等ノ節ハ直ニ御届可仕又旅行等ノ節ハ代人相立御認可ヲ経ヘク候也

□□年　□月　□日

宿所
右（又ハ願人）□□□□□

宿所
患者身元保証人　□□□□□

医科大学附属医院御中(14)

「貧困」が前提となって施療患者となる者に対し、「施療患者入院心得」を遵守しなかった場合には入院費を支払うことを了承させている。これは実質的には、入院心得に強制力をもたせる念書となっていたといえよう。さきの「剖検願書」も、こうした施設の論理が強力にはたらく場でとられていたのである。

貧病人の収容施設においては、患者の意志なるものは、何重もの括弧でくくられていた。そのため、施療患者個人の願いや自発的な意志などは、なかなか想定しがたい。ただひとつ確実にそこにあったのは、医学や法制度、あるいは施設の論理といった力学のなかで、それらの均衡点へと宙吊りにされていく解剖体という材料である。施療患者の制度は、ただ貧病人の救護策としてつくりだされたのではなく、医学が制度的におこなわれる流れの一端でもあったのだ。[15]

明治中頃になると、施療患者制が各病院で定着してゆく一方で、病院全体を施療機関にしようとする議論がおこった。その対象としてまずあがったのは、官公立病院である。それらの大半は、各藩立の医育機関・診療機関を引きつぐかたちで、医学校の附属病院として設立されていた。そこへ一八六五（明治七）年に三府に「医制」が布達され、貧窮の病者には治療代を要求しないこととなる。[16]その時期より、官立の病院は施療病院たるべきとする議論があがるようになったのである。

一八七七（明治九）年、内務省衛生局局長は「衛生意見書」をあらわし、そのなかで「病院は公立私立の別なく皆貧困の患者を救済するを以て其目的とすべき」[17]であると述べる。西洋医学が正統医学に採用されて以降、病院は「醫師を奨導し醫流を改正するを本為の目的とする旁ら醫學の教育を兼攝《せっ》」してきたため、「貧民施療の事に至りては頗《すこぶ》る缺《けつ》如する所」があったとの認識をしめし、今後はその比重を改正する必要があることを説いたのだった。雑誌の論説欄にも、そうした議論は散見された。[18]大阪府では、一八八八（明治二〇）年に、私立病院も普及したのだから現行の府立病院は貧民のための施療病院とするべきだ、とする議案がじっさい府当局に上申されもした（結果的には棄却）。[19]

そうしたなか、医育制度というあらたな観点から、官公立病院を施療病院化するよう唱える意見があらわれた。三宅秀の「醫科大學改善案」[20]（一八八八（明治二一）年）である。そこで「施療」は、医学の研究・教育と治療とをたくみに立ちゆかせる方策として構想されたのである。

要点となる一節を引用しよう。「従来、本邦の慣例にて解剖を學修するには、官に刑屍を乞ふて之を供用せしか、刑律は漸次改正せられて死體を得るの途頓に減少し、又獄則の改正に由りて囚徒の屍體は假埋葬に帰するもの頗る多く、欧州の如き教育所の死體を醫學校に輸するの規定無きが故に、屍體の數日に月に減少し、實に授業の通路壅塞するに至りたれども別に之を救ふの術なし。唯病院に多數の貧困者を入れ、生前には其病の病理治療を攻究し、不幸にして死に就くときは局所の解剖を行ひ生前の病氣を推究し、生前の志願あれば全體解剖を為すの一途あるのみ」[21]。

ここで貧困者への施療は、屍体がそれまでの経路からでは入手困難になりつつある事態にたいする唯一の解決策として提案されている。現状の打開のためには、病院にいれた貧困な患者を、生前には病理治療の攻究にもちい、不幸にして死去したときには病理解剖に、また生前の志願があれば正常解剖に供するという方策しか残されていない、という。「施療」というくくりで患者を病院に収容し、その身体を治療することと抱きあわせて有効に活用するというわけである[22]。

この貧困者施療の構想は、同じ〈施療〉という機縁による点では、施療患者の制度と変わらない。しかし、その適用が、個別の医育機関・病院を越え出て、官公立病院全般での構想となる場合、議論は医学の研究・教育からはなれて旋回する可能性があった。大がかりな「施療」という構想は、一方では国家水準の言葉へ開かれてもいたのだ[23]。

事実、「施療」が、貧病人の遺骸を解剖体としてめぐらすにとどまらず、「国富」という言葉とも共鳴していた様相は、同時期の「大日本醫會」[24]（現在の「日本医師会」の前身）の議論のなかに見ることができる。同会は、一八九三（明治二六）年の発足当初から、統一見解として、①官立医学校附属病院を施療病院とすべし、②府県立病院等公立病院を施療病院とすべし、との二項目を、医学教育と国家生産力の面から掲げていた。（医学）教育に責任のある国家は、費用を拠出するなどして、学用患者ともなる施療患者を多く官立医学校附属病院に収容すべきであるとともに、国家生産力増強のためにも、その資源たる貧民を救療せねばならない、というのだ(25)。

大日本醫會が、（当時はその大半が開業していた）医師らによる利益団体の性格をおびていたことを考えれば、この動きは、官公立病院の設立によって奪われかねない既得権益を擁護しようとするものだった可能性もある(26)。だが、そうであったにせよ、ここで確認しておきたいのは、「施療」を語る場に、国家生産力増強を見こした貧民救療論と医学とが居あわせ、場合によっては協働していたということである。「施療」という言葉は、重心のゆらぎによっては解剖や医学研究の一環というだけでなく、社会事業や慈善事業へも変容した。逆にいえば、「施療」（特にその論理構成の中の「貧病人」という符牒）のまわりには、そうした言葉が隣接していたのである。

大日本醫會の推進した官公立病院の施療病院化は、けっきょく実現されることはなかった。明治二〇年代後半から三〇年代にかけて、それに類する議論が、後藤新平らの社会政策論へとひきつがれはしたが、明治の末にはそれも立ち消えた。とはいうものの、貧病人という範疇にかこわれる身体が、医学・医療の制度設計の議論のみならず、「社会」を構想する言葉をも引きよせていく様相は、「人体」のはらむ社会性という観点からすれば、示唆に富むものである。それらは虚しく捨ておかれたのではない。同時代を生きるその他無数の身体の陰画として、言葉に拾われていったのだ。

くわえて興味深いのは、「施療」の議論が、一時はそれなりの広まりをみせたものの、終局的には、ある一定の規模にとどめられたことである。〈施療〉という機縁は、施療患者制度として立ちあらわれたが、官公立病院を施療施設へと転換させるまではいたらなかった。日本の医療機関は、一九世紀後半のパリの慈善病院とはちがい、医学の学説と臨床とを、そして死者と生者とを、富者と貧者とをむすぶ場に変貌することはなかった。

こうした事態は、〈施療〉の制度が、大学や病院の経営に相関する事象としてのみ把握されるものではないことを語っている。つきつめれば、それは身体（を環流させること）にたいする規範の問題へと行きつくのだ。往時の日本には、大規模な〈施療〉と相容れない言葉の連関があった。つまり、解剖体は、死体を一次的にとりまく言葉と、それを失効させ死体を解剖台へとむかわせる言葉との拮抗のうちにあったのである。そのため、明治初年に御雇外国人をとおして紹介された解剖体の調達制度も、選択的かつ限定的にしか採用されなかった。[27] 屍体の取りまわしは、日本では、国家の施策としては構想されなかったのだ。〈施療〉の制度が時系列のなかでみせた、規模の面での揺りもどしは、そうしてみれば、そのまま当時の身体のあり方をかたどっていたのである。

無縁

解剖体への「需要」は、発生以来、つねに死体をめぐる慣行と拮抗していた。それをより端的に示すのは、引取者（親族にかぎらず故旧や寺院等もふくまれる）の現れない死体にたいする処遇のあり方であろう（以下、引取者のない死体の状態を「無縁」[28]と称す）。明治以降の屍体のまわりには、生者を死にゆくままに活用し、死しては解剖へまわすという悠長な〈施療〉とはべつに、はなから「無縁」の遺骸を対象として収集する機縁も派生していた。解剖体の法制度の変遷をいま一度たどってみよう。

まず、病人「みき」の解剖の翌年（一八七〇（明治三）年）の九月、東大（大学東校）による「既ニ昨年、平人病死体迄解剖御許容ニ相成候上ニ御座候ヘハ、断刑或ハ獄中病死ノ者モ、其屍宿ヨリ願受候者無之分ハ、都テ解剖御許容ニ相成候様奉願候」との請願が認められ、「無縁」の刑死者・獄中死者の遺骸は解剖してもよいこととなった（第二章第一節参照）。そして、翌一八七一（明治四）年には、いくつか設けられていた例外事項も廃され、刑余の屍体はすべて、「無縁」であれば解剖の用に供されうることになる。

だが、そうして調達される解剖体の数が頭打ちになると、今度は一転、刑罰とはべつの領野で屍体が物色されはじめた。一八七三（明治六）年一一月には、「府囚獄懲役場養育院等無籍人ノ病屍」、つまり未決囚もふくめた獄中死者や養育院の被収容者までもが、「無籍人」であれば解剖へとまわしてよいこととなる。養育院の被収容者という、それまで折衝に挙がったこともなかったものが、唐突に解剖体として浮上したのだった[29]。

施療患者、刑死体・獄中死者、囚獄懲役場や養育院の被収容者——。こう羅列してみると明らかなように、この時点で解剖体となりえた遺体の生前の属性には、一見してわかるような共通性はなかった。たしかに解剖体収集の動きが、刑死体や獄中死者という範疇をなぞっているうちは、江戸期以来の慣行が踏襲されているように見えなくもない。しかし、折衝の場に、施療患者、さらには囚獄懲役場や養育院の被収容者が引きだされるようになると、それは迷走と映った。つぎつぎと進行する法制度の改変にたいし、当時、慎重を期するよう求める声もあがった。

しかし、ここでいま、解剖体にかんする法制度の改変をあらためて追うと、解剖体が〈施療〉ないしは〈無縁〉という機縁をとっていたことが認められよう。さきに引いた東大（大学東校）による解剖申請書にしても、請願はひとつに、「平人病死体／断刑或ハ獄中病死ノ者」という軸のうえで展開されていた。が、そこにはもう一つ、「其屍宿ヨリ願受候者」の有／無という軸があったのだ。つまり、解剖体は、生前にではなく死の瞬間に、「無縁」であるかどうかという平面において見いだされていたのである。

ただし、では「無縁」の屍がすべて一様に解剖体に見込まれていたかといえば、そうではなかったようである。おなじ「無縁」の死体であっても、たとえば、獄中死者と行旅死亡者とのあいだには分節がはしっていた。その点は、一八八三（明治一五）年に制定・公布された、「監獄則」（七月）および「行旅死亡人取扱規則」（九月）を照合すれば了解されよう。これら二つの法律は、ほぼ同時期に制定され、ともに「無縁」の死骸の取りあつかいを規定するものだった。しかし、その議論のされ方には、歴然たる差異が認められるのだ。

まず、後者の行旅死亡人取扱規則であるが、これは「脱籍無産ノ輩復籍逓送規則」（一八七一（明治四）年四月公布）をはじめ、「行旅病人取扱方規則（行旅ノ者病氣等ノ際取扱規則）」[30]（同年六月公布）や「脱籍無産ノ徒復籍方」（同年一二月公布）など、それまで発せられていた諸規則を一つにまとめあげたものである。[31]「行旅死亡人」とは、いわゆる行き倒れの横死人のことである。同法は、この行旅死亡人のうちの「無縁」のものを、「凡ソ引取人ナキ行旅死亡人アルトキ所在戸長ハ之ヲ最寄墓地へ假埋葬スヘシ」（第一条）[32]と規定したのだった。この扱いは、一九〇〇（明治三二）年に、同法が「行旅病人及行旅死亡人取扱法」へ改正されたあとも引きつがれた。

それにたいして、前者の監獄則における「無縁」の死骸は、種々の言葉を介して、解剖台へと手繰りよせられていった。

監獄則では、刑屍者や「在監人」（未決の獄中死者）の遺体は、つぎのように規定されていた。「死者ノ親属若シクハ故旧第三十三条ニ記載シタル時限ヨリ二十四時以内ニ在テ遺骸ノ下付ヲ請フトキハ之ヲ許シ其者ヲシテ簿冊ニ署名押印又ハ花押セシムヘシ　遺骸ヲ請フ親属故旧ナキトキハ棺ニ入テ仮葬シ其上ニ氏名標ヲ建ツヘシ」（第七九条）。これは、それ以前に発令されていた諸規則に、二つの変更をくわえていた。一つは、遺体引取の申請時限を、刑執行の「当日中」（一八七一（明治四）年の布告）ではなく「二十四時間以内」としたこと、いまひとつは、引きとりを申しでる「親属故旧」がなかった場合、従来のように医育機関に下付するのではなく、棺に入れて仮葬し、引取人が現われたときに備えるようにしたことである。この法文だけを取りあげると、監獄であがる引取人のない遺体には、行旅死亡人に対するのと同じ配慮が働いていたように見える。

だが、この規則の施行前夜にあたる一八八一（明治一四）年一二月、東大（東京大学医学部）は内務省をつうじて太政官に、以下のような伺いをたてた。[33]曰く、刑死者・獄中死者で引取人のない死体がなくなれば、解剖が行えず「醫學上ノ進歩」が妨げられるため下付されたい、また、生前に解剖を承諾していた者および承諾はなくとも難病に罹っていた者についても同様である、解剖後はもとのとおり縫いあわせて埋葬するので、と。それをうけて、内務省は、「無縁」の刑死者の遺体に限り、「本人ノ情願」があった場合、もしくは「遺属者ノ承諾」がえられた場合に、例外的に下付することを認める。[34] そして、その時点では認可されなかった在監人の病死体についても、一八八五（明治一八）年五月には、解剖して医術の講究に供されうることとなる。いったん定められた監獄則第七九条の規定も、数年のうちに骨抜きにされたのだ。

じつはこれには、前年の一八八四（明治一七）年に、東大（東京大学医学部）での屍体の「欽乏」をみて、文部省が当局に、ドイツ人教師ジッセの報告書（巻末の参考資料②を参照）をそえて、在監死亡者の遺体交付を願い出ていたという経緯がある。[35] 政府はそれをうけ、一八八五（明治一八）年に、神奈川県と警視廳にたいし、在監死亡者が年間どのくらい出現するかを報告させるとともに、全国の医育機関における解剖の実態を調査する（巻末の参考資料③・④を参照）。そして、一八八五（明治一八）年七月、医育機関より請願があった場合には、刑死者および獄中死亡者の遺骸を解剖実験用に下付してもよい旨を各府県に通達した。[36] 祭祀・埋葬の慣行からはずれた屍体は、こうした手際によって、解剖台へと引きよせられたのだった。

「無縁」の刑死者の死骸に対する取り扱いは、その後、同規則にかわって一九〇八（明治四一）年三月に「監獄法」（同年一〇月施行）が制定されても、おおむね引きつがれた。「受刑者ノ死体ハ命令ノ定ムル所ニ依リ解剖ノ為メ病院、学校又ハ其他ノ公務所ニ之ヲ送付スルコトヲ得（第七五条）」。[37] ただし、在監者の遺体はべつで、基本的には仮葬され（第七三条第一項）、必要があれば火葬（同第二項）、そして死体・遺骨の仮葬から二年が経過すれば合葬される（同第三項）こととなった。

このように、行旅死亡人取扱規則と監獄則がのちにたどった経過は、同じ「無縁」の死骸であっても、解剖までの距離は異なっていたことを語っている。「無縁」の死体は、だからといって、そのまま解剖にさらされたわけではなかった。個々の身体をとりまく言葉が解除されてはじめて、解剖台へといざなわれたのだった。

さて、明治期になって、解剖をめぐる知や制度が移りかわるとともに、解剖体のあり方も一変した。「取捨」というかたちで放逐される、徴づけられた身体ではなく、あらゆる身体が、制度につけられた傾斜にそって、解剖体となりうるようになった。極言すると、社会が「人体」という言葉をはらんで以降、あらゆる場所が潜在的な解剖台となったのだ。そうしたなか、身体を解剖台へと拾いあげていったのが、いまみた〈施療〉および〈無縁〉、とくに後者であった。

〈無縁〉というのは、もろもろの関係性が消失した身体をからめとる機縁である。これが日本で解剖の機縁の主たるものとなっていたということは、逆に身体がいかにつよく慣行ないしは「習俗（へ配慮する言葉）」と結びついていたかを示していよう。〈無縁〉という機縁は、身体と「習俗」との紐帯をしいて断つのではなく、すでにそれが断たれた身体を極力解剖体とすることで、巧みにその障壁をのりこえていたのである。

「特志」解剖という奇特

もちろん、身体と「習俗」との関係性を断ちきるという点でいえば、「文明開化」の証しとして報じられた解剖志願も、そのひとつのあり方だった。だが、それは事例の数も少なく、あまりに模糊としていた。開化の一時期ひときり報道されると、新聞記事や号外からは姿を消し、解剖学教室のなかで、淡々と処理されるようになったのである。まれに報道されることがあっても、それはひどく奇怪なものとして描きだされた。

たとえば、一九二四（大正一四）年に東大の解剖学教室を取材した、雑誌記事「帝都の奇怪な秘密境　解剖学教室を観る」(38)は、はからずも往時の特志解剖の姿をいまに伝えている。死体・畸形児の「アルコオル漬」や骸骨の貯蔵所としての、解剖学教室の「帝都のあらはれない秘密境」ぶりがひととおり描写されたあと、記事はつぎのようにつづく。

> 今、解剖学教室で実習に使つたり、標本にしてある多くの死体は、おもに監獄や養老院から送つてきたものである。それも、解剖後、引取人さへあれば、遺骸はすぐに渡すことになつてゐるし、引取人のないときでも、遺骸は屍室から焼場へまはして葬式も出してやるし、一年に一度の春の解剖祭には、小金井博士はじめ、教室関係の学者一同が、誦経に立あふ慣例になつてゐる。尤も、広い世間には、奇特な人間もあつて、学術のため、死後、自分の死体を解剖学教室へ寄付したいと申込んで来るものもあるが、それも、自分の墓といふものも残さず、死体の全部を寄付するといふことは、人間の感情として、ちよつと躊躇されるのは言ふまでもない。勢い、材料の多くは、買ひ入れるやうな形式になる。[39]

明治以降に時おりみられた特志解剖は、大正末期にはその新奇さを失い、ただ解剖台や解剖学教室のまわりで派生する、特異な現象とされていった。そして、「奇特」なもの、「習俗」とはあい容れない剰余として黙殺されていったのである。報道からの解剖の消失は、そうしたところへ特志が位置づいていったことを示していよう。

〈施療〉や〈無縁〉のような解剖の機縁にくらべ、〈特志〉が散発的でつかみどころなく映るのは、おそらく当時から、それを語りうる言葉を欠いているためである。個々の奇特な解剖は、「特志（解剖）」として総称される基盤を持たなかったのだ。では、明治・大正期には、そうした例外的な事象でしかありえなかった〈特志〉は、言葉のいかなる再編をへて、今日のように前景化されることとなるのか。これについては、次節で〈施療〉／〈無縁〉／〈特志〉という機縁の具体的なうごめきをみたあと、あらためて第四章にて考察することにする。

二　解剖台の近景——東大解剖学教室の備忘録より

本書ではこれまで、解剖体のあり方を見るのに、おもに医育機関や関係当局が作成した文書に依拠してきた。しかし、明治初年以降、解剖の制度化がすすむにつれて、公文書のなかに解剖に関連した記載はほとんど現れなくなる。これは解剖をめぐる状況が、ともかく制度を立ちあげ実施する段階から、その制度内で継続的に実践される段階へと組みかわったことを示していよう。明治半ば以降の解剖の様子は、公文書からではごくわずかしか知りえないというのが現状である。

そうしたなか、解剖台のまわりの様相を能弁に伝えるのが、解剖学教室でつけられていた日誌や備忘録である。解剖の制度化の範とされた東大にも、現在、数点が残されている。

こうした文書は従来、「我解剖學史の史料とは見る事は出来ないものである」[40]として、さしてかえりみられることはなかった。だが、本書の関心からすると、それらは解剖台のちかくで作動していた言葉をひろった、ひじょうに重要な資料である。そこには、解剖体の収集先や解剖の実数だけでなく、死者の生前の氏名が解剖体の番号となり、ついには出棺番号となりゆくさまが、克明に書きとめられているのである。

そこで、本節ではその冊子のひとつ、『明治四十四年九月　屍体ニ關スル記事　東京醫科大學解剖學教室』（以下、『屍体記事』）を採りあげ、明治末から大正期にかけて、解剖体がどのように調達されていたのかを、解剖台の間近で見ることにしたい。これまでの考察から、明治期以降、解剖体はおもに〈施療〉と〈無縁〉という機縁をとって出現していたという洞察を得たが、はたしてそれは妥当なのだろうか。

資料としての備忘録

この『屍体記事』は、解剖学教室にあって解剖体の手配にあたった学士（以下、資料原文にならい「屍体掛」）によって、一九〇三（明治三五）年から一九二一（大正一〇）年までの約二〇年間、書きつがれてきた備忘録である。屍体掛は、何か「事件」が起こったときに、それをこの備忘録につけた。したがって、ここでは個々の記事の「事件」性から逆に、解剖学教室の日常を記述することをこころみたい[41]。

その意味では、冊子の表紙に書かれた日付（明治四四年九月）と、実際の備忘録の書きはじめの日付（明治三五年二月一四日）とのずれに痕跡がのこるように、この備忘録は成りたちからしてが「事件」であった。解剖学教室では、一九一〇（明治四四）年当時、養育院を解剖体の主たる受取先としていた。そして、養育院には「人夫料」という費目で、火葬料の補助金（大人一名四五銭・小児同二二銭）を出していた。だが、そのことが屍体掛の交代に際してうまく申し送りされず、請求内容に疑問をいだいた新任の掛が、それをただしに養育院に行ってしまうのである。「此事件ニヨリ教室ハ屍体ニ干スル事件ヲ収録シ以テ後日ノ参考ニ供スル必要ヲ認メ、新ニ此冊子ヲ調製ス」ることとなったのだった（これ以前の記事は、そのため、当時の教授・小金井良精の手記から遡及して写されたものという）。

もちろん、『屍体記事』のなかには、ちょくせつ解剖学教室の慣行に言及している箇所もいくつかある。たとえば、行旅死亡人に関して、それは公文書からのみでは知りえない一面を開示している。前節で確認したとおり、行旅死亡人の遺体は、法制度のうえでは、解剖学教室には下付されないこととなっていた。だが、それはむしろ解剖体としておおいに見こまれており、それを教室が入手する仲立ちを養育院がはたしていたというのだ。

養育院では、「窮民」や「棄児《すてご》遺児《みなしご》迷子《まよいご》」（一八八五（明治一八）年以降）のほかに、一八八三（明治一六）年より、行旅死亡人の受け入れを開始していた。その数は、明治三〇年代で約六〇〇。窮民の約二八〇、棄児遺児迷子の約三〇〇をしのいでいた。そして、それら収容者が死亡した時には、以下のように取りあつかうことが決められていた。

「◎死亡　入院者の死亡したる時は、火葬に附し、其遺骨《こつ》は、之を谷中《やなか》了俒《りょうごん》寺境内に設けたる火籠塔に納む。該《この》塔は、凡《およ》そ千人の遺骨を容《い》るゝに耐ふ。故に三四年にして遺骨塔内に充《みつ》れば、之を合葬して石塔一基を立つ。了俒寺内には過去帳ありて、遺骨には戒名番號を附したれば、若し假納《かりおさめ》中に係る遺骨は、親戚故舊等引取人ある時は之を渡す事を得るなり。本院死亡者の為めには、同時にて常に法會を營めり[42]」。

だが、備忘録によれば実際はそうではなく、引取人のない遺体は、解剖学教室と養育院との直接交渉によって、火葬される前に内密裏に解剖台に載っていたというのである[43]。こうした記載は、解剖が、法規や施設の規則とはべつに、解剖学教室独自の交渉によって行われていたことを伝えている。解剖学教室では、養育院であがる「無縁」の屍体を一時的に借りだすかわりに、「火葬料」の一部をうけもった。そして、「面部」には手をつけない、「体部」を欠損させない、といった公法への配慮もみせつつ、それらを解剖体としていたのだ。

こうした言葉の二重性は、それゆえに「事件」を呼びこむこともあった。一九〇九（明治四二）年一二月の項（以下、備忘録の出典項目は［明四二・一二］のように略す）には、「井上某女」の屍体を解剖している途中で遺体の引取人が現れてしまったという出来事が記されている。

「某日養育ヨリ電話ニテ行旅病者井上某女屍体引取人出デタルニヨリ早速出棺セヨトノ要求アリ。乃チ直ニ其手続ヲナス。然ルニ引取人某（理髪師）ハ其以前ニ早クモ天王寺ニ行キテ尚埋葬シアラザルニ不審ヲ抱キ一度ハ帰宅セシモ其翌日再ビ天王寺ニ行キシニ此度ハ埋葬シアリシヲ以テ倍不審ヲ抱キ、試ミニ発掘セシニ裸体ノママ入棺シアリ且ツ頭蓋部陥凹シ居リシ為非常ニ激昂シ、養育院ニ怒鳴リ込ミ事甚ダ面倒トナル。教室及養育院トノ間ニ数回ノ往復アリ。結局教室ヨリ金三十円ヲ改葬料トシテ引取人ニ渡スコトトナリテ事件ハ落着シタルモ、為ニ養育院ノ感情ヲ害セシコト夥シク、其以後屍体ノ供給頓ニ減ジタリ[44]」。

『屍体記事』に蓄積されているのは、このように一見するとささいな出来事の記録である。しかし、それらは、実際に解剖体を取りまわしていた言葉の写しでもあり、ゆえに解剖台のまわりにあらわれた交錯した身体を筆写しているのである。

さて、その『屍体記事』によると、解剖体としては当時、たしかに「無縁」の遺体が当てこまれていたようである。だが、その内実は、刑死体・在監人のそれではなく、むしろ養育院からでる行旅死亡人の遺体のほうに、より大きな関心が注がれていた。

養育院と解剖学教室

養育院と東大解剖学教室とは、明治初期から戦後にいたるまで、じつに長い交渉の歴史がある。(45) そのはじまりは、一八七二（明治五）年、養育院（東京府）設立の翌年からである。大学が養育院へ医員や学生を派遣して臨床講義用に患者を受けもったり、(46) 養育院で出る引取人のない病死者の遺体を医局員が解剖したりということが、東京府の取りなしのもとに断続的に行われた。(47) 一八九〇（明治二三）年、養育院が東京府から東京市へと所管替えされてからは、被収容者の治療はいっさいが東大（帝国大学医科大学）に委任されることとなった。また、従来は養育院内でなされていた収容者の死体解剖も、一八八九（明治二二）年より大学においても行われるようになった（なお、養育院の内部文書には、このとき東大にたいして提出された書面が記録されている。(48) それによると、養育院の被収容者の解剖には「本人より貴大學へ依願」・「（貴大學の）御許可」という手続きが必要で、かつ「患部解剖」のみという制約が課せられていた）。

こうした経緯を押さえたうえで、あらためて『屍体記事』を閲覧すると、そこにある奇妙な事態を見出さずにはいられないだろう。養育院であがる病死体は、「患部解剖」を行うべく大学にまわされたはずである。が、その屍体があろうことか、正常解剖を行う解剖学教室の、この備忘録に記載されているのだ。

これは、当時、「患部解剖」と正常解剖とが、未分化だったことを示しているのではない。本書ではこれまで明確に区分して記述してこなかったが、解剖は制度化されてしばらくたつと、現在のように、正常解剖・病理解剖・司法解剖（行政解剖）の区分をたてられている。[49]東大の場合でいえば、病理学は明治初頭より「原病学」という独立した学問として教授されており、[50]一八七七（明治一〇）年からは、大学病院に付設された「病理解剖局」で病理解剖も行われている。一八八七（明治二〇）年三月には、「病理学教室」が本格的に立ちあげられている。[51]したがって、養育院から東大に「患部解剖」用に遺体がまわってきていたなら、その受け入れ口は、当然、病理学教室であったはずなのだ。

では、これはどういうことだったのか。『屍体記事』は、そこにある内規があったことを明らかにしている。「明治四十年三月十二日　島峯氏ヲ以テ養育院ニ談シタルコト　一、行旅病者ハ三週間以内ニ出棺スルコト　但シ病理解剖済ノ上全身解剖セズシテ直ニ出棺スベキモノハ特ニ附箋セラルルコト　一、行旅病者ハ全身解剖スルモ顔面ハ手ヲツケザルコト　一、埋葬認許證ニ甲乙種ヲ区別シテ病理解剖後全身解剖スルモノ（甲）病理解剖セズシテ直ニ全身解剖スルモノ（乙）ヲ区別スルコト」。[52]

つまり、東大は、行旅病者の遺体を、三週間の期限つきで、かつ顔面の解剖はしないという規約のもと、病理学教室を窓口として借り受け、それを病理解剖したのちに（あるいは最初から）「全身解剖」に充てていたのだった。養育院からの屍体が解剖学教室にまわっていたことは、それゆえ公にすべからざることだった。

じつは先に紹介した「井上某女」の事例も、日誌の記載順序でいうと、この内規が確認されたあとの出来事だったことを補足しておく。解剖の途中で引取人が現れるという出来事は、この内規の存在を暴露させかねないものだった。それだけに、養育院の公的立場、ひいては養育院と東大との関係にまで影響をおよぼすような重大な「事件」だったのである。[53]はたして、そのときの記事の末尾に、「為ニ養育院ノ感情ヲ害セシコト夥シク、其以後屍体ノ供給頓ニ減ジタリ」とあったとおり、養育院から東大へとまわる解剖体は急減する。[54]それをうけて、解剖学教室は、べつの解剖体の収集先を探しはじめている。

翌一九一〇（明治四四）年一〇月には、市ヶ谷監獄および巣鴨監獄を屍体掛が訪れ、以下のような「契約」をむすんでいる。「一、監獄ハ適當ノ屍体アリタル時直ニ電話ヲ以テ當教室へ通知スルコト　一、當教室及監獄ニ永久的棺桶各一個ヲ備ヘ置キ屍体運搬ニ供スルコト但シ運搬ノ人夫ハ大學定夫ヲ以テ之ニアツルコト」。また、東大に患者の治療を委託していた三井慈善病院[55]にも、教授が出向いて「屍体供給ヲ依頼」し、「一、祭祀料金五円トス　但シ病理解剖セザルモノハ金拾円トス　一、屍体運搬ハ三井病院ヨリ直ニ人夫ヲ命ジテ執リ行フコトトス（但シ費用ハ教室ヨリ支拂フコト）」等の打ちあわせをしている。監獄や系列病院からの解剖体の入手が図られたのだった。

　しかしながら、解剖学教室は、あらたな解剖体の収集先を開拓しつつも、その後も依然として養育院からの屍体を当てこんでいたようである。備忘録には、このすぐ後に、「養育院ヨリ其後少シモ屍体ノ供給ナク解剖材料欠亡《ママ》ヲ告ゲシヲ以テ小金井教授自ラ同院ヲ訪問ス〔明四四・十・廿五〕」との記載がある。

また、屍体掛も後日、「同院ヲ訪問シテ供給ヲ多クスル様交渉セヨトノ小金井教授ノ命ニ付キ」、養育院をおとずれている〔明四五・一・十九〕。そして、屍体の送附が減少したおもな理由が、「井上某女」云々とは別に、屍体が病理学教室を経由して解剖学教室へまわることにあることを聞きだし[56]、それ以後直接解剖学教室に屍体が運びこまれるよう交渉している。本来なら許されない「行旅病者」の遺体を病理解剖のあとで解剖するに足らず、病理解剖を介さずして遺体を獲ようとしたのだった（この申し入れは、養育院側の慎重な協議のすえに謝絶され、従来のように病理解剖後の解剖についてのみ容認された）。

『屍体記事』を生みだすこととともなった両者の交渉は、こうして冊子の終わりまで延々とつづく。もっとも、養育院が、被収容者の「無縁」の屍体を処分する者として、つまりは「親族」や「引取者」を代行する者としてあったことを考えれば、養育院と解剖学教室との交渉は、〈無縁〉という機縁の生みだす一現象として了解されるのかもしれない。ときに養育院につけられる予算や物価の高騰に翻弄され、ときに「井上某女」のような出来事にみまわれながら、法制度とは異なる水準で交渉はすすめられていったのである。

屍体をめぐる交渉

では、その交渉とは、具体的にはどのようなものであったか。

一九一三（大正二）年八月一日には、みじかく「今日ヨリ養育院ヨリ来ル行旅屍体モ火葬トナシ谷中了侒寺ノ取扱トナル」との記載がある。この一行の意味するところは、養育院との内規があらためられ、行旅死亡人の遺体も今後は全身を解剖できるようになったということである（なお、この時点で行旅死亡人の取り扱いにかんする法律に改定がなかったことを勘案すると、やはり解剖体の流通は解剖学教室と施設との交渉にかかっていたことがうかがえる）。前日の日誌にはこうある。

大正二年七月末日
行旅病人死亡者ヲ火葬ニ附スルノ件ニ付五月六日以来養育院書記小林正金氏ト数回交渉ノ結果愈来八月一日ヨリ實行シ行旅病者屍ノ殆ド全数ヲ大學送リトスルコトニ決シ左ノ條件ヲ承諾ス
一　本年度ニ於テハ養育院豫算不足ニ付其ノ不足額ヲ大學ヨリ補充スルコト其概算左ノ通リ
　　従来埋葬費　一人ニ付　壱円六拾八錢
　　火葬ニ附スル時ハ　一人ニ付　弐円四拾五錢
　　其差　一人ニ付　七拾七錢也
　　但　其後（七月三十一日）此差額ニ於テ違算アリ實際ハ更ニ五錢計ノ増加ヲ要スル趣ニ付之ヲ承諾ス

行旅病人死亡者一ヵ年約七百人
尤モ此不足額補充ノ件ハ本年度限リナルコト確ト念押シ置タリ
一、行旅病人死亡者中姓名不詳者ニ限リ寫真ヲ撮リ置クコト
姓名不詳者数　四十四年　七拾壱人
四十五年　九拾四人
一　埋葬認許證ニ記入セル死亡日付ト火葬日付ト大ナル間隔アリテハ面倒ヲショウズル虞アル趣ニ付出棺ハ可及的速ニ取リ計フコト
一　従来ノ窮民運搬費補助ハ本件實行ノ日ヨリ消滅スルコト　（小金井　記）

屍体を火葬に付すのであれば、その前にどのように解剖しようが遺灰に支障は生じない。そこで、解剖学教室は、養育院が行旅死亡人の埋葬方法を、土葬から火葬へと切りかえるのに際し、従来は局部解剖でしかまわってこなかった行旅死亡者の遺体も全身解剖できるように交渉したのだった。ここでは、埋葬にかかる費用を一部解剖学教室が負担すること、また、顔面部も解剖するにあたっては後日の難にそなえて写真を撮影しておくこと、解剖後は迅速に火葬にまわすことなどが決められている。養育院側の予算不足という言い分にたいして、解剖学教室は「一人ニ付　七拾七錢」ほどの補助金を出すことで応じ、行旅死亡人のほぼ全数をまわさせる約束を取りつけたのだった。

ただし、右の約束もけっきょくは私的なものにすぎず、二年後には、養育院の意向により一方的に破棄されている。一九一五（大正四）年五月、病理学教授・長与又郎と解剖学教授・小金井良精が連れだって養育院を訪問し、「去ル三月以来屍数頓ニ減シ困却ニ付可也多数送附セラレシコトヲ懇談」したのだが、「本籍判明セザルモノ　収容後一ヶ月以内ノ者　性名不詳ノ者　入院中面会人アリシ者　ソノ外浅草区内ノ者」は解剖にまわさないことが院内で決められ

たというのである。

そのため、解剖学教室は、養育院との交渉を継続する間にも、あらたに解剖体の収集先を探査した。その一つが、当時、呉秀三が院長をしていた「巣鴨病院」である。交渉の過程は備忘録には現れないが、解剖学教室は、この病院とも、諸経費を負担するという内規でもって、屍体の送附を取りつけている。が、「巣鴨病院ヨリ送附セラルル屍体ハ其多クハ脳及脊髄（或ハ加フルニ内臓諸器）ヲ欠如シ」ていたようで、一九一四（大正三）年は、費用を支払うばかりで一度も解剖ができない状態だったという［大三・一二・三］。さらに日誌には、連絡の行き違いから、遺族を巻きこんだ問題も起きたことがつづられており［大四・七・二三］、巣鴨病院は主な解剖体の供給源とはなり難かったようである。

解剖は、明治以降に徐々に制度化されていったが、解剖体の恒常的な収集先が定まっていたわけではなかった。一定数の解剖体を確保する法制度が用意されていたわけではなく、解剖学教室は、養育院・病院や監獄との場当たり的な交渉をとおして屍体収集してまわった。『屍体記事』はそうした交渉の軌跡そのものなのである。

不可視なる「特志」

『屍体記事』が解剖台のまわりで刻々と写しとっているのは、一見すると無軌道な屍体収集のさまである。その交渉先や交渉条件には、一貫性は見いだしがたい。しかしながら、結果的に調達された解剖体は何であったかという観点から眺めかえすと、それはすべて「無縁」の死体であった。「行旅病者」にしろ、「窮民」にしろ「刑死者」にしろ、法制度のなかで宙吊りにされた引取人のない遺体が、〈無縁〉という機縁によって解剖台へとさしむけられていたのだ。

とはいえ、解剖台には「無縁」の屍体しか載らなかったかといえば、そうではない。正確には『死体記事』の約二〇年間にわたる記載のなかに、一度だけ「特志」が登場している。解剖学教室が文部省に解剖の実態を報告した文書の控えに、ひっそりと書きとめられているのである。

大正拾年六月文部省専門學務局ヨリノ照會ニ對シ左ノ如ク回答ス
一　解剖学教室要スル所ノ解剖材料數　二八〇　但シ病理解剖セザルモノ
一　近年教室ニ収容シタル解剖材料數　但シ病理解剖セザルモノ
大正八年　一八二　内譯
養育院　一六七
監獄　一四
日本救療院　一
大正九年　一二七　内譯
養育院　一一〇
監獄　一五
特志　二
大正拾年六月十四日マデ　六三　内譯
養育院　五一
監獄　七
特志　五
一　将来ハ東京市養育、諸監獄、其他公私立施療病院ニ於テ死亡シタルモノヲ成ル可ク多數解剖材料ニ供スルコ

ト

明治初頭にひとしきり報じられて以降、「特志」による解剖は、新聞や雑誌の記事として紙面にあらわれることはなかった。その「特志」解剖の後のすがたが、ここには認められる。ただし、「特志」は、ここでも特段の出来事として記載されているわけではない。問われるままに書き出された数字のなかに、その跡をとどめているにすぎないのだ[57]。むしろこの引用で注目すべきは、最後の箇条書きである。解剖材料には、その後も「東京市養育、諸監獄、其他公私立施療病院ニ於テ死亡シタルモノ」、すなわち〈施療〉や〈無縁〉の屍体をもちいることが算段されていたのである。

『屍体記事』に六番目の屍体掛として登場する森於菟は、のちの著作のなかで、明治の末頃から大正にかけての時期は、「屍體處分の問題がやかましく遺族の承諾を必要とする事を主張して官公立病院の施療患者や行路病者の屍體の處分にも種々の面倒の起こった時代[58]」であったと回顧している。屍体を収集する現場で、各施設との交渉にあたるのみならず、教室つきの小使いらとともに屍体の搬出入まで行った学者の言葉だけに、そこには言外の労苦がにじんでいよう。だが、ここでその言葉から読みだすべきは、当時においては、解剖体が「篤志」により収集されることなど想像もされていなかったことだろう。解剖体となる身体は、〈施療〉や〈無縁〉をたどった先にしか見いだされなかったのである。

第四章　戦後の「解剖体不足」と献体運動

一　解剖体の「需要／供給」

本人の申し出によって、遺体が医学の教育・研究に用だてられることを、本書ではこれまで、慣用にならって「特志」解剖と総称し記述してきた。そして、それが明治・大正期にはごく稀にしか行われておらず、一時は「奇特」な現象としてさかんに語られはしたものの、のちには解剖体の経済論のはざまに埋もれていった様相を確認したのだった。

だが、不可視にして語られなかった特志解剖も、昭和の戦中期になると、一部で言及をうけるようになる。「特志」に何か積極的な意味あいが見いだされたわけではなく、あらたな「トクシ」が想像されるに際し、それとの対比で排他的に取りあげられたのだ。

「特志」と「篤志」

「特志」が言葉にのぼったその文面のひとつは、一九四四（昭和一九）年に大日本帝国下の台湾で発表された、森於菟の「解剖振興策私案」である。これはいわば、現行の解剖の制度にたいする私的な改革案である。箇条書きにした提言のなかで、森は解剖体の収集方式について、つぎのような構想を明らかにしていた。

特志による解剖志願者（従来の所謂『特志解剖』に非ずして全國的に擴大したる『全終會』會員及び之に準ずるもの）に就ては原則として『系統解剖』を行ふ。(1)

ここであらたに提出された「特志による解剖志願」とは、その直後の注記にもあるように、明治以来の個々人による解剖志願のことではない。森が思いえがいていたのは、「全終會」を全国的に拡大したような機構であった。

森の説明によれば、「全終會」とは、一九二七（大正一五）年に、統治下の台湾で創設された組織であるという。(2) 台湾では、一九〇〇（明治三三）年に「台湾総督府医学校」（後の「台北医学専門学校」）が設立されたが、その当時は政情が不安定で、刑死者や行旅病死者も多く、解剖体にはこと欠かない状態であった。しかしその後、治安の取り締りが強化されるとともに研究・教育用の屍体が不足しはじめ、森が新設された台北帝大医学部に一九三六（昭和一一）年に赴任したときには、満足な数を確保できなくなっていた。そんなおり、民間の個人によって設立されたのが全終会である。(3) 会員は、生前に医育機関への遺体の提供を同会に約しておき、死後に「素志を遂げる」のである。台北帝大で全終会の活動に接した森は、「かくの如き會は世界に未だ例を見ぬもので現在こそ日本帝國の一僻地たる臺灣に限局されてあるが、やがて全日本全東亞に及ぼし我國の誇りとすべきものと信ずる」(4) にいたる。当時、一般に「特志解剖」とよばれていた散発的な遺体寄贈ではなく、こうした組織立った運動を彼は期待したのであった。

全終会という具体的なモデルをもって想像された「特志による解剖志願」は、あきらかに従来の「特志解剖」とは別物である（これらを本書では以後、「特志（解剖）」／「篤志（解剖）」と書き分ける。[5] すなわち、戦前期に見たような、散発的にあがる解剖への遺体提供の志向性を「特志」、組織だった活動のなかで見出される解剖への遺体提供の志向性を「篤志」とする）。森は、おなじ「特志」という言葉を用いながらも、両者を敏感に弁別し、「篤志」の隆盛をのぞんだのだった。

さて、大日本帝国の周辺にて森が夢想したような「篤志」の言葉は、その後一〇年も経ずして組織的な基盤をもちはじめる。そして、今日にいたるまでに、ひろく解剖台の周囲で反復されはじめ、ほかの機縁が作動するさまを覆いかくすようになるのである。

では、この森の意見書が公表された一九四四（昭和一九）年という時点と現在とのあいだには、言葉のどのような編成変えがあったのか。本章では、現代の「篤志」という言葉が解剖体の機縁として前景化し、あたかもそれが一般化しているかのごとく振るまいはじめる過程を、資料にそくして追ってゆくこととする。

法制度のなかの死体

戦後まもない一九四七（昭和二二）年、それまで施設経由で解剖台へとまわっていた行旅死亡人の「無縁」の死体は、刑死者の「無縁」の死体と同様、法律によって明文化されたかたちで、医育機関へと交付されることとなった。同年九月二二日、「大学等へ死体交付に関する法律」（以下、「死体交付法」）が公布・施行されたのである。

この法律は、監察医が検案・解剖した死体のうち、死因調査終了後なおも引取者が現れないものについて、大学または専門学校の長から、医学および歯学の教育のため交付の要求があった場合、都道府県知事はこれを交付することができるよう定めたものである。屍体の入手に困難を感じ、「成るべく早く死体を欲しい」と訴えていた解剖学関係者らの要望が、政府当局に容れられることとなったのだ。[6]

しかし、同法の制定は、たんに解剖学教室の陳情がとおった結果なのではない。それは一方で、医学と死体と（の関係性）が法の言葉によって厳格に規定されゆくという、大きな流れのなかにあった。死体交付法でも言明されているように（第一条）、そもそも同法が立案されたのは、全国の主要都市に監察医を配置する法的根拠となった厚生省令「死因不明死体の死因調査に関する件」[7]（一九四七（昭和二二）年一月一七日発令。以下、「死因調査厚令」）をうけてのことだった。同令にもとづいて監察医が死因を調査した屍体を、おりからの医育機関での解剖体不足に充てようという趣旨だったのだ。

戦後、食糧事情が逼迫していた日本では、各地で飢餓による死者がでた。東京は上野でも、駅の地下道で餓死する者があると新聞で報じられた。だが、GHQの公衆衛生福祉部が実態を調査したところ、餓死だと思われていた者の死因は、じっさいは伝染病によるものだった。事態を深刻視したGHQは、すぐさま東京都に、死因不明の死体の調査をとりおこなうべく、監察医制度の導入を要請した。それによって「東京都変死者等死因調査規定」が定められ、東京都では一九四六（昭和二一）年四月一日より、全国にさきがけて監察医業務が開始される（東大・慶大へ委嘱）。ついで同年の暮れには、それを地方の主要都市にも監察医を置くよう、ふたたびGHQより指令がくだる。そうした流れから、明けて一九四七（昭和二二）年に、くだんの死体調査厚令が公布されたのだった。

医学の営みと死体とは、それまで、特段の法の言葉を介在させることなく結びついていた。より精確にいえば、そのいずれもが、法とはやや隔たったところにあった。医学については、職業としての専門性への配慮から、医療関係者の資格と業務、医療関係施設、および予防・保健にまつわる公衆衛生に関する事項以外は、法律では規定されていなかった。死体についても同断で、刑法の第二四章（礼拝所及び墳墓に関する罪）[8]や「墓地及埋葬取締規則」などにおいて、間接的に規定される程度であった。死体の解剖・保存も、明治初年に散発された通達のほか、「警察犯處罰令」（一九〇八（明治四一）年制定）[9]や「死屍死胎解剖竝保存ニ關スル取締規則」（一九一八（大正六）年制定）で部分的に規定されるのみだった。それが、ここにきて医学の営みが法の言葉で再確定されてゆくのにともない[10]、両者はあらためてその結びつき方を確認していったのだ。

この流れは、制定後間もない死因調査厚令と死体交付法の統合へとつながる。一九四九（昭和二四）年六月一〇日、「死体解剖保存法」[11]が制定されたのである（施行は同一二月一〇日）。同法の制定事由は、解剖体が入手困難だったこともさることながら、そもそも解剖の法的根拠が薄弱であったため[12]、解剖執行者が刑法の死体損壊等の罪に問われかねない状況にあったことによる。医学の研究および教育のための死体解剖は、法に問われるものではないことを、法それ自体の言葉によって言明されておかねばならなかった。そこで、死体の解剖・保存にかんする包括的な法律が立案され、そこへ死因調査厚令と死体交付法が組みいれられたのである[13]。

ここで、医学の（なかでも特に解剖という）営みと死体とは、このとき法制度のなかにどのように配置されたのか見ておこう。同法第七条には、以下のようにあった。

死体の解剖をしようとする者は、その遺族の承諾を受けなければならない。ただし、次の各号のいずれかに該当する場合においては、この限りでない。

一　死亡確認後三十日を経過しても、なおその死体について引取者のない場合

二　二人以上の医師（うち一人は歯科医師であつてもよい。）が診療中であつた患者が死亡した場合において、主治の医師を含む二人以上の診療中の医師又は歯科医師がその死因を明らかにするため特にその解剖の必要を認め、且つ、その遺族の所在が不明であり、又は遺族が遠隔の地に居住する等の事由により遺族の諾否の判明するのを待つていてはその解剖の目的がほとんど達せられないことが明らかな場合

［以下、公衆衛生に関わる理由、略］

死体の解剖は、第一に「遺族」の承諾を要件とすることが規定された。死体は何より、それを引きとり、葬儀・埋葬をとりしきる者としての遺族のもとに置かれたのだ。そして以下、死体損壊にたいする違法性が阻却される事項が列挙されているが、ここで押さえておくべきは、項目一の「引取者」（「遺族」との異同は不明）がない場合であろう。この条項により、死体は「遺族」が承諾するか現れないかぎりにおいて、帰属が宙に浮くため、合法的に解剖されうることになったのである。

手続きとしては、遺族の承諾がえられた死体は、解剖を行う機関の者によって解剖台にむかうものとされた。一方、引取者のない死体は、いったん「行旅病人及行旅死亡人取扱法」における行旅死亡人の可処分者、すなわちその死体のある市町村の長に処分をゆだねられ、その間に医育機関から交付の要求があがれば、解剖台へと引きわたされることになった。第十二条の規定が、それである。

引取者のない死体については、その所在地の市町村長〔但書き、略〕は、医学に関する大学の長（以下学校長という。）から医学の教育又は研究のため交付の要求があつたときは、その死亡確認後、これを交付することができる。

とはいえ、交付された死体が、すべて解剖体としての任をはたすかといえば、そうではない。正当な引取者があらわれた場合には、そちらへの引きわたしが優先された。「第十二条の規定により死体の交付を受けた学校長は、死亡の確認後三十日以内に引取者から引渡の要求があつたときは、その死体を引き渡さなければならない」（第十四条）。「前条〔第十四条〕に規定する期間を経過した後においても、死者の相続人その他死者と相当の関係のある引取者から引渡の要求があつたときは、その死体の全部又は一部を引き渡さなければならない。但し、その死体が特に得がたいものである場合において、医学の教育又は研究のためその保存を必要とするときは、この限りでない」（第十五条）。条文によって表現は微妙にずれているが、ともかく「遺族」・「引取者」・「死者の相続人」・「死者と相当の関係にある引取者」が、時限に関係なくもっとも強固に死体と結びつけられていた。死体と医学との結びつきは、それによっていつでも断たれるようになっていたのだ。

また、死体と医学とのあいだには、これら正当な引取者や所在地の市町村長のほかにも、「礼意」という文言を介して、「習俗（にたいする配慮）」が滑りこむ余地がもうけられていた。

第二〇条　死体の解剖を行い、又はその全部若しくは一部を保存する者は、死体の取扱に当つては、特に礼意を失わないように注意しなければならない。

死体のまわりには、「当事者」間の了解にくわえて、もう一段、言葉がさしはさまれる機構が備わっていたのだ。この条文が同法の末尾部にくわえられたのは、起草した厚生省の説明によると、「死体の尊嚴に関する國民の宗教的感情の尊重にも十分の意を用いて」のことという[14]。

この点は、この法律の制定事由となった刑法の死体損壊罪からしてが、「遺族」だけでなく「国民（の宗教的感情）」を慮る規定であったことを考えれば、当然だったかもしれない。結果として、死体のまわりには、遺族の承諾、引取者の有無、所在地の市町村長の裁量にとどまらず、「礼意」、「（死者ではなく）死体の尊厳」、「国民の宗教的感情」など、もろもろの言葉が重層的に配備されることとなった。このときより解剖は、法制度のなかで、そうした死体への近接を拒む言葉のいちいちを解除しなければ、合法的でかつ礼意のある営為として行われないよう規定されたのである（それにつけても、現代を生きる者がこの条文のなかに、ある「空白」を見てしまうのは抗うべからざる事実であろう。現代日本において「人体」が問題となる場合、まずもって慮られる対象が、ここには無いのだ。もちろん、この「空白」への気づきがそもそも、現代の「篤志」の効果なのだが）。

終戦直後の法制度の整備によって、医学と死体は、法の言葉における位置をあらためて確定された。しかし、ここで重要なのは、だからといって医学と死体との関係性が変容したわけではないということである。両者は、結びつき方をこそ厳密なものへと変えたが、その位置どりは揺るがさなかった。死体は依然として慣行のもとに置かれた。死体解剖保存法の制定にいたる一連の動きは、〈無縁〉という言葉が外貌を新たにしたにすぎなかったのである。

「解剖体不足」の要因の探求

そうした言葉の圏域にあったことを考えれば、解剖体の収集活動が戦後の二〇年数間、いぜんとして〈無縁〉を主たる機縁に行われていたことには、ある意味、得心がゆこう。ただし、その事実性を証拠だてる文書は、いまだ見いだせない。ただ聞こえてくるのは、関係者らが悲愴な調子で繰りかえした「解剖体不足」という言葉の残響のみである。それはたとえば、死体解剖保存法の施行や、刑務所や養老院の環境改善といった社会福祉の向上、医学医療の進歩、また医育機関の拡充によって、戦後に深刻な解剖体不足が招来された、というものだった[15]。

死体解剖保存法は、さきに見たとおり、遺族の承諾を死体解剖の要件としていた（第七条）。そのため、この法文の効力が、ひとつには、遺体が交付されにくくなった要因と措定された[16]。しかし、「解剖体不足」はむしろ、死体解剖保存法が効力を発揮しなかったために慢性化したともいわれた。死体解剖保存法は、解剖に遺族の承認が必要であることを定めつつも、第十二条では、引取者のない死体（以下、第十二条の条文に依拠して交付される死体を、慣用にもとづき「十二条死体」と称す）はその所在地の市町村長の裁量により交付されうることとなっていた。その十二条死体の交付機構が、うまく作動していないと指摘されたのである。

「解剖体不足」はまた、一九六三（昭和三八）年に制定・施行された「老人福祉法」とむすびつけて語られることもあった。「〔同法の第二条では、〕『老人は、多年にわたり社会の進展に寄与してきた者として敬愛され、かつ、健全で安らかな生活を保障されるものとする。』と謳われているが、この条文の影響するところも大きい[17]」。「老人福祉法」の施行は、「人権」に配慮する潮流をつくりあげたため、いきおい遺体の扱いも慎重にならざるをえなくなった、という解釈である[18]。

それだけではない。十二条死体の絶対数がそもそも減少したことも、「解剖体不足」と相関しているといわれた。また、刑死者・獄中死者や行路死亡人などのうち、引取人がない事例というのが少なくなったとも指摘された[19]。刑死者の総数は、明治期にくらべ徐々に少なくなっているところへ、引取者が現れる例が増加し、結果的に解剖体となることのできる遺体の不足が深刻化したというのである。

このほか、一九六六（昭和四一）年に「ある不幸な事件[20]」、すなわち「自治体および警察が交付遺体の身許調査不十分の故を以て遺族から告訴されたという事件」が起きると、それこそが「解剖体不足」をまねいた一大要因だともいわれた[21]。この事故は、出稼ぎからの帰途に横死した男性の遺体が、規定の安置期間を過ぎたために大学に交付されてしまい、連絡を絶った夫の身を案じた妻が見つけたときには、解剖に付されて「無残な姿となっていた」というものである。この「事件」のおよぼした社会的な影響[22]のゆえに、地方自治体の解剖体交付にたいする態度がいっそう硬化し、「解剖体不足」に拍車がかかったとの見方もあらわれたのである。

「解剖体不足」はさらに、こうした解剖体の「供給」面からばかりではなく、「需要」面での変化からも説明された。学生一人あたりの必要解剖体数（医学部・歯学部の設置基準[23]）は、戦後から一貫して変更されてはいない。だが、医学部・歯学部の数が増えたため、毎年必要とされる解剖体の絶対数が増加した、との解釈である[24]。戦後、医科大学（医学部）・歯科大学（歯学部）の数は、増加の一途をたどり、必要とされる解剖体数もそれだけ膨れあがった[25]。そのため、解剖体不足の状況は、「解剖体の『資源』が減る中で、『需要』だけ急増させたのだから、『分配』が深刻化した」と、語られたのだ[26]。

以上のように、戦後から一九六〇年代半ば（昭和四〇年代）頃まで、「解剖体不足」の実際は語られないながらも、その要因を回顧的にさぐる言葉が増殖した。「解剖体不足」はむしろ、死体解剖保存法や老人福祉法の制定、行旅死亡人をめぐる「不幸な事件」、医系大学新設の時流など、その要因をさまざまに措定してゆく所作それ自体の効果として、実体化されていったのだ。

そうした状況のもと、メディアによっては、「解剖体不足」を戯画化する言葉も登場した。「医学界をおびやかす〝死体飢饉〟の実態　養老院までアテにする大学教授苦心の行脚　わが死体は、灰にしてまけとおっしゃるイキな方、死してのち骨を残すといきがるムキはぜひとも医大に申し出てください。とにかく、いまやいい年をしたプロフェッサーが、腰弁当のワラジばきで解剖用死体やーいと、血マナコなのです。このままだと死体に値がつくどころか、日本医学の水準は急ダウン、安心して治療を受けられないピンチの状態を招くことになりそうです[27]」——。日本医学の水準を憂う体裁をとりつつも、そのじつ医学界を見舞った苦境をはやす言葉までが、状況の副次的な修辞として派生したのだった。

だが、ここで押さえておくべきは、そうした言葉の膨張が、あくまで「無縁」という言葉の配列のなかで発生していたということである。「不足」の対象として想定されていたのは、あくまで「無縁」の十二条死体であった。当時においては、法制度の再編に「解剖体不足」の原因を帰する議論が多くあらわれたが、そもそもそれらはすべて旧来の〈無縁〉という機縁のうちにあったのである。

解剖学教室の「解剖体不足」

ともあれ、戦後の「解剖体不足」は、従来のような解剖学教室ごとの解剖体収集活動とは別に、それらを結びつける動きをうみだした。十指を越える医学部・歯学部のひしめく東京都では、一九四八（昭和二三）年、解剖学実習の解剖体を各大学・学部に公平に分配することを目標として、「死体収集協議会」が立ちあげられた[28]。この協議会は、十二条死体があがった場合に、事務所（東京大学解剖学教室内に設置）に通報してもらえるよう、区役所や福祉事務所に依頼し、同事務所にてそれを都下の各大学へ順次配給する機構をとった。同様に、神奈川県下でも一九五五（昭和三〇）年頃に、「神奈川県解剖体運営協議会」が結成された[29]。横浜市立医大が首唱者となり、十二条死体の引き取りをめぐって「関係官庁・施設との密接かつ強力な連絡を図」るとともに「一般県民に対するPR」活動を行った。

こうして事にあたる一方、解剖学教室は、「解剖体不足」の窮状を、医学教育の監督官庁たる文部省に訴えもした。解剖体の収集業務を、各解剖学教室に一任するのではなく、文部省の側でも、解剖学実習が順当に行われるよう手配することを請うたのである。

これをうけて文部省では、十二条死体の交付をうながすべく厚生省に協力を依頼する[30]。その文書の中には、「解剖体不足」を解消するには、「死体解剖保存法第十二条の規定を活用し、引取者のない死体はなるべく大学に交付されるよう措置することが、最も有効な方策である[31]」という認識が示されていた。依頼をうけた厚生省は、その認識をそのまま踏襲し、同年内に各都道府県知事にあてて、通達「大学への死体交付に関する件」（一一月二五日付）を出した。

この通達がどれほどの効力を発揮したかは、実数でもって知るよしもない。ただ、繰りかえすが、ここで重要なのは、その時点においては「解剖体不足」を解消するのに、もっぱら「無縁」の十二条死体があてがわれようとしていたことである。死体解剖保存法は、〈無縁〉という解剖体の主要供給路を断ち、そのことで「解剖体不足」という事態を招来したようにもいわれた。しかし、同法はただ、引取者のない死体の扱いを厳密に規定しなおしただけであり、市町村長の承諾さえあれば、従来どおり解剖体は調達できた。解剖学教室や行政当局が見いだした活路も、その法文の運用にあった。〈無縁〉という機縁をたどり、なんとか屍体を収集しようとしたのである。

その後、一五年間ほどは、政策としてとくに何の措置も講じられていない。この間、大学の解剖学教室の多くでは、「施設や福祉事務所を歴訪する協力依頼は重要な年中行事に属し、解剖体対策は秘中の秘とされ」ていたといわれる。(32) 「解剖体の数も公表まかりならぬというわけで、各大学は解剖体供給源としての〝領地〟を持ち、解剖体問題に関する限り、さながら戦国時代の様相を呈していた」。解剖体をいかに収集しているかは、たがいに警戒して秘匿された。その状況は、何よりもこの時期の資料的な沈黙によって、雄弁に語られている。

なお、ここで参考までに、一九六〇年代半ば当時の実習用解剖体の収集状況はどうなっていたのか、文部省のまとめた調査報告書から、(33)「昭和四〇年度正常解剖用成人死体収集先別調」（正常解剖用成人死体の収集体数を収集先別、性別にわけて示したもの）を巻末に載録しておく(34)（参考資料⑥）。いま死体収集先とその割合にのみ注目すると、「病院等関係」が全体の四二・〇％を占めてもっとも高く、それに「市区町村関係」二五・〇％、「養老院等関係」二一・六％がつづいている（「個人篤志関係」は、全体の八・六％。遺体寄贈の篤志家団体が設立されていた少数の大学で、まとまって計上されている）。

「市町村関係」とは、市町村長および監察医務により大学にまわされた引取者のない死体、本書でいう〈無縁〉の遺骸のことである。また「病院等関係」とは、医療機関の施療患者のほか、精神病院であがる引取者のない死体を指す。そうしてみれば、一九六五（昭和四〇）年の時点では、解剖体の主たる機縁は〈無縁〉、ついで〈施療〉であったことがあらためてうかがえる。

二　解剖体を規定する言葉の再編

もはや戦後でなくなって久しい時期にあっても、「解剖体不足」はいぜんとして続いたといわれる。その間の同時代的な記録は、ほとんどない。しかし、だからといって、解剖体は淡々と収集され、実習に供されていたわけではない。大学の解剖学教室は、「解剖体不足」であるからこそ、それについては秘して語らず、かぎりある〈無縁〉の死体の確保につとめたのだった。

一九七〇（昭和四五）年一〇月に、日本解剖学会が文部大臣にあてて、二度目の要望書「医科系大学新設に際して日本解剖学会の意見書（解剖学実習用遺体の入手難と医学教育の危機について）」を提出したときも、〈無縁〉という解剖の機縁はそのまま踏まえられていた。文言としてはあらたに、「医学教育そのものの安直化、ひいてはお粗末な医者の乱造[35]」を憂うくだりが加えられ、現状下での医科歯科系大学の新設を見あわせるよう要求された。だが、その要望の前提にあったのは、あくまで〈無縁〉の死体の有限性であった。

そうした時勢にあって、同年の四月に日本解剖学会内に結成された「解剖体委員会」がみせた動きは、注目に値しよう。「解剖学の教育と研究用の遺体をいかに公正に多数確保するかについて、その具体策を樹立すること[36]」を目的としたこの委員会は、結成当初より、「解剖体不足」の打開策として、十二条死体の調達とはべつの方策を掲げていたのだ。もちろん、十二条死体の収集をただちに止めてしまうと、解剖学実習が立ちゆかなくなる。そこで、同委員会は、以下の二つの方針を打ちだした。

〔一〕　短期的には死体解剖保存法第十二条による引取者のない死体の交付増加をはかる

〔二〕長期的には献体登録をふやす(37)

〔一〕というのは、従来どおりの解剖体収集の方針である。これについては、ふたたび厚生省通達のような行政指導が実施されるよう、関係省庁にうながす案に落ちついた。(38) だが、注目すべきは、〔二〕の方針である。(39) 解剖体の収集方式として、献体という方策が選択肢にあがったのである。具体的には、当時結成されたばかりの「篤志解剖全国連合会」という機関をとおして、献体促進運動を展開することとなった。

「篤志」による遺体の寄贈は、明治以降、解剖体に関する記録のなかに書き留められてはいても、その数は少なく、例外的な事例としてしか扱われていなかった。それが、ここへきて、「無縁」に代わる解剖体収集の方途と目されたのである。このとき、「長期的には献体登録をふやす」という選択肢は、なぜ選択肢たりえたのか。以下、この節では、名前の挙がった「篤志解剖全国連合会」の設立までを軸に、「篤志」という言葉の作動しはじめる様相を見てみることにする。

「特志」の組織化

「篤志解剖全国連合会」（以下、「全連」）の歴史は、実際の設立年月日（一九七一（昭和四六）年三月二一日）にさかのぼること一六年、「昭和三〇年九月十六日　一九五五年　篤志家による献体の会創設（東京・白菊会）(40)」から語りだされるのが通例である。現代でも、献体登録関連団体の多くが「白菊会」の名を冠しているが、その最初の組織が、一九五五（昭和三〇）年、東大の解剖学教室に設立されたのだった。(41)

その発端は、ある老人の発願であったといわれる。老人は、かつて一命を救ってくれた医学に貢献するために、自分の死体を解剖材料として医学生に献ずることを東大に申し出る。そして、死後、遺体寄贈に理解のあった息子によって、その願は叶えられる。[42] だが、ことはそこで終わらなかった。老人の息子は、父親の遺体の寄贈後に、当時の東大解剖学教授や友人らとともに、遺体寄贈の組織を立ちあげたのだ。一九五五（昭和三〇）年八月。会名は、「献身誠実」が花言葉の白菊にちなんで付けられた。発足当時、会員は前記の四人だった。本部は、当分の間、東大医学部解剖学教室教授室の一隅に置かれた。以下にひくのは、同会の理念である。

白菊会の理念
一、解剖学を通じて医学の教育と研究に貢献する。
一、売名を避ける。
一、報酬を求めない。即ちすべてをこちらから『献げる』のである。『献身させてもらいたい』というのである。[43]

白菊会は、その後、会の趣旨に賛同するひとびとを募って組織を拡大し、全国的に会員を増やしていった。そして、会創設から一〇年もすると、全国に独立した組織ないしは同会の支部が結成されるようになる。京大白菊会（一九六一年）、不老会（名古屋地区、一九六二年）、広島大学白菊会（一九六三年）、大阪大学白菊会（一九六四年）、北海道白菊会（当座は白菊会北海道支部）（同年）、弘前大学白菊会（一九六六年）、等々。特志解剖はながく、遺体寄贈という個人の奇特な志にもとづく事象として、解剖体の経済論のなかでも放置されていた。それが、戦後の「解剖体不足」によって展開の足場を得、篤き志の発露として組織化されていったのだ。

白菊会はまた、一九六〇年代後半頃より、個別に活動をつづける遺体寄贈篤志家団体と大学の解剖学教室とに対し、遺体の収集において協調すべきことを説くようになった。[44] そして、両者の調整をはかって、一九六七（昭和四二）年より、年一回の「特志解剖全国懇談会」[45]（第二回以降は「篤志解剖全国懇談会」に改称）の開催を実現させた（以後、一九七二年度の第六回まで続く)。一九七一(昭和四六)年に、全国的に運動を推進するための恒常的な機関として、くだんの全連が創立されたのも、その流れからだった。[46]

こうした遺体寄贈運動の展開の意義は、運動を担った者にとっては、遺体寄贈の意味を珍奇な振るまいから崇高なる行為へと書きかえた点にあった。事実、献体運動の回顧録は、すべてが発展史の形式をとっている。しかし、解剖体の機縁という観点からいえば、ことの要点は、そうした意味論的なところにはない。意味を派生させる基盤の部分、すなわち、「解剖体不足」という言葉を動力とする経済論が、〈篤志〉という無数の潜在的な解剖体を発見したことにある。行政当局や施設との交渉によって、ようやく〈無縁〉の死体が解剖台へと載っていたところへ、一九六〇年代半ば頃より、「篤志」による遺体寄贈が、具体的な組織のかたちであらわれたのだ(節の冒頭にみた一九七〇(昭和四五)年の日本解剖学会の解剖体委員会で、〈篤志〉が解剖体の収集の機縁として浮上しえたのは、こうした背景があった)。

ここで、その〈篤志〉という解剖体の機縁が、遺体寄贈の篤志家の団体を介してはじめて具現しえていたということは重要である。篤志家らはそれぞれに、お世話になった「医学」や「社会」への恩返しに、あるいは「(医学の／こどもたちの)未来」のためなどと、遺体を捧げる動機を語る。だが、彼らはその「医学」や「社会」に直接さらされていたわけではなかったのだ。遺体献納は、本人の生前の意志と遺族の協力により、遺体を慣行から断ち切ることで遂行されるが、その断ち切った先には一時的な受け皿として篤志家団体があった。むきだしの「医学」や「社会」が待っていたのではなく、「動機」の共通性に照らされた共同体的な世界がそこには開けていたのである。

たとえば、白菊会は発会当初より、おもに三つの活動――定期総会の開催、会報『しらきく』の編集・発行、広報活動――を行ったが、それらは会員らを擬制的な共同体に組みいれる働きも担っていた。戦前の「特志」のひとびととは異なり、篤志家(とその遺族)らは、孤高に振るまわずとも、ほかの会員とともに会の活動にいそしめばそれでよかった。会員は、年に一度開催される定期総会で一堂に会し、会の方針を話し合った。[47]また、会報『しらきく』[48]をとおして互いに思いを吐露したり、文芸に励んだりすることもできた。広報活動として、新聞・雑誌に会の趣旨をつづった記事を掲載することにくわえ、老人ホーム等の施設を訪問して会の紹介・勧誘もした（同会の調べによると、会員の約三分の二は、こうした対面的な広報活動によって入会していた模様である）[49]。

篤志家団体にしてみれば、みずからの遺体献納の運動は、大学の解剖体の収集活動の一端を担うためだけのものではなかった。むしろ第一には、たがいに「篤志」を涵養し、会の理念を発揚することにあったのだ。解剖体の「需要」は、たしかに篤志家らの「動機」を形成する足がかりとはなった。だが、それはあくまで、みずからの遺骸や死に「意味」を充填する契機だったのであり、けっして解剖体の「需要」の充足がさきにあったわけではなかった。

そのため、篤志家団体と解剖学教室とが連携するようになり、一九六〇年代半ばには全連が組織されはしたものの、両者が協働してことに当たるのは容易ではなかった。当時、日本解剖学会解剖体委員会委員長であった解剖学者の回顧によれば、そもそも両者は、出会いからして衝撃的だった。

> 解剖は、遺体の正常な取り扱いからひどく外れたもので暗かった。わけもなしに解剖を申し出る人は奇人の類に入れられても当然であった。それでも、個人の発意ならば問題はないけれども、これを組織的な運動として社会に呼びかけるとなると事情は一転する。人々に誘いをかける一般形式として、受け入れ設備や取り扱いを魅力的に説明した上で、『気に入ったらどうぞ』と言えるならばよいが、それは簡単にはできない。必然的に献体組織は特定な階層に偏ったり新興宗教的に傾く要因を内包している。また、不足を理由に訴えをするといろいろの条件や要求が提起され、大学は受益者だからというのがその根拠にされる。一方で大学は解剖体受け入れを利益と考える立場にはなく、解剖体不足は文部省が行政的に対策を考える問題だと確信していた矢先に、献体運動が降って湧いたように発生したのだから戸惑ったのも無理はない。たとえば昭和四二年名古屋総会ではじめて献体の

タスキがけ姿に対面したとき、解剖学者はみなあまりの異質さに度肝を抜かれたと言っている。団体と大学は、はじめ水と油ほどではないにしても、なじみにくい関係にあった。[50]

一九六七（昭和四二）年の第一回特志解剖全国懇談会の会場で、献体を公然とよびかける篤志家らの姿は、度肝をぬくような「異質さ」を解剖学者らに感じさせたようである。この「異質さ」とは、つまりは、遺体寄贈という運動の発する「篤さ（熱さ）」への違和感であろう。解剖学教室は、このとき依然として、「無縁」の十二条死体を中心に解剖体を収集していた（本章第一節を参照）。解剖は「遺体の正常な取り扱い」からははずれるため、それを申し出る「奇人」はいないだろうという見方が支配的だったのだ。解剖学者の感得した「異質さ」とは、〈無縁〉と〈篤志〉との隔たりでもあった。

じっさい、献体運動のまわりでは、解剖体との距離感を反映した言葉が、先鋭的に衝突した。たとえば、一九六〇年代後半には、「献体は誰のために行われるのか」という議論がもちあがった。遺体寄贈者を解剖体の「供給」側に、そして「需要」側には解剖学関係者や医師・医学生をおき、「需要」者側の「解剖体不足」にたいする態度をただす言葉が噴出したのだ。[51]

それがいっそう際立ったのは、一九六八（昭和四三）年の学生運動のときである。東大医学生の不遜な行動をテレビで目撃した献体篤志家が、「君たちなんぞに、私の死体をやるのはごめんだ！」[52]という投書を新聞におこなったのだ。篤志家らからすれば、献体運動の第一義は、解剖体数の充足ではなく、遺体を献納することそれ自体にある。そこへみずからの思いのたけを込めるのだ。したがって、寄贈先の不埒は、そのままみずからの発意を傷つけてしまう。[53]この投書は、関係者のあいだで波紋を呼んだ。[54]

新聞の投書であれ文集の随想であれ、篤志家らの文章の特徴は、そこに解剖台がないことである。抽象度の高い言葉でつづられており、「解剖体」や「切り刻む」といった表現は見られない。もしもそれが単に修辞上の特徴ではなく、そのまま篤志家らのもつ世界の表れだったとするならば、篤志家（団体）と解剖学教室とのあいだに横たわる溝は、そうとう深かったといわねばなるまい。遺体の寄贈は、解剖台の近景や解剖体の露骨な数読みが見えないように運ばれていたからこそ行われえた。そのため、それらが可視化されてしまうと、「篤志」は想像力の基盤をうしない霧散しかねなかったのだ。

さきの新聞投書の議論の際に、投稿者のなだめ役にまわっていた篤志家団体の理事長も、後年、一九七〇年代に全連で献体登録の法制化がすすめられるようになると、つぎのような言葉を発している。

その［全連の主導による献体登録の法制化、を指す］真意は、白菊会のような団体については、従来はその効用を認めては来たものの、その団体に対応することが煩わしいことである。法律ができたならば、団体は存在しなくともよくなる筈だ、というのでしょうか。もしそれが真意であるとすれば、それはあまりにも身勝手すぎる考え方ではないでしょうか[55]。

白菊会をはじめとする全国の遺体寄贈者団体の運動は、当初、会員らの篤き志と組織の趣旨を動機として駆動されていた。それは、解剖体数の増加に結果的につながりもしたが、それが主眼だったわけではなかった。しかし、一九六〇年代半ば以降、解剖学教室の動きに連結された頃より、篤志家団体には解剖体収集という動力が、逆に解剖学教室の側からおよびはじめた。篤志家個人や各団体は、遺体寄贈という行為のはらむ固有の運動性によって、おのおのの位置づけと挙措とを規定されるようになったのである。

この時期にわきあがった、遺体寄贈の意味をめぐる多くの議論は、そうしてみれば、遺体寄贈の「篤志」が「需要

／供給」という経済論に擦りあわされ、言葉を組みかえられるときの軋みとして理解することができるだろう。そして、その軋みこそは、解剖体の機縁としての〈篤志〉が立ちあがる音でもあった。

献体に関する法律の構想

さて、一九七〇年代に、篤志家団体と解剖学教室という、二つの異なる動きを咬合させるべく設立された全連は、発足時より、ひとびとを啓蒙し献体をさらに普及させるための広報活動を主要な活動とした。

一九七四（昭和四九）年以降、献体登録章（通称「献体バッジ」）の作製・頒布、機関紙『全連ニュース』（のちに『篤志献体』と改題）の発行、また新聞投書をまとめた小冊子『献体』の配布を開始した。そして、「団体、大学向けの情報活動および一般向けの啓蒙活動の強化として」[56]、一九七九（昭和五四）年には、各大学の学生からの寄稿による文集『解剖学実習を終えて』[57]や、関係機関や病院等に掲示する献体ポスターの製作・配布をはじめた。一九八一（昭和五六）年以降は、さらに献体登録案内『献体のしおり』を配布するようになっていた。日本解剖学会の解剖体委員会が、一方ではいまだ、十二条死体の交付をめぐって厚生省と折衝をかさねていた時期に、「篤志」を開拓する独自の機構が始動していたのである。

全連の活動は、しかし、こうした広報活動だけには留めおかれなかった。発足してまだまもない一九七六（昭和五一）年頃より、いっそうの「解剖体不足」にもつながりかねない事態が出来したため、献体登録を法制化しようという案件がにわかに持ちあがったのである。

その事態というのは、移植医療の進展とその法制化の動きであった。解剖と移植医療とは、まるで異なる営為のようでありながら、そのじつ死体という接点をもっていた。そのため、この死体のあらたな法制化という時流に乗りおくれれば、正常解剖の場に臓器や器官に欠損のある遺体が送られてくるようになるのではないかという「危機感」が、

全連内に募ったのである。(58)

この移植医療の法制化がもった衝撃は、つぎの、当時の全連会長の口吻のなかに聞きとることができよう。「既存の『角膜移植法』(昭和三三年法律第六四号)のように、医療を目的とするもろもろの移植は早晩すべて立法化されるであろうけれども、その際にぜひこれらを統合した包括立法の形をとることが必要だろうということである。協力を訴える対象が必ずしも医学や医療にくわしくない(全体を一つと考える)一般国民だから、抜けがけ的になったり排他的なセクショナリズムを発揮すると、場合によってはボランティア精神に水をさすような事態のおこりかねないし、事が事だけに共存共栄の原則を貫くのが理想だからである」。(59) この懸案が突如として挙がって以降、全連においては、献体に関する法律の制定が取りくむべき最優先課題となった。

献体登録の法制化は当初、移植臓器を確保するための法律に統合されるかたちで可能性を探られた。しかし、一九七七(昭和五二)年になって、「角膜及び腎臓の移植に関する法律」の法案がほぼ固まり、そこに献体は組みこまれないことが明らかになってくると、その案は見おくられた(全連第七回総会)。(60) そして代わりに、移植立法に並立するかたちで献体に関する法律を制定する方向がさぐられはじめた。(61)

なお、余談ながら、このとき日本でみられた死体の法制化の特徴は、アメリカの「Uniform Anatomical Gift Law」(一九六八年制定)を参照すれば、より明瞭となるだろう。同法は、医学の研究・教育における解剖のための遺体提供のみを対象とするのではなく、移植のための臓器提供をもあわせて規定していた。提供者は生前に書面にて、遺体がどういう機関でどの程度まで利用されることを許すのか書きのこすのだが、「人体(whole body)」は複数の法制度により部分的に規定されたわけではなかった。

それに対して、一九七〇年代後半に日本でおこった移植立法の議論では、死体の処置を包括的に規定する法律がいったん構想されはするものの、結局は実現されなかった(そこにどのような議論があったのかは、ここでは触れない。第八章を参照)。だが、解剖体や標本となる死体と、腎臓や角膜をはじめとした臓器・組織とが、それぞれ別個に規定されるという現在の法体系が、この当時の議論の状況を反映していることは、記憶されておいてもよいだろう。

さて、献体にかんする独立した法律を制定するにあたり、日本解剖学会解剖体委員会は、一九七八(昭和五三)年七月より、法案に盛りこむべき基本路線のまとめに取りかかった[62]。また、日本解剖学会は、同年九月に、日本学術会議あてに、「正常解剖用遺体確保に関する要望書――人体組織提供に関する新法制度に際し、正常解剖用遺体をも包含せしめる件」という文書を送付し、協力を要請する[63]。これにより同会議は、一九七九(昭和五四)年一〇月に、政府にたいする勧告「献体登録に関する法制化の促進について」を決議し、献体に関する法律の制定および死体解剖保存法など関係法令の一部改正の必要性を説いた。

一九八二(昭和五七)年になると、献体法制化の動きは大詰めをむかえ、日本解剖学会解剖体委員会と全連は、「献体陳情実行委員会」を発足させて、国会議員全員にたいする陳情を行いはじめた[64]。そして、同年内に、献体に関する法律の法案を「献体推進議員連盟[65]」の一員をとおして国会に提出する。これは、翌一九八三(昭和五八)年五月、満場一致で可決された。以下にひくのが、その制定された「医学及び歯学教育のための献体に関する法律[66]」(以下、「献体法」)である。

(目的)

第一条　この法律は、献体に関して必要な事項を定めることにより、医学及び歯学の教育の向上に資することを目的とする。

(定義)

第二条　この法律において「献体の意思」とは、自己の身体を死後医学又は歯学の教育として行われる身体の正常な構造を明らかにするための解剖（以下「正常解剖」という。）の解剖体として提供することを希望することをいう。

（献体の意思の尊重）

第三条　献体の意思は、尊重されなければならない。

（献体に係る死体の解剖）

第四条　死亡した者が献体の意思を書面により表示しており、かつ、次の各号のいずれかに該当する場合においては、その死体の正常解剖を行おうとする者は、死体解剖保存法（昭和二十四年法律第二百四号）第七条本文の規定にかかわらず、遺族の承諾を受けることを要しない。

一　当該正常解剖を行おうとする者の属する医学又は歯学に関する大学（大学の学部を含む。）の長（以下「学校長」という。）が、死亡した者が献体の意思を書面により表示している旨を遺族に告知し、遺族がその解剖を拒まない場合

二　死亡した者に遺族がない場合

（引取者による死体の引渡し）

第五条　死亡した者が献体の意思を書面により表示しており、かつ、当該死亡した者に遺族がない場合においては、その死体の引取者は、学校長から医学又は歯学の教育のため引渡しの要求があつたときは、当該死体を引き渡すことができる。

献体法は、「献体の意思」[67]なるものを、まず言葉として切り出した（第三条）。そして、「献体の意思」が書面で確認され、かつ、遺族が解剖を拒まないか遺族がない場合には、死体解剖保存法第七条の「死体の解剖をしようとする者

は、その遺族の承諾を受けなければならない。」という規定が解除されることとなった（第四条）。死体はもっぱらそれを取りしきっていた遺族の意向の受容体であることをやめ、生前にそこに宿っていた「献体の意思」をも斟酌しはじめたのである。

この献体法は、制定の推進運動にかかわったひとびとから一定の評価を得た[68]。もっとも、なかには献体登録にかんする規定が法文のなかに盛りこまれなかったこと[69]、また、献体登録者本人の意志が遺族の意志と截然と分かたれていないことなど、いくつか反省点も挙がった[70]。全連の役員は、この出来事を、「［献体を］ようやく国が認め、献体の意義とその重要性を国が保護しようという形が整いました」と意味づけている[71]。

しかし、そうした評価がどうであれ、ここで正しく認識しておく必要があるのは、〈篤志〉が法の言葉の一端に結実したからといって、〈無縁〉という解剖体の機縁が消失したわけではないということである。現に献体法の制定後も、〈無縁〉の解剖体はいぜんとして実習で用いられている（巻末の参考資料⑦を参照）。戦後の「解剖体不足」の余波は、〈篤志〉という言葉が展開する足場をつくり、それによって逆に「解剖体不足」を解消していった。だが、その動きはかならずしも〈無縁〉という機縁を解消させたことを意味しないのだ。

それに関連して、もうひとつ押さえておくべきは、〈篤志〉という解剖体の収集制度は、本人の生前の意志を遺体提供の要件とするが、それだけでは献体は遂行されないということである。解剖体のドネーションには、本人の意志だけではなく遺族の同意が必要とされる[72]。そのため、提供が成るか否かは、実質的には、遺族の承諾の有無と同義なのだ。見かけ上、〈篤志〉に依拠した解剖体収集は、右肩上がりに登録者を増やしていった。だが、実際には、解剖学教室へ引きわたす前に発生する諸事情[73]により、すべての登録者が「成願《じょうがん》」[74]できたわけではなかった。そうしてみれば、〈篤志〉という機縁を現在も押しあげつづけているのは、善意の語りに感応して提供を申し出るひとのうち、じつは遺族の承諾をえた遺体にもまして、遺族という抑止弁をもたない遺体である可能性がおおいにある。つまり、

〈無縁〉が表現をかえて再現されているかもしれないのだ。

第五章　躍動する「篤志」

〈篤志〉の機序

　ものものしさを消去した、ある抽象の水準で言葉がつむがれ作動すること、これは〈篤志〉という機縁の特徴であろう。解剖体のドネーションの「現場」は、しだいに死体や解剖台をはなれ、制度的な手続きにおいて完遂されるようになった(1)。解剖体の経済論は、「特志」を組織化すべく、死にさきだって「献体の意思」を丁重に身体から引きはなした。そして、それを法の言葉で囲いこみ（献体法第三条「献体の意思は、尊重されなければならない」）、死体を、「当人」をはじめ献体篤志家団体・解剖学教室や遺族となるべきひとびとのあいだに宙吊りにした。死体が発生する前の時点で、すでにそれを解剖台へと道づける機構が用意されたのである。

　その謂いでいえば、〈篤志〉という機縁を具現化させる「発端」となった「解剖体不足」という事態からしてが、そもそも言葉の増幅としてあった。「解剖体不足」は、いまでこそ戦後期特有の現象として実体化して語られている。だが、そうした言明が成り立ちがたいことは、資料を表面的になぞっただけでも見えてくる。「不足」と言うなら、解剖体は解剖がはじまったとき以来、一貫して「不足」していたのだ（第二章・三章・四章を参照）。「解剖体不足」が戦後に、ある種の説得力をもちえたのは、それが現在の言葉に連接していることもさることながら、解剖体の見かけ上の「需要」が制度的に設定されたことも関わっていよう。一九四九（昭和二四）年に、医学・歯学に関する大学（学部）の設置基準が設けられ、それまでは慣行で処理されていた解剖体の数読みに対し、医学の場合二人で一体、歯学の場合四人で一体を解剖するという明確な基準が設定されたのだ。「需要」や「不足」という言葉遣いは、状況を指示するものというより、その基準を解剖体の経済論が援用した結果としてあった可能性が大きい（それを裏づけるかのように、現在も解剖学実習は、この基準にてらせば「不足」の状態でおこなわれているにもかかわらず、「解剖体不足」という言葉はあがらない）。(2)

〈篤志〉という機縁が言説的であることは、一九八〇年代以降、献体が一般化するときに撒きちらされた言葉のあり方にも表れている。「習俗」などは、その好例であろう。たとえば、八〇年代後半から九〇年代にかけての時期には、日本人の「死体観」や「死生観」といった言葉が、献体運動をはばむものとして使いまわされた。(3) しかし、九〇年代にはいって「献体過剰!?『善意の運動』に転機」(4) という言葉があらわれはじめるや、一転して、新聞には、「葬送の考え方の変化」(5) や「希薄な親子関係　墓地の不足」、はたまた「死生観や家族観に変化」といった字句が踊るようになったのだった。

こうした事態をみれば、日本人論や日本文化論としてあらわれる「習俗」が、けっして献体運動の言葉の「外」にあり、それゆえに献体運動を規定しうるような自存的な様態をしているのではないことが了解されよう。そこでいわれている「習俗」は、逆に献体の動きそのものや、それとの関連を想定しやすい事象から読み出されたものなのである。

〈篤志〉をめぐる言葉は、解剖体の経済論によってつくりだされる磁場のなかで、互いが互いを参照しながら増殖している。そのため、個々の言葉は一見すると、ひじょうに的確な現象記述と映る。だが、それはむしろ当然で、そうした言葉の圏域においては、相互にぴたりと整合する言葉だけが反復されているのだ。したがって、そこから何らかの「実態」を取りだそうとしても、語られていることのみに当たるのであれば、〈篤志〉の擬似的な自己定義をなぞることに終わってしまう。(6)

歴史社会学による言葉の腑分けに何がしかの意義があるとすれば、おそらくここである。

献体と「医の倫理」

解剖体の経済論をあらためて考えるに、それが派生する根底には、解剖と屍体とのつよい結びつきがあった。戦後の「解剖体不足」が深刻視された時期でさえ、屍体に代替物がもとめられることはなかった。日本の解剖学の世界では、解剖は屍体を材料として行わなければならないという要請が、強力にはたらいていたのだ。「解剖体不足」はそれゆえに生じ、遺体を献納する運動も、だからこそ存立しえた。

しかし、近年の「篤志」の隆盛は、解剖体の「需要」と「供給」の引きあいを、かつてとは逆転させはじめている。献体登録者はその後じょじょに増加し、一九九〇年代になると、献体登録の受けつけを見あわせる大学も出はじめた。そこで、献体された死体を、医学生・歯学生による解剖学実習以外にも有効に活用しようとする動きがあらわれている。

「解剖体不足」が問題となっていたときには、屍体の代替用途など、はなから議題にあがることはなかった。それどころか、死体がほかの用途に取りこまれ解剖にまわってこなくなるかもしれないという懸念がつよくあった。(7)篤志献体団体では、会員のアイバンク登録を許容するかどうかが問題された。献体法を制定する動きからして、もともとは「角膜及び腎臓の移植に関する法律」の制定に触発され、諸器官を欠く解剖体が解剖学教室に送られてくることへの危惧に端を発していた。

それが現在では、篤志家団体や大学の解剖学教室は、ひとびとの「篤志」を無駄にしないように、解剖体のあらたな用途を模索しているところだという[8]。医療がしだいにチーム体制でおこなわれるようになりつつある現在、人体の構造を正確に把握しておくことは必須であろうと、コ・メディカルのスタッフ、とりわけ作業療法士（OT）や理学療法士（PT）に向けての解剖学実習の導入が検討されている[9]。

それだけではない。解剖体の得がたさを基盤としておこった運動は、今度は逆に、解剖と屍体との結びつきをいっそう強めるよう作用しはじめてもいる。

そもそも現在につらなる系譜の解剖学は、一九世紀には「人体」の構造を、ほぼ完全に掌握していたといわれる[10]。そして、光学顕微鏡からすすんで電子顕微鏡が用いられるようになると、研究対象も肉眼的な「人体」から「組織」・「細胞」・「遺伝子」へと階梯をうつしたという。一部の大学・大学院では、「解剖」（つまり、解き剖けるという動作名詞）を冠する学問名が廃され、「人体構造学」等の形態学的な名称のもと、講座そのものが改組されつつある。

その余波は、医学教育の場にもおよんでいる。「医学生に教える肉眼解剖学の講義は、世界の多くの大学で、医師として必要な最小限程度でよかろうという方向に向かいつつあり、簡略化される傾向にある。それに呼応して教科書の内容も簡単になりつつある[11]」ともいわれる。「人体」の構造の理解という点からいえば、それはかならずしも屍体を用いずとも達成されるのかもしれない。が、いずれにせよ、解剖体の「需要」を派生させていた足場は、時に応じて変容しているのだ。

そうであるにもかかわらず、いったん「篤志」として結実した言葉は、献体登録者らの「死」への思いを迂回して、いまでは解剖に「人体」の理解・確認という以上の意味――解剖体という材料に直にふれて肉体をあつかう経験をつむとともに、かつて「生」を宿していた「ご遺体」と向きあう体験それ自体からくる価値――を付与するようになっている。実地に屍体を解き剖けることに、「医の倫理」という今日的な意義が見いだされはじめたのだ。

全連の会長もつとめた解剖学者は、こう語る。「献体運動は、初めは解剖体不足を解消するために起ったものであるが、当初は予期しなかった二次的な効果がもたらされた。それは、解剖を行った学生達に『自らの体を差し出し献体して下さった方々への深い感謝と強い報恩の精神が芽生え、将来の医師としての使命と責任の自覚が生じたこと』である。医学部・歯学部の学生の倫理教育面で、献体者の体を解剖させていただくということがどれ程大きな役割を演じているか計り知れない。……刑死体を解剖していた頃は［学生らは解剖体にたいして］マテリアルという感覚があったようだが、今では、自分達と同じ想いや悩み苦しみを味わった人間を解剖させていただいているという感覚に変わってきている」[12]。ここには、〈無縁〉の解剖体の収集に奔走し、〈篤志〉の運動を奇異の目でながめていた往時の解剖学教室の面影はない。「刑死体を解剖していた頃」をきっぱりと切りはなし、それとの落差のうちに「倫理」の立ちあがりが説かれているのである。

さらに、以前ではとうてい考えられなかったことであるが、その「倫理」の言葉は、献体や臓器移植を同じ愛他的で自発的な行為の平面にならべ、同列に語るようにもなっている。『医療の倫理』と題する書物には、つぎのような言葉が載る（なお、この著者は、献体法制定当時の、日本解剖学会解剖体委員会委員長である）。

私たちが人生最後にできる愛のボランティア行為として、臓器移植の目的で臓器を提供する行為と、遺体のまま人体解剖の教育・研究のために全身を大学に提供する行為とがある。自分が死んだ後にも自分の臓器が他の人の体内で機能しつづけてその人が生きていけるのだと考えるのも、死ぬまでお世話になった社会に対してお役に立てると思って自分を捧げる者の喜びなのである。これらの行為は、特に誰という特定の人のためにする行為ではなく、無条件無報酬で行う、お返しを求めない純粋な愛のあかしなのである[13]。

こうした言葉は、解剖体が不足していると騒がれた時期には、けっして登場しえなかった。当時においては、解剖学教育は解剖学教育、移植医療は移植医療で、おのおのが当座の実務的な課題にあたったのだった。

われわれはここに、「解剖体不足」の解消を主眼とした献体運動の終焉を見ることができよう。献体運動を駆動していた「解剖体不足」という言葉は、すでにして失効している。献体運動は、またべつの局面にさしかかっているのだ。「リボンのない贈りもの」・「人を愛し、信じる」・「医学・歯学の発展」といった、「篤志」の自己言及的な修辞が[14]、声高に讃えられていること。それが何より、ことの事実性を証している。

第一章でみたミキ女の解剖譚も、そうしたなか、反復されている。「実は欧米では、このような人体解剖は、献体の協力者が得られなくてコンピュータ上の画面操作や模型や図鑑などで済ますことが多くなっている。わが国では、特志解剖第一号の美幾女の志が現在に至るまで受け継がれていることで可能になっていることを忘れることはできない。医学を学ぶものはご遺体を提供していただいた方々の志に報いなければならない[15]。」、と。善意による無償提供というのは、その正当性がそもそも問われないという意味において、すでに時代の価値となっているのである[16]。

第Ⅱ部　ドネーションの諸形態
――ストック／バンク／ネットワーク

第六章　ドネーションと「人体」の形象

「三献運動」の奥行き

解剖体のドネーションのあり方が推移してゆくさまを通覧すると、それが現在、おもに〈意志〉（第Ｉ部では、資料のなかに現れるままに〈篤志〉と表記してきたが、以後〈意志〉に統一）という形態をとっていることが看てとれる。〈施療〉や〈無縁〉という解剖体の取りまわしが行われるなかで、その経済論は、みずからすすんで遺体を寄贈する奇特なる志を見出し、それを組織化していった。そして、制度的に涵養された篤き志は、反復されることによって、死体を解剖台へ向わせる回路をつねに補強しつづけるとともに、それ自体で倫理的なふるまいをしはじめているのだ。

とはいえ、解剖体のドネーションにおいて見られたこうした趨勢は、はたしてどこまで「人体」に起こる現象として一般化できるのだろうか。

それを考えるうえで、たいへん示唆的なのが、一九六〇年代に登場した「三献運動」である。これは、かつて死体の「寄贈」といい「献納」といった事態に対し、「献体」という語を与えることとなった運動でもある。一九六七（昭和四二）年、岡山県の篤志家団体「ともしび会」（岡山大学に帰属）が「三献運動」として、「献体」・「献血」・「献眼」と、「献」を冠する三つの善意の活動を推進したのだった[1]（「献体」という言葉が、以後ひろく浸透したことは、すでに見たとおりである。一九八三（昭和五八）年には新たに、『広辞苑』（第三版）にも採録された）。

これを見るに、篤き志による献体運動は、解剖体のドネーションに特異な動きだったのではなく、いつのときからか、血液や眼球のドネーションとどこか共鳴していたことを思わせる。「献体・献血・献眼」と、「―体」・「―血」・「―眼」に対して、ひとしなみに「献ずる」という比喩的な動詞と結びつくことを可能にさせる、ある共通の規範が「人体」を取り巻いていたことをうかがわせるのだ。

ただし、その運動が一方では、あくまで三つの「献―」運動の集合であったことを勘案すれば、そのいずれかで「人体」ないしはドネーションを代表させて論じ、ことたれりとするわけにはゆくまい。それら相互のあいだには、とうぜん何らかの分節があったことも予測できるのだ。単純に考えても、献体では死体は、具現化した「人体」として流通させられているのに対し、献血や献眼においては、「人体」は部分的に注目され、各個体が分有するものとしての血液や角膜が行き交わされる。つまり、おなじドネーションと言っても、そこに想像される「人体」の形象は異なっているのである（この点は、歴史の一時期に、死体の解剖・保存と人体組織や臓器とを規定する言葉が、法制度に一括して収められそうで、結局は決裂したこととも無関係ではないだろう）。

そうしてみれば、この三献運動にほの見える言葉の共鳴と分節は、ドネーションの効果であった公算が大きい。とするなら、次なる課題となるのは、献血や献眼というドネーションが、いかに存立していた（いる）のかであろう。この第Ⅱ部では、まずそれを押さえることとする。その上で、第Ⅰ部でみた解剖体のドネーションと突きあわせ、約半世紀前から見られるようになった転換、すなわちドネーションを語る言葉が「意志」なる語を軸に旋回しはじめたことの意味あいを考察してゆくことにする。

ストック／バンク／ネットワーク

考察に先立ち、ここである程度の見取りを示しておくと、ドネーションには、解剖体なり血液なりを環流させる規範的な経済論――廃物の活用や〈施療〉、〈無縁〉、〈意志〉など、物流を最適化する言葉――とはべつに、「人体」なる形象を切り出し経済論の回路にのせる技術的な局面の議論があるようである（これを今後、「技術論」と呼ぶことにする）。そして、「人体」をめぐる想像力は、その両者の反照のなかで制度的に実現されていると考えられる。

本書ではこれまで、ことさらには強調しなかったが、解剖体のドネーションにおいても技術論が効いていないではなかった。洋の東西を問わず、「人体」をめぐる知見を探求し更新する過程で、研究者らはまず屍体に向かった。そして、「骨拾い」をしたり「墓荒らし（body snatchers）」[2]から屍体を買い取ったりしながら、しだいに屍体を固定し長期間保存する技法を編み出していった。ドネーションの経済論的なあり方も、それにともない選択肢を拡げることとなる。現代では、コンピュータ・グラフィックス（CG画像）の活用により、死体解剖の意義にまで変容がおよびはじめてさえいる（ただし、日本においては、第五章で確認したように、〈意志〉の言葉が強固であるため、従来のドネーションの形態が固持されているが）。

血液や眼球のドネーションにも、確実にこの技術論が作用している。血液療法の歴史、あるいは組織や臓器の移植の歴史は、それらの本性の探求（時間による変性、他の個体との適合性、感染症など）や代替物（異種の動物など）および人工物（人工透析機や人工血液、人工臓器など）の開発などとともに記述される。「人体」のまわりに派生する技術論は、経済論と創発的にあいまって、ドネーションという事象を出現させているのである。

技術論が解剖体・血液・眼球のドネーションに作用するさまは、たとえば次に引用するような経験の水準の言葉でも捕捉され語られている。これは、ちょうど三つの「献ずる」運動が見られるようになった一九六〇年代に、日本で最初に眼球銀行を立ち上げた順天堂大学眼科教室の教授が発したものである。

> 銀行とは　現在、ブラッドバンクという会社があって、輸血に用いる血液を医師に提供しており広く知られている。戦時中、あるいは今でも所によっては、病院内外に善意の供血者の組織を作って、必要な時に血液が供給できるようになっている所もある。／血液は、生きている人から、血液を、量を決めて採るので、採られた人はしばらくすれば取られたための影響がとれてもとに戻る。この意味では、血液はからだの一部を他の人に供給するといっても、乳汁をほかの人に与えるような面も多分にあるといえるだろう。／角膜銀行を含めて一般に臓器や組織の銀行になると、その辺が大分違ってくる。角膜は再生しないから、死んだ人から取るか、もはやその目がその人に取って役立たなくなっていて、摘出した方がその人のために最善であるような……時以外には採ることは不可能である。したがって同じ〝銀行〟という言葉が用いられていても、角膜銀行は血液のそれとはかなり異なっていて、むしろ学生解剖用屍体の収集と共通した問題がそこにあると考えられる。すなわち眼球銀行に眼を登録するということは、登録した人の死後、その角膜を角膜移植に使用することを承諾するということであって、生前には何も登録にともなう行為はない。(3)

技術論は、組織なり臓器なりに即応するかたちで派生する。それゆえ、そこに道づけられる制度の形態も、おのずと異なってくるのだ。

解剖体の場合、特徴的なのは、物質性の水準でのレシピエントが存在しないことである。解剖体とは、つまりは固定・防腐加工をほどこされた、再生不可能な死体であり、「需要」に応じてそのまま解剖の用に供される。したがって、ドネーションには「安全性」の議論が派生する余地がない。第Ⅰ部でみたように、解剖体のドネーションにおいては、技術論は陰をひそめ、経済論が議論の前面へとせりだしてくるのである。

それに対して血液の場合、技術論は、供血者《ドナー》と受血者《レシピエント》のおのおのの身体をめぐって立ち上がる。ドナーの身体からは、その健康が害されない限りにおいて、再生可能な範囲内で血液が採取される。他方、レシピエントの身体には、適用となる療法が他にないときに、型が合い、かつ一通りの検疫をうけた「安全」な血液製剤が輸注される。つまり、血液のドネーションは、単に「需給」の均衡という機制のみによって駆動されるのではなく、二つの身体を最適に保全しようとする機制によって、さらにはそれら経済論と技術論との調停をはかる「倫理的」な言葉によって、衝き動かされることとなるのだ。

眼球（角膜）をはじめとする移植用組織・臓器の場合は、ドナーとして、死体ばかりでなく、一九八〇年代末からは生体が、また一九九〇年代後半からは「脳死した身体」が挙がりはじめたため、様相は複雑である。が、そうした分節がもちこまれる前段階の、死体を用いた移植のドネーションに限定して考えても、それには解剖体や血液以上に、技術論が作用していることがわかる。ドナーの身体部位について言えば、それは再生不可能な状態にあり、かつ時の経過とともに移植に適さなくなる。また、加齢（にともなう機能低下）の度合いや大きさにもばらつきがある。一方、レシピエントの身体は、いくら外形的に適合する「安全」な移植片をもってしても、部位によっては強い拒絶反応をしめす。身体の技術論的な個別性が、ドネーションの相関項として大きく前景化するのである。

以上で確認できたように、ドナーおよびレシピエントの身体に関する議論は、それらをどのように扱うべきかという「倫理的」な規範の問題、あるいは具体的にいかに取り回すかという経済論とは別に、物質的な技術論の水準でも展開される。ひきつづき三献運動を例に言えば、「献体」と「献血」と「献眼」とでは、付随してくる言葉は自ずから異なるようになっているのである。

そこで、以下の章で献血および献眼という事象を記述していくにあたり、その煩雑さをすこしでも軽減するためにも、それぞれに派生するドネーションの形態を（現用の言葉をなるべく尊重して）「ストック」・「バンク」・「ネットワーク」と書き分けてゆくことにしよう。すると、「意志」や「善意」という同じ言葉で語られる同時代的な「人体」で

	ドナー	レシピエント	前景化される議論	ドネーションの形態
解剖体	死体	――	経済論＞技術論	ストック
血　液	生体	生体	経済論＝技術論	バンク
移植片	死体（／生体）	生体	経済論＜技術論	ネットワーク

も、なぜそうした特有の形態でしか流通しえないのか、その遇有性が見通しやすくなるはずである。

さて、血液と移植片のドネーションを具体的に見る前に、もう一点、押さえておくべきは、「ストック」や「バンク」・「ネットワーク」が組織として現れたとき、それが時として、自律しているかのごとき動きを見せるということである。特に、血液のバンクは、その傾向がつよい。

解剖体は現在、おおかたの大学に付属する篤志家団体を介して募られている（巻末の参考資料①を参照）。とはいえ、そこはあくまで「献体の意思」の登録機関であり、屍体を管理・分配しているわけではない。そのため、当人の「意志」による登録・承認がなければ、篤志家団体や提供予定先の大学の都合で、提供先や用途が変更されることはない[4]。

だが、血液のバンクの場合は、そうではない。いったん収集された血液は無記名の物体に比され、検査・加工・包装・保存へとまわされてゆく点は、解剖体と同様である。しかし、そうして加工される過程において、血液は別々の個体に由来するものと混合され、分類しなおされ、もとの個人のあずかり知らぬところへと振り分けられてゆく。なんらかの「意志」がともない、それゆえ「意志」によって統御できるかもしれない過程は、最初の採血の場面（ドネーションの過程に載せる／載せないという選択）だけである。あとは、血液はバンクの機序にのっとり、さまざまに加工された製剤として他の身体へと接合されたり、場合によっては廃棄されたりするのである。

組織・臓器等の移植片のネットワークでも、「需給」の数読みや技術論的な適合性の検証は、そのネットワークという水準で行われる。しかしながら、移植片のドネーションにおいては、ドナーとレシピエントの身体の適合性が相関項として差し挟まれる度合いは、血液バンクに比べてはるかに大きい。そのため、ネットワーク組織が二次的に「意志」を表明する事態は生じがたい。身体の技術論的な制約に、よりいっそう引きずられるのだ。じっさい、ドナー登録者の「善意」は必ずしも容れられるとはかぎらず、逆に「善意」が不意に容れられて「ドナーに選ばれちゃいました」[5]という事態となる可能性もあるのである。

こうした見取りをもって、血液と眼球（角膜）のドネーションにおこった出来事を記述してゆくとき、そこにはどのようなドネーション、あるいは「人体」の形象が見えてくるのだろうか。つづく第七章では血液のバンクを、第八章では移植片のネットワークを、ひとまず別個の事象として取り上げ、そこにはしる内在的な言葉の連関を解きほぐしていくことにしよう。

技術論という局面——血液事業の史的背景

なお、この章より新たに導入した「技術論」という言葉遣いは、仄聞すると「技術」ないしは「技術決定論」ともまちがわれかねない用語法である。しかし、本書が「技術論」という言葉遣いで書きとめようとしているのは、いわゆる「（科学）技術」のような、独自に領域を画定されて、自律的に展開しているとされる機制ではない。経済論とおなじく、その時々のドネーションをめぐってあらわれる規範的な議論である。ドネーションの経済論が、おもに物流の仕方に関するものだとすれば、技術論は流通させられる物財そのものの境界に関するもので、より即物的な議論と言えよう。

輸血をはじめとする血液療法が、日本でおこなわれはじめたとき、それはすでに技術論によって相当程度の彫琢をうけていた。そこで、（本書の記述の流れからすると、若干の迂回と映ることは免れないが）ここに一小節を設け、血液のドネーションに技術論がいかに作用しているかを概観しつつ、日本の血液事業に背景を与えておくこととする。

さて、現在われわれが目にする輸血の歴史は、もっぱら、その技術論の現れた西洋を舞台としている。[6] ローマはアウグスツス帝の時代の詩篇『変身譚』で、魔女メディアが老人を若返らせた、あるいは一五世紀にローマ法王・イノケンティウス八世が若返りのため三人の若者の血を飲んだ、という挿話が、現代の輸血を記述するまくらとして引用されるのである。

こうした「起源」の語りは、（それらを輸血療法と位置づけるかどうかは別として）現代からすれば逆に目新しく感じられるだろう。というのも、血はそこで、「人体」の下位に属するのではなく、それ自体で全体の属性（「人格」にかぎらず、ひろく心身の性状も含む）を代表するあり方をしているのだ。[7]

血液のこのような捉え方は、一七世紀以降、血液循環の発見に触発されておこる、あらたな血液療法の実践にも流れ込んでいた。たとえば、一六六六年に英国王立協会では、瀕死の状態になるまで血を抜かれた犬に別の犬の血を注入するという実験が行なわれた。[8]これは、きわめて真摯なもので、「受血した犬の毛の色は、供血した犬の毛の色に変わるか」、あるいは「おとなしい犬の血を獰猛な犬に輸注すると、犬の性質はどうなるのか」といった、会員間での哲学的な討議を経た末に執り行われたものだった。

この実験について記した、サミュエル・ピープスの日記によると、実験の主催者は、「もしうまくゆけば、人間の健康にとってたいそう役にたつかもしれない、より健康な体から借りてくることによって、悪い血をよくすることができるから」[9]と語っていたという。つまり、血は、輸注された後でも、その出所となる動物の特性を保持しつづけると考えられていた。この実験の後、会員らはさらに、「クエーカー教徒の血を大司教に入れたら」[10]などと、想像をたくましくしていたようである。

この、人間にも同様の療法を適用するという着想は、はやくも翌一六六七年に実行に移されている。王立協会は、血が冷やされると良い効果がもたらされるのかどうかを試すため、「少し頭のおかしい」[11]聖職者の男に、いくばくかの対価を払って血を抜き、代わりに羊の血を注入したのだ。男が後日、会員たちの前で、ラテン語で滔滔と語ったところによると、「血液を交換して以来、気分は目立ってよくなり、生まれ変わったようだ[12]」という。これを皮切りに、人間の性質を変える療法として、輸血の手技や理論は実験を繰り返されるようになる。

こうした輸血の試みは、医学史家によっては、「十七世紀のロイヤル・ソサイアティ一派の、表沙汰にまでなった失敗の跡[13]」と記述される。だが、輸血学・血液学の発達史をはなれて見れば、それらは、当時の豊穣な血のあり方を開示する興味深い出来事であった。ほぼ同じ時期、パリでも、動物の血を人間へ輸注する実験がおこなわれ、衰弱した少年に子羊の血が、また、正気でない男におとなしい子牛の血が注入されている。

とはいえ、こうした当時の輸血の方法論では、死者が出るのは時間の問題だった。輸血の理念的な効果や、血液を途中で逆流・凝固させることなく輸注する技法の開発ばかりが、考究の対象とされていたからである。輸血はまず、一六七八年のフランスの国会決議で、いっさい禁じられることとなった。そして、キリスト教会の組織やイギリスの王立協会などでも禁止されるようになり、しだいにヨーロッパ全土で行われなくなっていったのである[14]。

しかしながら、血液は、「人体」のみを実験の場として探求されていたわけではなかった。一方でそれは、「人体」とは切り離された、顕微鏡の上や試験管の中でも研究された。このイン・ヴィトロの血液学は、レーウェンフックによる赤血球の発見[15]にはじまり（形態学的記載）、やがて観察の技術だけでなく記述の技術（生理学・生化学的な分析）を展開させることとなる。

ただし、ここでは、科学の発展史的な関心から血液療法の歴史を記述しているのではないため、「血液学の父」ことイギリスのヒューソンが一八世紀に残した足跡にも、また同じく、ドイツの高名な医学者・エールリッヒが血液細胞の染色および病態観察の分野で一九世紀にうちたてた功績についても触れない。一九世紀に現れた血清療法が、血液の知の展開に果たしたであろう役割についても、それを示唆するにとどめる。

一つ確認しておきたいのは、一九世紀の前半に、ふたたび臨床の場で見いだされたとき、血液の置換という実践は、一七世紀のそれとはまるで相貌を違えていたということである。なにより、試験管の中での長きにわたる研究によって、血液に関する体系的な記述が蓄積されていた[16]。そのため、輸血の適用は、もはや患者の気質の改変ではなくなっていた。一八二〇年代に、イギリスの生理学者で産科医のジェームズ・ブランデルが、人間への同種間輸血をはじめたのは、出産にともなう急性の失血から母体を救うためであった（この時、血液の酸素運搬能力は認識されていた）。

これ以降、血液の凝固形成を阻止・遅延するため、供血者《ドナー》の動脈と受血者《レシピエント》の静脈とを吻合する直接輸血の方法を用いて、輸血は再度行われるようになる。そして、一九世紀後半に、パスツールやリスターの学説が確認され、輸血法に消毒が取り入れられるようになると、輸血処置に付随する感染の問題は激減した。また、一九〇〇年に、ランドシュタイナーがいまで言う「ABO式血液型」を発見し、血液の適合性の理解に先鞭をつけた。この知見は徐々に輸血医療に生かされてゆき、それ以降の輸血の成功を、僥倖から合理的なものへと移しかえたのだった[17]。

研究室での経験の蓄積はまた、供血者と受血者をつなぐ経済論的な回路に、ある程度の選択をかけてもいた。まず、膨大な数の異種間輸血の失敗例から、一九世紀後半以降には、輸血には他の動物ではなく人間の血液を用いるべしという経験則が得られていた。そこで、一九三〇年代から四〇年代には、それまで廃棄されるだけであった胎盤を「無尽蔵な輸注用の血液源」として利用したり、ロシアに限ってではあるが、屍体の血液を輸血に用いたりという試みもなされた。そして結果的に、大勢において供血者として措定されていったのは、人間の生体であった[18]。

輸血療法が臨床に積極的にとりいれられていたアメリカでは、二〇世紀以降、当初より輸血の隘路であった凝固の問題が解決され、血液のドネーションはしだいに対面的なものではなくなっていった。度重なる戦争はこの傾向に拍車をかけ、血液の凝固作用を抑える含クエン酸抗凝血剤の研究を促進した[19]。これによって、血液をいったん生体から引きはなし（保存血液）、それを必要とされているところへ分配することが可能となった。一九三〇年代以降には、同じく血液パッケージをつくるにしても、全血をそのまま保存・移動させるのではなく、水分を除去したり（凍結乾燥処理）、必要な成分のみを抽出したり（血漿分画）する技術が確立されていった。そして、物流の利便性を追求すべく開発されたこれらの技術は、供血側と受血側との距離をいっそう大きくする一方で、かの地に曰く言い難い「人体」の形象（これが、すなわちバンクなのだが）を現出させたのである。[20]

戦後、日本が本格的に血液事業を展開しはじめる際に接触をもつのは、血液のドネーションのこの局面である。日本に導入されることとなった血液銀行の制度は、その時点の「安全性」に関する技術論にうまく応えるものであった。しかし、そこにドネーションの経済論がかけあわされると、制度に織り込まれた当初の目論見は歪みはじめる。血液のドネーションは、そうして、つぎなる技術論・経済論を要請されることになるのである。

第七章　血液のバンキング

一　日本における血液事業の歴史的支点

「愛の献血に、ご協力お願いします。ただいま□型の血液が不足しております」――。二一世紀の日本の都市部に生きていて、こうした言葉にさらされたことのない者は、おそらくいまい。街角の献血センターや移動採血車の前で、あるいは溌剌たるつくりのポスターの上で、それらは繰り返し人々に、血液の供出を呼びかけている。

この、血液のドネーションのあり方を時系列に沿って通覧してみると、その形態が、供血者《ドナー》と受血者《レシピエント》とが対面的に血液の授受を行うものから、血液銀行《バンク》という媒体を設けてその収集・検疫・分配を行うものへと、大きく転換していることがわかる。現在では、その流れのうえで、「安全性・安定供給・倫理性」という旗印のもと、献血制度が採用されているのだ。では、その変転は、具体的にはどのような経緯をもち、現在どのような展開を見せているのだろうか。この章では、日本における血液のドネーションの歴史をみてみることにする。

そこで、記述の端緒なのだが、日本の血液事業(1)の歴史記述は、その始点を東大病院で発生した「東大病院・輸血梅毒感染事件」にとるのが常である。したがって、本書もその例に倣い、戦後まもなくして起こった同「事件」から始めることにしよう。

東大病院での輸血梅毒感染事故

一九四八（昭和二三）年の一一月、東京地裁にひとつの訴訟がもちこまれた。原告Xは、洋裁・華道・茶道等の教授をしていた四〇代前半の既婚の女性。同年二月当時、子宮筋腫の治療のため東京大学医学部付属病院小石川分院産婦人科に入院していた。原告はその間、衰弱した体力を補強するために四回にわたる輸血の処置をうける。しかし、それによってXは梅毒に罹患、生活をするうえでの障害が生じた。そして、退院後も職に復帰することができず、また夫とも離婚をするに至ったのであった。(2)

当時の輸血は、いわゆる「生血《なまけつ》輸血」・「枕元輸血」という方式で行われていた。供血希望者（親族・知人、あるいは有償供血者など）には、まず血液型判定や梅毒血清反応等の検査がなされ、問題がないと判断された場合、輸血ということになった。供血者と患者とは隣りあわせに横たわり、抗凝固剤入りの大型注射器を介して血液を授受した。これら一連の処置は患者の担当医により行われた。東大病院での当の事故でも、こうした手順をふんで、患者に生血が有償供血者から輸血されていたのだった。

同病院ではそれまでも、毎回同じ輸血組合に組合員の派遣を依頼していた。そして、事故となった四回目の輸血の際にも、供血者Aは慣行どおり、健康診断や血液検査の合格者に対して交付される給血斡旋所の会員証、および供血の一五日前に発行された性病予防協会附属血液検査所の梅毒反応陰性の血液検査証を持参していた。そのため、患者の担当医BはAにたいして「身体《からだ》は丈夫か」と質問しただけで採血し、これをXに輸血したのだった。Aが血液検査の数日前に売春婦に接していたことが判明するのは、後のXの梅毒発症をもってである。

原告Xは審理において、医師Bが書類のみによって供血者Aが梅毒罹患者でないものと判断し、血液検査その他の診察の義務を懈怠した責任を追及した。そして国に対し、洋裁教授等によって得られるはずだった収入への損害の賠償と、治療費ならびに離婚の慰謝料の支払いを求めた。これに対し被告側は、当の輸血は同病院で慣行となっていた手続きを遂行したものであり、法律的にも、当時は輸血を規定するものがなかったことから、Bのとった処置は妥当だったと主張した。(3)

審議は、第一審(東京地方裁判所・一九五五(昭和三〇)年四月二二日判決)・第二審(東京高等裁判所・一九五六(昭和三一)年九月一七日判決)を経て(ともに原告勝訴)、終局的には最高裁にまでもちこまれる。そして、その間、裁判の場をこえて広く討議されたが、(4)発生から一三年後の一九六一(昭和三六)年二月一六日、裁判は原告勝訴で結審したのだった。(5)これが、世に言う「東大病院・輸血梅毒感染事件」(以下、「東大梅毒事故」)の概要である。

裁判の過程で最大の争点となったのは、問診という技法をどう位置づけるかであった。(6)被告側は、梅毒が数週間を経ねば発症しないこと、また梅毒感染という社会的に嫌悪される事実を問診で引き出せたかは疑わしいことなどを挙げつつ、それを補助的な診療技術とみる立場をとった。問診懈怠という罪状そのものが構成されないと主張したのである。しかし、判決では、問診の限界は一応みとめられはするものの、なお一貫してその有効性が信憑された。そして、「輸血をする医師」の側からすれば、その判決は医療を萎縮させるようなものではあったが、(7)おおかたの法学者には後の医療過誤を防ぐという意味でも妥当なものと判断されたのである。

感染させられる身体

輸血がもとで生じた梅毒への感染事故は、東大病院の例がはじめてというわけではない。(8)だが、なかでもこの事故は、かつて著名な法医学者をして「日本における医療訴訟の検討がこの輸血判例をかえりみずしてはなされ得ないことは、いうまでもないであろう」と言わしめただけでなく、現在でも、問診という手続きの義務が確認された事例として、医事法学のテキストでは必ず言及されている。[10]とりわけ、判決文の次のくだり、「いやしくも人の生命及び健康を管理すべき業務（医業）に従事する者は、その業務の性質に照らし、危険防止のために実験上必要とされる最善の注意義務を要求されるのは、已むを得ないところといわざるを得ない」は、「抽象的規範」の宣言として参照されるところである。[11]この事故は、血液事業の歴史に限らず、医事法学における法理の展開という観点からも、一判例以上の意義を担わされているのである。

しかしながら、裁判もふくめた議論の履歴をつぶさに見てみると、この事故の含意は、たんに医療行為を行ううえでの規範の問題へと収束するものではないことがわかる。議論はたしかに、問診という診断技法が「本質的な診断価値を有するもの」か「補助的乃至は参考的価値に止るもの《ママ》」かという対立にそって進行している。[12]だが、かといってその最終的な判定が求められたわけではなかった。問診という診断技法の「本質」は、どこか擬似的に議論の焦点とされていたのだ。

この議論の横滑りは、おそらく、原告Xの感染に端を発する「原因」探査の動きが、ある言葉の不在に行き当たってしまったことを表していよう。医学が当時もっていた、疫学的な検査技法の手札のうち、数値や視覚的な症状として梅毒をそのまま読み出せるものは、無かった。そこで事後的に、ありえたであろう方策として引きあいに出されたのが、問診による検疫だった。そう、十数年の長きにわたる議論の中心には、同時代の技術では解析されえない、血液の疫学的な不透明性があったのである。

売春婦、供血者A、そして原告X――。東大梅毒事故においては、日常まず並ぶことのない身体が三つ、その血液の不透明性に架橋されることで、並んでしまった。それら身体を取りもっていたのは、もちろん「贈与」でも「交換」でもない。ただに行きかう体液の露骨さとでも言おうか。梅毒のウイルスは、そこに宿ったのだ。

その意味では、東大梅毒事故の裁判が、問診の本質論へとずれ込んでいったのは、必然のなりゆきだったかもしれない。司法は、この露骨な感染を、問診という技法の有効性を問うことでしか扱いきれなかったのである。事故の責任の所在が、最初から担当の医師にのみ振りあてられ、「問われなかったので答えなかった」と供述した供血者Aに向けられなかったのも、そのためである。当時の慣行では、供血者から受血者への血液の流れを監視するのは、最終的には医師だけであった。それゆえ、事故の責任は、感染の可能性を告白しなかった供血者にではなくもっぱら医師のほうへ、問診の義務を懈怠したという擬制でふりかかったのである。

この無為の感染は、それが制度の統御できる範囲をはるかに超え出るものであったために、衝撃的な「事件」となった。[13]身体を仕分けし保全することにおいて、ある程度まで成功していたはずの階層の原理も、思わぬかたちで破綻することが目の当たりとなったのだ。身体は、制度の言葉と絡まるのとはべつに、「人体」という物質性の水準でも輻湊を形成する。それゆえ、制度の目論見は、時に不測の事態に遭遇するのである。

この時、裁判という場を借りて公然と現れたのも、そうした言葉の虚《うろ》（ないしは言葉を機能不全におちいらせる「人体」の過剰性）であった。現行の制度では、身体が一方的に他者――この場合、供血者という社会的な他者と、ウイルスをはじめとする疫学的な他者という、二重の意味での他者――に曝露されるのをどうすることもできない。では、その「感染させられる身体」をどうするか。日本の血液事業は、血液の「需給」を調停する経済論ではなく、こうした受血者《レシピエント》への配慮の必要性（すなわち技術論）を始点＝支点として、体をなしていくのである。

事件から歴史的支点へ

とはいえ、東大梅毒事故が起きた時点ですでに、日本にはそれなりの輸血の歴史があった。記録上、もっとも古いのは、一九一九（大正八）年の例という。[14]この年の二月に、九州帝国大学教授・後藤七郎が陸軍軍医学校において、手術後の患者に施したのだ[15]。なお、後藤はその前年に、パリ陸軍軍医学校で開催された「第四回　聯合國外科會議」に帝国陸軍派遣委員として参加し、帰国後、医学雑誌上に「輸血法ハ現今重篤ナル出血ノ處置法中最良法トシテ認ムヘキ充分ノ成績ヲ得ルモノナリ[16]」と報告している。日本で輸血は、まず軍陣医学の場で紹介されたのだった[17]。

その輸血が、ひとつの療法として一般に認められるようになったのは、昭和のある有名な臨床例以降と言われる。一九三〇（昭和五）年に、時の首相・浜口雄幸が暴漢に狙撃されたのだが、現場に駆けつけた東京帝国大学教授・塩田広重により生血輸血をほどこされ、一命をとりとめる。そのことが新聞で大きく報じられたのだ。これを機に輸血はしだいに普及していき、輸血のための血液の授受が、患者のベッドの周囲で見られるようになる。かねてより一部の医療機関で行われていた「職業的給血」も、この頃より広まった[18]。採血を行う機関には、「夜なきうどん屋から外交員、ミシン屋、苦学生、主婦、娘など」が押しかけたという[19]。

なお、そのさいに医療機関でどのように「職業的給血者」が選択されていたかを伝える記録が、愛知医科大学にまつわり残っている[20]。同大学の場合、職業的給血者になるには、ABO式血液型が一致し（ただし、汎用性の高いとされたO型は優先的に採用、逆にAB型は不採用になっている）、かつ梅毒・マラリア・結核・レプラ等に罹患していないこと、より厳密には、打診・聴診・淋巴腺の腫脹や神経の肥厚の検査・ワッセルマン氏反応（梅毒診断）・ピルケー反応（結核診断）・血球算定（貧血診断）などに合格している必要があったという。そして、同資料によると、職業的給血者の存在は、道義的には問題があっても患者の救護のためには「實際絶對ニ必要ナル者」とされていたようである。「血液ノ賣買トイフガ如キコトバ如何ニモ人道ニ反スルガ如ク不穏當ニ響クガ、然シナガラ若シ其給血者自身ニ何等ノ苦痛ヲ與ヘズ又惡影響ヲモ及ボサヌモノトスレバ此職業的給血者ヲ用フルコトモ許サルベキ筈デアル、法律家ニモコノ點ニツキ意見ヲ徴シテ見タガ、給血者自身ニ何等惡影響ヲ與ヘズ、而モ本人ガ承諾シテノ上ナラバ差支ヘナイトノ解釈デアル[21]」。血液は通例、抜き取られても、それが一定の範囲内であれば数週間で再生する。そのため、血液の売買は、最善の検査がなされた上は、ひとまずは供血者の身体のみを相関項として、「需給」の問題として捉えられていたのだ。

東大梅毒事故の舞台となる東大医学部の病院でも、一九三六（昭和一一）年の春より、有償の供血者を募るようになっている。「もともと大學では輸血を要する場合は患者の親戚・知己もしくは看護婦から給血したのが一日約四十名で、料金を拂つて輸血したのは二十名位だつた此の二十名の有料輸血をルンペン諸氏から求むる事ときまつた」とたん、連日ひとびとが押し寄せたと報じられている。(22) 輸血血の質に照準した血液事業という企図が興る以前は、個々の「需要」は新鮮血の枕元輸血でもってあたれば、ことたりていたのだ。

東大梅毒事故が起きる前にも、一時的に保存血液から輸血用製剤がつくられたこともあった。だが、それは輸血という営為の「外」からきたされた、血液の量的調達という要請によるもので、むしろ例外的な事態だった。たとえば、戦時中には、前線に送るために「血液献納運動」がおこり(23)、「献血報国協会」(24)なるものが組織されたことが伝わってはいる。その時には医学者らも、「空襲に依つて生じた重傷者の救護には輸血法が絶對に必要」とばかりに、「無毒」な血液を一定量確保する対策を講じ、その任にあたった。(25) しかし、それらは戦時下での一時的な動きであり、戦争終結とともに霧散した。逆に言えば、血液事業がそれとして行われていくには、それだけ強固な言葉が箍《たが》として必要とされたのだ。(26)

してみれば、今日の血液事業には、東大梅毒事故という「感染させられる身体」の経験が、そうした箍として効いていることが見えてこよう。歴史記述の始点が往々にしてそこに置かれるのも、そのためである。東大梅毒事故は、本来なら枕元輸血の一臨床例として、ほかの輸血例（やそれによる梅毒感染事故）と同様、医療の場に埋めこまれるはずのものだったかもしれない。ただ、一点ほかと違ったのは、それが輸血による梅毒感染事件として裁判につながり、血液事業の始動を促す言葉の足場をつくったことである。これ以降、血液事業の場には、受血者《レシピエント》の「安全性」という絶対的な要請が降りたつこととなったのだった。

「日本の輸血の歴史は血液行政の失敗の歴史」・「悲劇の歴史」と言われる。[27] この歴史観に沿って言うなら、たしかに、「悲劇」は一定の期間をおきつつ、くりかえし現れている。一九四〇年代の梅毒、一九六〇年代のB型肝炎、一九八〇年代のHIV、そして近年のC型肝炎——。だが、その「悲劇」は逆説的ながら、制度が当初からはらむ技術論的な矛盾、つまり、「安全性」が求められはするものの、血液にはウイルスを検出できない期間（ウインドウ・ピリオド）が伴うため絶対的なそれは期しがたいという矛盾の現れとして、制度的に創出されているのである。

二　「安全」な血液の希求

東大梅毒事故が発生した一九四八（昭和二三）年、GHQは輸血対策の確立を厚生省や東京都に要請する。そして、血液をいったん保存し、その間に種々の検査をほどこせるよう血液銀行を設立するよう促した。これを受けて厚生省では、日本赤十字社（以下、「日赤」）を血液銀行計画の取扱い団体に指定して「輸血対策委員会」を設置し、以後ここを中心として血液事業を全国的に展開していくことを決めたのだった。[28]

日赤では、アメリカ赤十字社から援助の申し入れをうけたこともあり、あらたに輸血研究所を設置して血液事業も行うことにした。[29] そして、アメリカに学者を派遣し、血液銀行がどのように運営されているのか視察させた。[30] 日本においては、その後、日赤だけではなく民間の血液銀行も開設されてゆくことになるが、それらがすべて、アメリカの血液銀行の運営技法を参考にしていたことは、留意されおくべき点である。[31]

アメリカでは、一九三七年時には血液銀行の原型ができていたと言われる。[32] とある病院の冷蔵庫に、手術で使われることのなかった血液の瓶詰めがあり、そのおなじ病院に、手術をひかえた患者がいる。その、近いようで遠い距離は、ながらく埋められることはなかった。が、一九三七年、アメリカはイリノイ州・シカゴのクック郡立病院にて、両者を引きあわせるという合理的な営みが開始されたのだ。血液をバンクする営みがアメリカからはじまったというのは、それ自体、興味深い。アメリカでは戦争による要請もあり、それ以降も、血液を個人から引き離して保存し再び分配する機関《バンク》が増えてゆく。そして、いったん産業となった血液銀行は、戦後になると、今度は医療機関へと血液製剤を流通させはじめたのである。

同地では、血液事業の担い手は国家ではなかった。おもに民間の商業的な血液銀行とアメリカ赤十字社とが、採血から流通までを取り仕切っていた。これを参照して、血液銀行は日本においても設立されてゆく。一九五〇（昭和二五）年には、民間の売買血方式をとる血液銀行が設立された[33]。それに続いて、日赤や病院の院内血液銀行など、血液銀行の業務を行う機関が全国に創設され、保存血液を原料とする血液製剤を製造しはじめたのだった[34]。

血液銀行の諸形態――売血・預血・献血

輸血された患者が梅毒に感染するという事故を受けて始動しただけに、血液銀行の使命の第一は、「安全」な血液を供給することとされた。各血液銀行では検査技術の向上が図られた。「血液銀行に保存してある血液は、徹底的に必要な検査がなされておりますので、輸血によつて病氣がうつるというような不都合は絶對に避けられるわけでありますし、また輸血によつて起る副作用も最小限度に食い止めることができるのであります[35]」。血液の〈安全性〉は、血液銀行の存立に大きく関わるものだったのだ。

血液銀行は数年のうちに全国的にその数を増した。と同時に、採取される血液の量も年々増加していった（以下、適宜、巻末の参考資料⑧を参照）。血液銀行が急激に「発展普及」しはじめた理由については、当時、以下のように言われた[36]。すなわち、①保存血液の輸血効果は、新鮮血液と遜色がなく、②「採血後輸血に適應するか否かについて完全な検査を行うことができるので、輸血による梅毒、マラリア等傳染病感染が防止される」、③大量の血液が供給可能であり、必要に応じて血漿のみの供給もできる、④「現在の我國では、大都会を除けば輸血は可成り面倒な治療技術であり、殊に山間僻地では職業的な供血團体など勿論なく、また血液を採取することを迷信的に忌み嫌う風習が根強いために、供血者を得ることが甚だ困難」だが、その心配がない、⑤輸送が簡便なことから、非常災害時に対応できる、⑥「血液銀行の名稱の如く、健康時に血液を提供し、自己或は近親の傷害疾病時に必要な血液を受けとることができる」、である。

これを見ても、血液銀行業務が、生血（新鮮血液）との対比をとおして、保存血液の「安全性」が志向されていたことがうかがえよう。ここにはまた、④のような興味深い指摘もなされている。血液銀行はこのとき、血に塗りこめられた土俗的な意味を捨象し、それを質はもちろん量の観点からも統御する「福音」[37]として捉えられていたのである。

その血液銀行には、当初より三つの採血方式（にもとづく運営形態）があった。「売血」・「預血（返血）」・「献血（古くは「奉仕供血」等）」[38]である。「売血」とは、採血するにあたって供血者にいくらかの金品を給付する方式である。民間の血液銀行は、ほぼこの方式に依拠していた。また、「預血」「返血」は、主に各病院の院内血液銀行や日赤において採られた方式で、「預血：あらかじめ血液を提供しておけば、本人や家族などが輸血を必要とした時に、その分だけ優先的に供血される方式」「返血：輸血を受けた時は、その分だけあとで供血して返してもらう方式」と説明される。[39]「献血」はもっぱら日赤のみでおこなわれ、供血には反対給付がともなわないとされた。そして、これら三つの形態のうち、創業当時より圧倒的な採血量をあげていたのは、売血方式であった。

血液事業は東大梅毒事故の年に、GHQの勧告もあって厚生省と東京都に、そしてそこから日赤に課せられたように言われる。だが実際には、民間の血液銀行もこの事業に参入し、実績をあげていたのだった。その経緯については、日赤によるアメリカの血液事業の視察に時間がかかったためとも、また、朝鮮戦争の勃発によりGHQが血液製剤の製造を急いだためとも言われる[40]。あるいは、ＧＨＱの担当官の発言として、つぎような言葉も伝えられている。

国営では品質の保証ができない。もし、製品にミステイクが起こつたとき、国営では事を闇に葬るか、幹部の一部の更迭ですませてしまう。民営事業では事故や失敗は社会や株主から痛烈な非難を浴びるので仕事が真剣となり、品質がよくなる[41]。

これらはいずれも、真偽のほどは定かではない。しかし、すくなくとも一九五〇（昭和二五）年には、血液銀行の運営は国にではなく市場にゆだねるという「了解」があったようである。そして、引用したＧＨＱ係官の言を採用するなら、やはりことの主眼は、血液事業の「安全性」というところにあったようである。「安全」な血液という要請が、国の施策とは異なるところに、血液銀行の設立される場を創りだした。そして、そこに参入したのが、官庁および自身の博愛という設立精神にうながされた日赤と、医療上の利便を見こんだ各病院の院内血液銀行と、利潤追求を目的とした民間の血液銀行だったのである。

このように、血液事業は「安全性」を志向するなかで、ひとまず売血・預血・献血という三つの運営形態を派生させた。なかでもその主軸となり、医療の場での「需要」に応えていったのは、売血方式だった。そして、そうした状態が十数年間もつづいただけに、一九六〇年代半ばに起きた血液事業の再編成は、後世の目には一つの事件と映る。それまで一大主流であった売血がわずか数年間で消失し、献血制度が大々的に整備されていくのである。

血液事業の一九六〇年代

献血方式にもとづく採血は、一九五二（昭和二七）年に日赤内で始められた当初から、年間わずか千例足らずしか行われていなかった。そして、一九五四（昭和二九）年に、保存血液が健康保険の療養給付の対象とされるや、その採血量はさらに減少した。翌一九五五（昭和三〇）年からは預血の採血量もまた減少に転じている。保存血液の総採血量に占める割合は、献血・預血を合わせても〇・〇五%程度。ようやく一%を越えるのは、一九六二（昭和三七）年以降である。

この現状をみて、厚生省や日赤は献血・預血の普及を図り、マスメディアを通じてキャンペーンを行った。とはいうものの、統計を見る限りでは、事態はさして変わっていない。採血は依然として、売血が大勢をしめる状態がつづいた。

一九五六（昭和三一）年～一九五九（昭和三四）年　「血液銀行業務周知週間」（厚生省）
一九六〇（昭和三五）年「血液製剤の知識普及運動週間」（厚生省・日赤）
一九六〇（昭和三五）年～一九六四（昭和三九）年　「赤十字愛の献血運動」（日赤）

この状態が変容しはじめるのは、一九六〇年代の後半である。保存血液の総採血量にしめる売血・預血・献血の比率が、急激に変動するのである。再び数字を見ると、一九五〇年代には保存血液の総採血量に占める割合がほぼ一〇〇%だった売血が、一九六八（昭和四三）年には〇%となる。これに対して、献血はこのとき約八割に達し、一九七四（昭和四九）年以降は一〇〇%となるのである。数字のこの劇的な変化は何か。

通説ではこれを、当時の社会的な運動や血液事業に対する政府の施策の効果と見る。

一九六〇（昭和三〇）年、東京で開催された第八回国際輸血学会の席で、日本は海外の学者らから、売血方式を主流とする血液事業のあり方を糾弾された。また、一九六二（昭和三七）年、供血者の健康問題や輸血用血液の品質低下などをみて、マスコミ関係者や大学生らが売血の廃止を訴える運動を起こした（「黄色い血」追放運動）[42]。

そうした時流のなかで、一九六四（昭和三九）年には、ライシャワー・アメリカ駐日大使が、輸血処置がもとで血清肝炎に感染するという事故もおこる。「日本人の血を貰ったのだから、これで自分は日米の『混血』だ[43]」という、大使の輸血後の発言も、肝炎への感染が発覚するや、たんなる美談ではすまなくなったのである。

衆・参両議院の社会労働委員会や中央薬事審議会では、すぐさま献血・預血の推進が討議された。そして同年、「献血の推進について」という閣議決定がなされた。

「献血の推進について」

政府は、血液事業の現状にかんがみ可及的速やかに保存血液を献血により確保する体制を確立するため、国および地方公共団体による、献血思想の普及と献血の組織化をはかるとともに日本赤十字社または地方公共団体による献血受入体制の整備を推進するものとする。[44]

この閣議決定にあわせて、具体策をもりこんだ「献血推進体制要綱」も作成され、各都道府県には「献血推進協議会」が、また国には「中央献血推進打合せ会」が設置された。このとき日赤も、非営利法人であることや、それまでの採血および組織化の実績をかわれて、地方公共団体とならぶ公的な献血の受け入れ機関となった。こうした一連の動きによって献血への理解が促され、献血は数年のうちに、売血に代わって輸血用血液製剤を一〇〇％供給できる採血制度となったと、通説は見るのである。

数字の変動を、当時の社会運動や施策と結びつけ、その効果として語ることに、おそらく大過はあるまい。ただし、そこにすでに「献血思想」なるものがあったと仮定し、それが発現したかのように捉えたり、既存の日赤の制度がそのまま拡大されたと解したりするのは、誤りである。

というのは、ことの背景にはひとつに、民間血液銀行が全血製剤の分野で売血方式をとらなくなったことがあるからである。一九六六（昭和四一）年五月ごろより民間血液銀行は売血を自粛しはじめ、翌一九六七（昭和四二）年一月に、民間血液銀行一六社の連合組織である「日本血液銀行協会」は、売血を全廃して預血方式に一本化する決議を行った。つまり、売血の廃止にともない、総採血量に占める献血血の比率はおのずから上昇したが、かといって、献血方式によってそれまでと同程度の採血量をまかなえるようになったというわけではないのである（じっさい、民間血液銀行が売血方式を取りやめた直後には、総採血量は大幅に落ち込んでいる）。

それに関連してもう一点、統計につかわれている「献血」という区分は、この時期非常にあいまいなものであった。献血制度はそれまで、何ら代償を求めない供血方式として、日赤内で採用されていた。だが、閣議決定の年以降のそれは、献血者に対して血液を優先的に還元するということを表明し、預血制度的に運営されていたのである。したがって、統計表にみられる数字は、あくまで括弧つきの「献血」の値として見なければならないのである。

それだけではない。この転換を献血推進運動の成果とのみ捉えると、なぜここにきて、採血方式と血液製剤の品質とが結びあわされて論じられたのかが見えなくなるのである。当時にあっても、つぎのような声があったことは見逃せまい。

輸血を永年のあいだもっぱら売血に頼ってやってきておきながら、このごろ急に「売血はいけない。献血によるべきだ」と言われだした。売買されている血に粗悪なものが多いという現実はわかっているが、私ども素人から見ると、「そんなら、いい血を買えばいいじゃないか。大事な身体の一部をなんでもかんでもタダで提供しろというのは、どういうわけなんだろう。」という気がする。(45)……

……献血は善い行為だが売血は悪い行為だと考えるような気風が出ているのにも感心しない。寄付はもちろん善行だろうが、売ることが悪行なのではない。人体の一部については、かならず無償提供によってのみ目的を達成するのが理想だと思うのは、人体は最後まで「物」ではないとするセンティメンタルな考えにわざわいされているのだと思う(46)。

ここにも示されているように、血液の「安全性」を第一に考えるということであれば、「いい血」を買うというのも、選択肢の一つとしてありえただろう。そもそも、血液事業の場に民間血液銀行の参入が許可されたのは、血液の「安全性」を確保するという企図に照らしてのことだった。血液の質の低下をみて、この時期にまず挙がってしかるべきだったのは、その達成されなかった企図がいかにして躓いたのか見直す議論だったはずである。しかしながら、じっさいにそうした議論は俎上に上ることすらなかった。売血は、ただ断罪されたのである。

日本の血液事業の歴史としては、一九六〇年代の再編成に接したさまざまな言葉のうちでも、現在の主流である献血に与するもののみが広く流布している。そして、そうした歴史記述は、統計上の数字の変転にかぶせて売血の非を語り、献血の正当性を語る。だが、その数字の変転自体は、血液事業が従来とは異なる言葉に行き当たったことを示すものではないか。

ここはいま少しとどまって、献血を当時のもっとも妥当な制度として押し上げていった言葉のうねりに迫ってみることとしよう。

三　「黄色い血」という教訓

一九六〇年代の血液事業の改変とは、いったい何であったか。売血の非が説かれる際に使いまわされた二つの言葉、すなわち供血者の健康問題と保存血液の品質の低下問題とを見てみよう。

供血者の健康

まずは、供血者の健康問題である。これに関しては閣議決定以降、たとえば一九六五（昭和四〇）年の一二月に、東京弁護士会人権擁護委員会が人権擁護の見地から売血制度を非難し、その廃止を厚生省・法務省・国会に勧告している。その主文は、「売血制度は、売血者の健康原理と輸血を要する患者の健康保持の面から弊害が多く、売血者ならびに需血者の人権擁護にははなはだしく欠けている実情からこれを廃止すべきである」というものであった(47)。ここで「売血者の健康」は、「患者の健康」と併記されるかたちで登場していた。

しかし、その言葉は一九六〇年代の数字の転換が起こる以前からあったこともまたわかっている。売血血は医療機関で、費用の面から献血血よりも頻繁に利用される傾向にあったが、それは主に定職を持たない人々から採血されていた(48)。みずからの健康をかえりみずにひとびとは売血し、血液銀行側もそれを放置する。そうした状況を改善するために、一九五六（昭和三一）年、「採血及び供血あっせん業取締法」（以下、「血液あっせん業取締法」）が制定されていたのである。これにより、採血業者には供血者の健康診断が義務付けられ、採血することが当人の健康をかんがみて有害である場合には、その者からの採血が禁じられたのだった。

供血者の健康問題は、じっさい、血液銀行創業以来の根深いものだった。血液銀行は、供血者を召集しやすく、各地への配送も簡便な都市部に集中して創られた。そして、血液製剤を商品として流通させはじめたのだ。が、いったんそうなると、「人体」の周りには、むきだしの経済論が覆いかぶさる。血液銀行業務のなかでも、売買血方式が他を圧倒しはじめる一方で、「供血を一種の職業と考える、いわゆる職業的給血者なるものが、社会の一隅に変態的に存在」するようになった(49)。

こうして、血液銀行業務を市場原理に委ねることの弊害は、供血者の固定化というかたちで早い段階からあらわれていた。一般のひとびとの血を売ることへの忌避感からか、職業的に売血を行う者の占有からか、売り手の市場は開かれたものとはならなかったのだ。その結果、何が起こったか。固定供血者層からの頻回採血である。

売血の深淵

血液あっせん業取締法が制定された後でも、売血者のなかには、偽名を使って血液銀行を渡り歩く者や、血液銀行の職員をおどすの泣き落とすので採血を強要する者がいた。(50) また、血液銀行の中には、血液製剤の増産をはかり、採血の適否を決める比重検査などをあまくして採血を行うところもあった。(51) 売血のそうした状況は、血を売ることが人間性につきつけてくる暴力を主題とした、多くの文学やルポルタージュを生み出した。と同時に、東京（山谷）や大阪（釜ヶ崎）・京都（内浜）での売血の実態調査を、有志らや行政当局に敢行させた。

東京の山谷地区を対象として、一九六四（昭和三九）年に行われた調査では、売血者の様相は、こう記録されている。「血を売って得た金で、翌日血を売るための栄養をとり、増血剤を買う売血常習者の生活、自らを『タコ』とよんでいる彼らなのですが、まさに自分の足をも食べるという『タコ』のような生活です(52)」。都内には当時、日赤の中央血液銀行をのぞき、九か所の商業血液銀行があった（八王子・青砥・上野・日暮里・下落合・代々木・大塚・芝・蒲田）が、血を売る者はそこへ、日に五・六回運行されていた送迎バスや電車を利用して通った。一本（二〇〇cc）で四〇〇円から五〇〇〇円。調査対象者五一人のうちのほとんどが、それを生活費と遊興費にあてていたという。

その後、商業的な血液銀行にたいする非難の声が高まり、警察が血液銀行の取締りに乗り出すと、山谷地区に乗りつけられていた送迎用のバスは姿を消す。ただし、『共同飯場』の山谷ドヤ街に、低賃金・無権利の日雇い労働者をプールしておいて、飢餓の自由と同様に、売血の自由をあたえている建設・運輸大資本という吸血鬼」は、依然として存在しつづけたという。(53) 山谷地区にある城北福祉センターの医療相談員も当時、生きんがために、人々が血液銀行の前に長い列をつくっている光景を目にしている。(54)

一方、一九六三（昭和三八）年に大阪・釜ヶ崎で行われた調査によれば、ひとびとの売血状況は山谷よりもまだましだったと言われる[55]。商業血液銀行は一つ、生血の斡旋をする業者が五つ。相場は保存血で一本四五〇から五〇〇円、生血は一〇〇ccで七〇〇円（うち一五〇円が斡旋業者により差し引かれた）。ただし、売血を行う業者と医師のなれあい関係や、「プロ売血者」（報告書の定義では、『毎月二〇本（四〇〇〇cc）以上売血する人』）は、ここでも存在すると報告されている。

釜ヶ崎のある診療所の医師は、一九六六（昭和四一）年当時、「釜ヶ崎の人びとの半分が売血をしている」と証言している[56]。「血を売る人は男性に多く、女性には少ない。その九〇%は、三十代を中心に二十代、四十代にわたる単身の男性労働者である。住んでいるところは、八割までが簡易宿であり、その次にはアオカンと称する野宿の人たちで、これが一割を占める。健康保険を持っている人、あるいは生活保護をうけている人には少なく、健康保険未加入者の人が九〇%と圧倒的に多い。また、売血をした人の五〇%強は、労働福祉センターを通じて仕事にいくアンコである[57]」。「プロの売血者」もさることながら、生活の不安定な住人が、不定期に売血する例が多いという。

横浜市民生局長が目撃したのも、まさにそうした状況下で翻弄される、売血者の身体であった[58]。曰く、売血者のうち、常習化したものは極端な場合には死亡することもあるが、一般的には、貧血による諸症状や、造血のために鉄剤を服用することからくる消化器系の疾病などを発現する。そして、自活不能になって生活保護法の適用を受ける。「極言すれば商業血銀の利潤は、売血者の犠牲と国民の血税が含まれていることになる」。さらに、「血を売って廃疾化し、その治療のために血液を必要とし、その血液はまた売血に依存する。〝売血たらい廻し〟――売血もここまでくると陰惨さを通り越す[59]」――。売血制度の弊害は、ひどく構造的なものだったのだ。

こうした証言の一つ一つを検証していくことは、本書が論じられる範囲を超えている。だが、少なくとも売血の「実態」を伝える報告の蓄積そのものからは、一九六〇年代までにすでに長きにわたって、血液の売買が閉鎖的に行われていたことを読みとることができるだろう。そして、その間、供血者の健康は、血液あっせん業取締法にもとづき一応の配慮を受けていた。にもかかわらず、それは結局のところ、必要悪として放置されていたのだ（ここで再び、一五四―一五五頁の引用を想起しておきたい。血液の売買が行われていることは、けっして隠匿されていたわけではなかった。同時代の人々のあいだでは暗黙の了解とされていたのだ）。

そうしてみると、血液事業のなかで一九六〇年代に献血が押し立てられていったのは、もう一方の輸血後肝炎の発症例の増加という言葉が効いていた可能性が高い。どうやらこのとき、言葉の重心は、供血者《ドナー》にではなく受血者《レシピエント》のほうにあったようなのである（それにつけても興味深いのは、売血血を指して用いられた「黄色い血」の用語法の変遷である。元来それは、頻回採血により薄くなった供血者の血液のことを指していた。それがいつしか、売血による血液、受血者にまわりくる汚染されて危険な血液、という意味あいで用いられるようになっていったのだった）。

献血推進と「善意」の効用

では、一九六〇年代の血液事業の場における言葉の再編は、供血者の健康を引きあいに出しつつ、その実それは受血者の側の健康を顧慮したものだったとしよう。しかし、いずれにせよ、売血血の肝炎ウイルスによる「汚染」が取りざたされたということは、すなわち、それが売血方式により収集された「黄色い血」でなくとも、血液の感染を検疫し処理することが技術的に難しかったということにほかなるまい。つまり、採血方式のいかんによらず、血液の肝炎ウイルスへの感染は検出できなかったはずである。それにもかかわらず、もっぱら売血のみが汚染に結び付けられ、かつ、それに代わる方式として献血が推進されたというのはどういうことだったのか。

いまひとつ疑問なのは、献血と預血の関係である。「黄色い血」追放運動の流れから、売血を排斥する言葉が生じたことまではおくにしても、献血と預血の並存までが拒まれたのはなぜだったのか。両者の差異は、どこに見いだされたのだろう。

くり返すが、献血の際に交付される献血手帳には当時、「あなたやあなたのご家族が輸血を必要とされるとき、この手帳で輸血が受けられます(60)」と、献血者への血液の優先還元が謳われていた。企業のなかには、献血のこうした預血的な制度を活用して、血液共済を立ち上げるものも多くあった(61)。献血手帳は、預血証書とほとんど同じ機能をもっていたのである。

また、献血は閣議決定以降、各都道府県に設置された献血推進協議会の働きかけによって、「職場ぐるみ」・「地域ぐるみ」での組織化をすすめられていたが(62)、それは預血と相反する志向の制度ではなかった。運動を担っていた人々のあいだにも、「献血の推進策にいかに美辞麗句を並べたて、懸命にビラをまいみても、供血への恐怖感もあり、しょせん他人事とみる向きがまだまだ多い。自身に必要を感じさせるのには、身近かな例に基づいて、意識づけをするのが最も効果的である(63)」という声があった。献血は最初から「社会」一般に開かれたものではなかった。「今日は人の身、明日はわが身(64)」という社会保障的な掛け声も、「職場」という外郭が設けられた上でとなえられていた。つまり、献血もまた、「家族」・「地域」・「職場」といった関係性に取りつき、その親密さや連帯の感触に依存して運営されていたのだ。

血液事業は一体なぜ、売血でも預血でもなく、献血へと収束していったのか。答えを急ぐなら、それはつぎの日赤職員の言葉に集約されているであろう。これは、より安価な血液を使おうとする病院関係者に対し、発せられたものである。

輸血を受ければほとんど血清肝炎にかかるという今までの常識は、こういう売血であったからそうなったんだ。献血の血液は、少なくとも善意の血液ですから、ひとに病気を移してやろうという人がいるわけがないし、病気を隠して献血をする人もいないはずです。肝炎の検査をする方法は現在のところありませんので〔以下、原注〕（肝炎の検査はずっとあとから開発されました）、これはしょうがない。供血者で選ぶしかない。良質な血液は健康な人からいただく以外はありません。(65)

市場原理に託されていた、「安全」な血液の供給という事業目的は、一九六〇年代にはもはや切り崩されていた。血液事業の場では、輸血用血液製剤の品質低下、そしてそれを処方される患者の側の健康が問題となりはじめる。血液事業は、ふたたび「感染させられる身体」に遭遇してしまったのだ。しかし、当時、肝炎ウイルスを検出する技術は、いまだ確立されていない。そこを押して輸血を行うには、ある種の跳躍が必要とされた。

はたして反対給付を第一にあてこむ売血者に賭けるか、それとも受血者を慮っているであろう「善意」の献血者に賭けるか――。選択されたのは、後者であった。再編をせまられた血液事業の場に、献血の「善意」はこうして賦活された。そして、みずから進んで供血をする者の血液が安全でないはずはないという信憑は(66)、しだいに制度の肉付けをうけていったのだった。

献血による「善意」の血液は、とくにキャンペーンなどでは、患者への「贈物」として語られることが多い。だが、そうした意味論が派生する基盤には、それを「安全」に資するものとして効用の面から捉える社会医学的な言葉があった。このことは、みずからの「生」に地続きの事象として、記憶されおくべき事実である。

さて、日赤では、一九六〇年代後半から七〇年代にかけて、血液事業の理念と原則をひとびとに理解してもらうべく、つぎの三点の周知をマスメディアを通じておこなった。「①血液は人体を構成する一部であるので、相互扶助の精神にもとづいて献血されるべきもので、売血の対象とすべきでないこと、②営利を目的としない血液事業において行われる無償の献血は、最も安全で効果的な医学上の療法の前提となること。しかしながら反対給付などがある場合には、それらの原因により、疾病の秘匿・頻回供血の恐れがあり、供血者自身の健康に対しても有害な結果をもたらすこと。③自由意志による個人的な奉仕行為は社会生活の連帯意識を強化するものであること[67]」。

このうち、要点となるのは②である。献血方式では、その「動機」に「反対給付」が挙がらないだけに、「安全」な血液を収集するうえでは最適なものとされた。それに対して、売血が廃絶の方向へとむかったのは、①もさることながら、この②の点にそぐわなかったためである。そしてまた、預血もこの点からすると安全とは言い難かった。預血は企業の労働組合にひろく採用された制度ではあったが、民間血液銀行のそれは制度的に「反対給付」を組みこんでいた。預血証を発行し、血液が払い出される時に、患者には「見舞金」が支払われるしくみとなっていたのである[68]。預血はその制度的な根拠に一応の連帯意識をもつものの、採取される血液が「安全」であることの保証がないと見なされたのである。

「善意」の献血は、こうして血液事業の場でとりうべき唯一の形態として立ち現れることとなった。それと同時に、売血で生計をたてていた職業的供血者は、失業を余儀なくされていった。その因果のふくめ方は、言葉にすると二つ。「血など売るものではありません、それに売血はあなたの健康にとってもよくないですよ」、そして、「第一、あなたの黄色い血液は安全ではないのです」——。献血の「善意」には、字面上の「倫理性」のほかにも「安全性」という論理が走っていた。ゆえに、その賞揚はそれだけいっそう、血液事業の場から売血を排斥していったのである。

経済論としての献血

ただし、一九六〇年代まで「需給」の弾力をもっぱら市場原理に吸収させていた血液事業にとって、採血方式を献血へと一挙に一本化することは、すでにして不可能な事態となっていた。医療の場で、輸血に代わる輸液や技法が開発されていたわけでもない[69]。ふたたび数字を参照しておくと、一九五一（昭和二六）年より前年比一・四から三・一六の間で増加していた保存血液の製造量は、民間の大手血液銀行が買血を自粛したことを受け、一九六四（昭和三九）年に一気にその値を〇・七四にまで落としている。採血はさほどまでに売血方式に依存していたのである。

一九六四（昭和三九）年の閣議決定にはじまる一連の政策において、献血の推進がそのままほかの血液収集方式の即時廃止を意味しなかったのも、そのためである。血液事業には、保存血液の供給量を確保し、医療現場での混乱をふせぐという「安定供給」の論理も並走していた。[70]「安定供給」の装置を組み込んだかたちで、いかに献血制度を立ち上げるか。血液事業の場には、「安全性」・「倫理性」・「安定供給」の間に整合性をうちたてるという新たな課題が立ちのぼったのである。[71]

大局的に見ると、この課題にたいしては、採血場所の拡充および血液事業への国税の投下という、二つの動きが見られた。採血業務については、先述の血液あっせん業取締法によって一定の規制があったが、それが緩和されることとなった。そこで日赤では全国各地に血液センターを設置したり、職場や街頭でも採血業務を行えるよう移動採血車を導入したりした。病院の院内銀行や各地方公共団体の運営する血液銀行も、しだいに日赤に移管されるようになった。血液事業は日赤に一任され、血液製剤の需給の見取りを得やすい状況が整備されていったのである。また、こうして日赤のなかでの血液銀行業務が大規模化するのにあわせて、その費用の一部を国が補助するようになる。そして、輸血用血液製剤の表面的な無料化がはかられることとなった。

とはいえ、国の財政の動きと献血推進運動は、一九七〇年代までは相関するものではなかった。日赤は一九五〇（昭和二五）年より断続的に、お年玉つき年賀はがき寄付金の交付を受けるが、そうした補助だけでは血液銀行業務の財政は維持できない。一貫して献血方式をとってきた観のつよい日赤だが、昭和三〇年代には、採血のほぼ九割を売血方式で行っている。[72]また、一九五五（昭和三〇）年には保存血液が健康保険給付の対象となったが、これに至っては日赤の血液銀行業務を圧迫し、「厚生省が売血を温存しようとしている」[73]という声さえあがった。健康保険に加入してさえいれば献血をしていなくても会計窓口で三割の負担金をはらうだけで輸血がうけられるため、献血思想が根付かないのではないかと懸念されたのだった。

そもそものところをたどれば、献血制度は、「安全性」への要請にこたえるものであったにせよ、それ自体で「安定供給」を達成するものではなかった。売血制度の場合、よくもわるくも、供血者の集合がしだいに形成され、結果的に「需給」の調整はつけられていた。しかしながら、献血制度では、一見したところ、それがすべての人を潜在的な供血源とするために、供血路ははるかに開けているようにも見えるが、そのじつ供血は一部の「善意」に感応する人によってしか行われない。「需給」の均衡は、ひとびとの移り気な「善意」にまったく依存することになるのである。じっさい、一九七〇年代初頭には、献血制度は破綻していた。流通する血液が不足し、優先還元をうけるために、献血手帳が高値で取り引きされる事態(74)が生じていたのだ。

こうした状況をみて、一九七一（昭和四六）年以降、献血制度は財政の面からも推進されてゆくことになる。保存血液の薬価は、それまでにもいくどか改定されていたが(75)、この年の改定時から、従来の価格に据えおかれることとなった。そして、薬価と血液製剤の製造原価との差額を日赤に補助する政策がとられ（「差額国庫補助方式」）、かねてより問題となっていた「善意」の血液が値上がりするという事態が解消された。さらに、一九七四（昭和四九）年に国は、日赤の保存血液代金自己負担金の給付制度に賛同して、国庫補助金の交付をはじめた（「血液代金自己負担金償還事業」）。これによって、献血者とその家族だけでなく、すべての国民が、医療機関での窓口負担なしで輸血の処置をうけられるようになった。

そうしてみれば、これら一連の血液事業への国税投下の軌跡には、ひとびとの「善意」を制度的なものに転換させる模索の跡が刻まれているといえる。血液代金自己負担金償還事業にしても、その目的は、「献血者の善意を広く国民に及ぼすため、輸血された血液製剤の薬剤料自己負担金相当額を、被輸血者に支給して自己負担金の無料化を図り、献血者に報いること」[76]とされていた。献血の「善意」は、まずは報いられるものとして、制度的に保証されていたのだ。[77]

その後、血液の需給調整が軌道にのってきたこともあり、一九八〇（昭和五五）年には献血手帳から、血液の優先還元を行う旨の記載が削除された。そして、一九八二（昭和五七）年には、供血欄も消えた。また、国の血液代金自己負担金償還事業については、国民医療費の増大とともに総医療費に占める血液代金の自己負担割合が低減し、支給の効果が薄らいできたため、一九八五（昭和六〇）年度には打ち切りとなった。ここにおいて、「献血」は献血となる。〈安定供給〉という要請もまた、「善意」の制度を立ち上げるなか応えられることとなったのである。

以上、血液のドネーションの歴史が垣間見せるのは、献血における「安全性」・「安定供給」・「倫理性」という連関の均衡の危うさである。三者の連関は、おのずから引きあって醸成されたものではなく、「感染させられる身体」との遭遇に触発され、後年になって現出したものである。現在でこそ、それらは「善意」という言葉のなかで安定した位置取りをしているかに見える。が、それらが別様にも組み替えられうるという事実性は、血液事業の場に付随する矛盾として、しばしば姿を現している。

四　跛行する献血制度

「倫理性」に関する議論の展開

血液製剤の絶対的な「安全」は、技術的にも制度的にも期しがたい。これは血液事業の歴史において、くり返し確認されてきたことである。梅毒しかり、肝炎しかり、そしてＨＩＶ然り。一九六〇年代以降、それでもどうにかして「安全」を制度化しようという動きがおこり、「善意」の献血がその主流に置かれたが、血液の不透明性は依然として消失していないのが現状である。

だが、献血制度が以後数十年にわたって醸成した安住の世界は、いつしか「善意」の献血血は「安全」であるという信憑を強化していった。そして、本来その〈安全性〉を支えるべく血液事業の場に登場したはずであった「倫理性」も、いつしか、自存的に意味を紡ぐようになっている。血液がある種の物質性の水準に還元されるのに抗し、それをあくまで人間的な言葉の圏域に留めおこうとする企図が、動きはじめているのである。

たとえば、「血液は贈り物か商品か」という問いがたてられ、議論されることがある。R・ティトマスの著名な研究[78]や、それを介してM・モースの議論が引きあいにだされ、「贈与の霊」が召喚される。そして、互酬性や連帯といった主題が、血液事業を事例として展開されるのだ（そうした議論の場合、答えは、問いが出された瞬間にすでに決まっている。血液は、まちがいなく「贈り物」なのだ）。血液の「安全性」や「安定供給」とは切りはなされたかたちで、血液を贈り受けとり贈りかえす円環が想像され、のぞましき血液共同体が語られるのである。

「善意」自体をひとつの価値として称揚する言葉が糾弾するのは、血液の売買にかぎらない。たとえば、「善意」に依拠して収集されていながら、保存期限（現行の制度では二一日間）が切れてしまった血液の処分方法が取りざたされることもある。それは、廃棄されるのはもちろんのこと、ほかの血液製剤の原料へと転用されても問題となるのだ。「吸血産業化した独占企業」[79]、「『愛の献血』が売られている」[80]――。献血制度を足場とする「倫理」にとって、「善意」が無にされたり、「善意」の血液が利潤を生んだりすることは、言語道断なのだ。

現行の「倫理」は、そうして「善意」の血液のあり方を規定する一方、ひとびとの血液の授受にまつわる行為に価値判断をくだすこともある。献血をしないことが責められることはないが（それでは「善意」の自発性が切りくずされ、その価値が消失してしまう）、血液共同体への加入拒否がはっきり言明されると、非難がおこる。とりわけ血液のドネーションの形態が一つにしぼられた現在にあっては、献血はたんに「贈与」を論じ実践する対象ではなく、社会保障とも絡んでくる。そのため、あからさまな献血・輸血の拒否は、「非社会的」なふるまいともとられる（血液の授受をいましめる宗旨をもつ宗教に、「非社会的集団」(81)との言葉がむけられることもある）(82)。献血の「善意」は、ゆるやかな連帯を謳っているが、集団的に離反の意を表明する者があらわれると、とたんに共同体的なふるまいをみせるのである。

もちろん、そうした「倫理的」な言葉の展開も、それが真に自閉的なものであれば、言葉の局所的な増幅として了解しておくこともできるかもしれない。だが、血液のドネーションの歴史にみたとおり、「倫理的」な言葉というのはその「起源」において、経済論と技術論を調停する使命をおびている。そのため、それらとまったく切りはなされていることはありえない。ただでさえ危うい均衡のなかにあった「安全性」・「安定供給」・「倫理性」の三つ巴は、（さまざまな言葉を調停するはずだった）「倫理的」な言葉の突出した増幅によって、逆説的ながら、解消の危機にさらされているのである。

近年になって事例のあがりはじめた献血血へのＨＩＶ混入事故は、そうした献血制度の跛行の現れとみることができるだろう。日本でＨＩＶ感染者が最初に確認されてから約二〇年。この間たしかに、ウイルス検出精度は向上し、ウインドウ・ピリオドも短縮された。また、献血の申し込み者にたいしては、リスク・グループを排除し、「献血される方と輸血を受けられる方の安全」を期すため、問診票の記入が課されている。感染の疑いのある者には献血を辞退ねがう方針がとられている。献血者の、自己の身体を検疫する「善意」は、いぜんとして制度的に強固に信憑されているのだ。しかし、ここにきての献血血へのＨＩＶ混入事故は、信憑がやはり信憑でしかなかったことを露呈させはじめている。

献血者のうち、ＨＩＶ検査が陽性の者の数は年々増加しており、その血液を輸注された患者が二次的に感染するという事故も、すでに発生している(83)。個々の感染事故について伝播経路を遡及調査してみると、その供血者のほぼ全員が問診の際に、自分には感染の可能性はないと回答していたことが判明している。ＨＩＶに感染しているか否かの検査は保健所で実施されているが、外聞をはばかって献血制度の生化学的検査サービスを利用する者がいるとの報告もある。

元・日本血液学会会長は、事態をこう憂えている。「『〔ＨＩＶへの感染は〕心配だけど保健所はいや。献血の検査なら格好がつく』という人たちが磁石にひきつけられるように献血に来る。この傾向が進めば、献血者のなかの感染者も増えるし、ウインドウ期の献血者も増える。一気に感染の危険性が増大してしまう」[84]。献血者の「善意」に応えるためにはじまったサービスが[85]、転じて、「安全性」という血液事業の初発の動機と齟齬をきたしはじめているのである。

このほか、血液の「倫理性」への要請は、「安定供給」と抵触したこともある。一九八〇年代に、アメリカから輸入される非加熱の血液製剤をもちいていた血友病患者のあいだで、ＨＩＶ感染が広まっていることが問題となった。このとき、国内の献血血を原料として、「安全」な血液凝固製剤を製造するよう、期待する声がたかまった。しかし、それは無償の「善意」により供されていただけに、利潤を生む製剤への転用は許されなかった。当時、「愛の献血」は売られてはならなかったのである。

その献血血が、保存期限の切れたものから血液凝固製剤の原料へと、用途を切り替えられるようになったのは、薬害エイズ問題が拡大しはじめた一九八六（昭和六一）年のことである。この間、新たにＨＩＶに感染した血友病患者の数は、杳として知れない。だが、献血者が指定しもしない用途が、「倫理」的であろうとする制度の言葉によって限定され、結果的にある血液の「安定供給」の途が阻まれたことだけは確かである。血液の「倫理性」は、血液を募る場面では他の言葉と摩擦なく作動するかもしれない。しかし、分配の局面では必ずしもそうとは限らないのである。

血液事業の場に現れる、こうした「安全性」・「安定供給」・「倫理性」の三者間の不協和を見るにつけ、考え致されるのは、そうであるにもかかわらず、なおも営まれつづけている血液の「銀行《バンク》」というものの含意であろう。組織や細胞など、さまざまなバンクが創設されるなか、それは今、どのような言葉に衝き動かされているのだろうか。

ブラッドバンキングの現在

日本の血液事業は、東大梅毒事故以来、「安全性」や「安定供給」という要請を満たすかたちで、血液をバンクする営みを軌道に乗せてきたが、その動きはいつしか周辺化し、バンクという営み自体を改変しようとしているようである。

血液事業は現在、二つの動向にあるという。一つは、「保存血から成分製剤、血漿分画製剤へと事業の対象が次第に拡大していること」、もう一つは、「一律の事業形態を次第に改め、個別性を重視しつつあること」である(86)。

前者は、従来の制度の延長線上にある動きである。一九五〇年代より、輸血療法は、徐々に生血輸血から血液銀行《バンク》を介した保存血液の輸血へと切り替えられた。それが、一九七〇年代からは、血液の「安全性」にたいするリスクを少しでも軽減させるため、血液の移動を最小限に留めるようになった。全血製剤の適用を狭め、成分製剤・血漿分画製剤を効果的に用いるよう、方針が転換されたのだ（これは、血液の「需要」を抑えるため、「安定供給」にも益している）。

一九九五（平成七）年七月に「製造物責任法」が施行され血液製剤が規制対象とされたのも、その流れからである(87)。かつては、検査基準そのものや医師の検査行為、もしくはあっせん業者など、過程を制御することで達成の図られた血液製剤の〈安全性〉は、近時ではより直接的に、結果として産出される「製造物」の統御により達成が目指されるようになった。「人体」の一部である血液をモノとして扱うことの難しさはあるが(88)、現行の制度をより「安全」で「安定」したものにする動きが、一方ではあるのである。

その一方で、血液事業の展開は後者のような、バンクという制度を根本から組み替える動きも生み出した。これには、血漿を分画する技術が大きく関わっている。制度のリスクを減らすのではなく、制度をリスクごと廃する方途が切り拓かれつつあるのだ。たとえば、輸血が必要となる前にあらかじめ自己の血液を保存しておく自己血輸血[89]や、化学物質やＥＳ細胞の研究にもとづく「人工血液」の実用化などが進められている。

この後者の動きが大規模に顕在化してくると、他の個体からのドネーションに依ることなく、血液（の代替物）の輸液療法をおこなえるようになる。そして、その時、まっさきに存在意義を問われるようになるのは、「倫理性」という言葉であろう。血液事業の場では現在、血液事業における「倫理性」の本質論が展開されているが、それはむしろ制度から派生したものであることが、すでに露見しつつあるのだ。

血液事業が今後、どのような方向に進むかは分からない。しかし、いずれにしろ、それが人間学的な言葉をますます剥脱させていくことだけは間違いなかろう。この章で見たように、血液のドネーションには、はじめに「倫理」があったのではなく、また「善意」や「愛」があったわけでもなかった。ただあったのは、人々の「生」のまわりで派生する血液の経済論と技術論である。それらに付随するかたちで出来した耳なじみのよい言葉は今、まさにその来歴ゆえに、振り落とされようとしているのである。

第八章　移植医療ネットワーク

一　移植医療と身体

一九六〇年代の後半に唱えられた三献運動のなかで、「献眼」というのは、もっとも定着しなかった言葉である。それが何によるものなのかは、にわかに判じがたい。ただ、単純に推測すれば、献眼という事象の一般性の低さによるのであろう。用いられる言葉を見ても、他の二つに比べ、抽象度が低い。献眼を募るパンフレットは、「この世に生まれて四季折々の風景や、愛する家族の顔も見られず、暗闇の生活を余儀なくされている人々は、全国に三十三万六千人もいます（昭和五五年、厚生省調べ）。そのうち五～一〇%の方は、角膜を交換すれば光を取り戻すことができると推定されています」[1]と、こう来る。献眼のみ、レシピエントが限定的なのだ。したがって、解剖体のドネーションのように、自らの死（体）が医学の教育・研究を、ひいては「（未来の）社会」、を利することができるという想像力も育み得なければ、血液のドネーションのように、誰かのためにいいことをしているという満足感を振りまいたり、いつかはわが身という連帯の意識を掻きたてたりすることもない。眼球（角膜）のドネーションに派生する修辞は、どうしても「慈善」的な色彩をおびるのである。

しかしながら、移植医療ということで言えば、角膜移植はその法制化に先鞭をつけていた。一九五〇年代の終わりに、いち早く法の言葉のなかに現れ、以後、一九七〇年代末に腎臓が、そして一九九〇年代の終わりに臓器全般が接がれゆく、移植立法の雛形になるのである。では、その眼球（角膜）[2]、ひいては組織・臓器といった移植片のドネーションは、歴史的にどのような形態をとってきたのか。この章では、移植医療におけるドネーションを見ることにする。

日本における「開眼手術」

それにつけても、日本における最初の移植立法は、なぜ角膜に関するもの（「角膜の移植に関する法律」。以下、「角膜移植法」）だったのだろうか。もちろん、日常生活をするうえで、視覚を備えていることには、利便性がある。しかし、それは、ほかの身体機能についても言えることであろう。

この場合、答えは移植片自体の特性にあるようである。角膜は、血管の走行しない組織である。角膜を構成する細胞は、接している空気中から直接酸素をとりいれ、栄養は内側の前房水から摂取する。つまり、代謝の経路が角膜自体で閉じているうえに、免疫反応の経路が遮断されているため、移植時の拒絶反応がおこりにくいのだ。こうした技術的な事由が、角膜移植の成功率が他の移植医療よりも高く、早い時期より臨床で応用されるようになった最大の理由といわれる[3]。

時系列でたどれば、角膜移植の実践は、ヨーロッパでは一八世紀から試みられていた[4]。ガラス（一七八九年）に始まり、水晶や鼈甲といった人工角膜や、ネコやウサギなど小動物の角膜が植えられ、失敗に終わっていった。ドナーをヒトとして、同種角膜移植が成功するようになったのは、一八四〇年（独・ミールバウエル）以降である。そして、屍体眼から採取した角膜の移植が成功（露・フィラトフ）し、角膜移植の実用化の可能性が拓かれたのは、一九二八年のことだった。

角膜移植の実用化にむけた試行錯誤は、日本でも明治期より行われていた。一九〇五（明治三八）年に水尾源太郎がウサギの角膜をもちいて、実験的に異種表層角膜移植を行った（不成功）のが、最初の例とされる(5)。古くは「開眼手術」とも呼ばれたこの試みは、一九二六（昭和二）年頃より学会でも症例を報告されはじめている(6)。

とはいえ、移植片や術式の研究は、戦後しばらくのあいだは、臨床例の増加へと結びついてはいかなかった。というのは、当時の移植は、移植する角膜片（以下、「ドナー角膜」）に、主として腫瘍や外傷などによって摘出した眼球を転用していたからである。このとき、角膜移植の症例が頭打ちの状態にあったのも、法的な規制の問題や移植の技術論とはべつに、ドナー角膜そのものがなかったことによる。

そうした状況のなか、眼科医の中には、屍体から眼球を「こっそり頂戴する(7)」挙にでた者もあった。さる経験談によれば、隠密裡に眼球を摘出した屍体には、外見を損なわないよう義眼を入れて火葬に付したのだという。ただし、その際、係員に疑いをもたれることもしばしばで、やれ眼が焼け残っただの（ガラス製義眼使用時）、仏様が眼から火を噴いているの（発火点の低いセルロイド製義眼使用時）、今度は小便をしたの（尿素系樹脂製義眼使用時）と騒がれ、難儀したとのことである(8)。

眼科教室のなかには、非公式の角膜周旋組織を立ち上げるものもいくつかあった。たとえば、一九五六（昭和三一）年、岩手県立医科大学（以下、「岩手医大」）には、「岩手医大眼の銀行」が付設された。同大学の眼科教室では、戦後の早い時期から角膜移植手術にとりくみ、その周囲では「盲人に光をあたえる」運動がおこっていた。多くの篤志家から開眼手術費用が寄付され、身体障害者更生医療給付金や日赤の「赤い羽根募金」の配分も受けていた。これらを基金として、「岩手医大眼の銀行」は設立されたのだった。同様の組織は、このほか、一九五七（昭和三二）年に熊本大学や岡山大学にもつくられている。

だが、そうした草の根的な運動では、一部の地域の患者しか手術をうける機会が得られない。そのため、一九五〇年代半ばには、角膜移植および角膜斡旋業を法の言葉で明文化し、それらが全国的に行われるよう求める動きが一方でおこった。

現在に伝わるところによると、その直接の契機となったのは、ある在日米陸軍兵の呼びかけだったという。(9) 日本にいまだアイバンクがないことを知ったこの兵卒が、日赤や日本眼衛生協会にその設立を訴えた。それを受けて、一九五六（昭和三一）年には、日赤・日本眼衛生協会・日本眼科医会のメンバーや中山マサ衆議院議員らにより、「眼の銀行委員会」が発足。同年内には、衆議院法制局で法案が作成されたのだ。

法案は同一九五六（昭和三一）年の暮れに、自民党の議員立法として国会に提出され、自民党内で審査・修正をうける。そして、一九五七（昭和三二）年五月に、衆議院本会議に上程される。だが、会期中に審議を尽くされることがかなわず、結局は次の国会へと持ちこされることとなった。眼の銀行委員会では、ともかくも政財界への陳情をつづけるのに並行して、眼球銀行の協力病院を開拓し、献眼登録の準備をすすめたのだった。

「盛岡事件」の含意

角膜移植を推進すべくおこった法制化への動きは、しかし他方で、角膜移植をめぐる言葉を緊張させ、その結果、刑事事件にも発展しかねない一つの角膜の移植手術例を出来させた。この「事件」はのちにこそ、それが発生した場所にちなんで「盛岡事件」と呼ばれ、角膜移植法の制定を促した出来事と位置づけられるようになる。(10) だが、それは当初から「事件」性が認識された上で起こったのではなく、角膜移植法の制定に向けた言葉の煽りを受けて、「事件」となっていったのだった。

「盛岡事件」の概要そのものは、非常に簡明なものである。一九五七（昭和三二）年一〇月三一日、岩手県にて老人ホームに入所していた女性が死亡し、その角膜が県立盲学校小学部の女生徒に移植されたことが、数日後、新聞各社によって報道された[11]。それを受けて、移植をおこなった岩手医大眼科部長は、刑法一九〇条の「死体損壊罪」違反の嫌疑をかけられる[12]。そして、同年末に、盛岡地検において事情を聴取されたのである。日本眼球銀行委員会には厚生省から、当面のあいだ屍体の眼球を摘出しないようにとの警告が出されたのだった。

こう単独に切り出して記してしまえば、同事件は、刑事事件となりかけた一案件に過ぎないように映るかもしれない。しかしながら、その七年前の一九五〇（昭和二五）年八月に、同じ執刀者により同じ機関で行われた角膜移植手術と比較すれば、その事件性は、より鮮明に浮かび上がるだろう。

往時に角膜手術が行われたときには、角膜提供者の同意の有無や「死体損壊」に関する議論は、まったく起こらなかった。むしろ、新聞では、「開眼の喜び」にあふれるレシピエントの大写しとともに、社会面のトップ記事として扱われた[13]。そして、この報道によって、執刀者のもとには、全国の篤志家から激励の手紙や寄付金が寄せられたという。

それが、ひるがえって「盛岡事件」となると、それを単に喜ばしき出来事として伝える報道はなく、当該手術は死体損壊罪にあたるのかを焦点に議論がなされている。角膜移植の法制化の動きに触発され、移植をめぐる言葉が鋭敏になっていたのだ。一説には、女性にはみずからの意志を決する能力はなかったという。また、女性には親族もなく、角膜の提供を申し出て、女性を「岩手医大眼の銀行」登録者第四号とならしめていたのは、年の離れた内縁の夫だった。そのため、死体損壊の違法性は、いかなる場合に阻却されるのか、そもそもドナーとなった女性に角膜提供の意志はあったのか等が問題となったのだった。

この臨床例は結局、起訴されるまでには至らなかった。事情聴取の席で、移植を行った教授には、「法的には問題があるも、社会性に富んだ正当医療行為及び目的内容からして医師として全く崇高な行為であるから道徳的、人道的に見て犯罪の成立は認められない」という最高検察庁の正式な見解が伝えられたという。加えて、事故は角膜移植に関する法律の成立が遅延しているがゆえに起こったことだからと、法律の制定をまたず「どしどし人助けをしてほしい」との内示が伝達されたそうである。(14)

ただし、「事件」が一通り落ち着いた後でも、この出来事のはらむ意味あいは、注意深く探られた。この場合、内縁の夫が死体の処遇を決めているが、そこに問題はなかったか、死体の処遇（使用・収益・処分・埋葬など）は誰が決めることができるのかという疑義が、なお角膜移植の周りでくすぶったのである。「この問題は、将来『心臓移植』にも及ぼしていかれる可能性がある。手術を急いで、まだ十分死にきらないうちに、目玉をくりぬかれたり心臓をえぐり取られないよう、また死体を売り物にされないよう、立法上十分の用意がなされねばなるまい(15)」。「盛岡事件」（へと凝結する言葉のうねり）においては、何より、ドナー側の「侵襲される身体」に、最大の関心が注がれたのだった。

こうした言葉の凝集は、角膜のドネーションが当時おかれていた位相を照らし出している。移植は、医療従事者とレシピエント（この場合は、患者）の二者間で成り立っているわけではない。そこにはドナーの身体が必要とされる。したがって、医師が移植片を患者に植えることだけではなく、ドナーの身体から移植片を摘出することもまた、合法化されなければならない。言葉が患者の生の増進へと傾斜していくなかで、ドナーの身体は、慣行としても法的にも設えられていた防護（つまり、ドナーが死体であれば、遺族の承諾と「礼意」）を、一部解除されなければならなかったのである。

このとき、その解除の方策として見出されたのは、本人および遺族の「同意」であった。この説は、法学者らによっても支持された。一般に、「同意」による違法性阻却という考え方は、個人の法益を保護する際に適用されるものであり、死体損壊罪のような、公共的な法益にまで援用するのは飛躍とされる。しかしながら、葬送や死体解剖という死体の処理のあり方を参照するならば、「死者本人の生前の同意は、死体の処置に関する一般の風習に対する例外を、習俗的に許容するものであることは、明らかである[16]」と。

「盛岡事件」は、移植立法の歴史の流れからすると、番外の一出来事なのかもしれない。しかしそれは、時の議論が、死体をドナーとして活用する際の有力な方便として、提供の「意志」なるものを見出すさまを、はからずも示している。移植という実践が広く行われるためには、かつて解剖という実践がそうであったように、露払いとして、死体を堅固に取り囲む言葉――当時にあっては、それは個人に帰着する「尊厳」でも「決定権」でもなく、（先の刑法学者の言葉を援用すれば）死体にたいする集合的な「風習」・「習俗」――と折り合いをつける必要があったのだ。

では、その本人や遺族の提供の「意志」は、いったん見出された後、どのように制度のなかに囲い込まれていったのだろうか。

"盲人に光を与えるために[17]"――「角膜移植法」の立法過程

まずは、この当時、ドナー角膜をめぐってどのような議論がなされていたのか、「盛岡事件」と同じ頃にすすめられていた、角膜移植の立法の言葉を、国会の議事録のなかに閲覧してみよう。

「角膜移植に関する法律」案は、すでに触れたように、一九五七（昭和三二）年五月に、はじめて国会（衆議院社会労働委員会）の場で採り上げられた。法案の提案理由は、「現行法制下においては、死体から角膜を摘出することは、死体損壊罪との関係から問題があり、ために角膜を移植することが困難な状況」をあらため、「視力障害者の視力の回復に寄与しようとする」ことであった。法案提出者は、審議の冒頭で、案の骨子をつぎのように説明している。

本法案のおもなる内容といたしましては、特に死体に対する国民感情を尊重する趣旨から、死体から眼球を摘出することができるのは、角膜移植を行う必要のある患者が特定している場合に限り、かつ、その際死体に対する礼意保持について、特に規定を設けており、また角膜移植による疾病伝染等の危害防止の見地から伝染性疾患により死亡した死体等からは眼球摘出を禁止しているほか、眼球の取扱い、使用しなかった部分の眼球の処理等について規定を設けているのでございます。(18)

これによると、同法の制定によって楔を差そうとしていた事項は、四つあった。

一点目は、死体がドナーとして無軌道かつ無限定に蚕食されていくことである。これは、刑法の死体損壊罪との関連からも、絶対にはずせない要件であった。そのため、斡旋業の派生は、当初から封じられた。死体からの眼球の摘出は、移植手術を行う必要のある患者が特定されている場合に限ることが法案には盛り込まれた。これに照らせば、レシピエントへの移植を前提とせず、のちの用途に備えてとりあえず眼球（角膜）を摘出・保存しておくことはできない。「死体に対する国民感情」は、そうして尊重されたのである。

二点目は、「死体に対する礼意」が疎かにされることである。これは、一点目と同様の事由からであるが、みだりに死体が侵襲され辱められるのを牽制するものであった。これを法文の中で言明することにより、いかなる不測の事態においても、「死体に対する国民感情」は尊ぶべきことがうたわれた。

そして三点目は、移植をうける患者および施術者らが、疾病を伝染されることである。レシピエントの「感染させられる身体」を憂う言葉は、同時代の血液事業の場でも効いていたが、角膜組織のドネーションにおいても、患者が不必要な危害を被ることがないよう慮られたのだった。

四点目は、最初の点にも通じるが、摘出された眼球のやりとりに金銭が介在したり、摘出されはしたものの使用されなかった眼球が、別の用途へと流用されたりすることである。ドネーションが金銭の流れに接合されてしまうと、転倒して、逆に死体が狩り立てられかねない。また、余剰の眼球がほかの用途（たとえば研究や教育など）に供されるようになれば、これまた患者の視力回復とは別の経済論が発生し、目的を限定して解禁されていたはずの死体への侵襲が進行してしまう。そうした事態の排除が、事前に周到に図られたのだった。

角膜移植法は、法案の上程当初より、患者《レシピエント》と死体《ドナー》の両者にわたって規定するものだった。だが、このように詳細に眺めてみると、それがドナーの死体——正確には、その死体の先にある、「死体に対する国民感情」——に、よりいっそう配慮するものだったことがうかがえよう。角膜移植法制定の眼目は、死体を部分的に、この習俗的な「感情」から引き剥がすことにあった。それゆえに、死体が無為に傷つき、「国民感情」全体が傷つくことのないよう細心の按配がなされたのである。

なお、こうした死体と言葉との擦り合わせは、一九四九（昭和二四）年の「死体解剖保存法」制定時の議論を髣髴とさせる（第四章を参照）。同法の法制化が進められた際にも、解剖学者・病理学者や検視官らが死体損壊の罪に問われることなく死体を解剖・保存できるよう、法案が対峙することとなったのは、死体を取り巻く「習俗」であった。「これは手術ではなくて、植える方は手術でありますけれども、死体から取る方は死体の解剖の一種だと思います」(19)と、角膜移植が解剖に比されることもままあったが、たしかに角膜移植も一面では解剖と同じ問題系をはらんでいたのだった。

さて、先述したように、この一九五六（昭和三一）年度法案は、結局のところ審議未了となり、翌一九五七（昭和三二）年度の国会にふたたび上程された。そして、具体的な法文の検討が行われたのだが、議論の比重がおかれたのも、やはり角膜移植術そのもの以上に、死体の扱いにであった。とくに重点的に論じられたのは、「死（体）」の判別（法）、眼球摘出の承諾者、および眼球の斡旋形態についてである。

前二者にかんしては、死体解剖保存法が明に暗に参照された。

まず、生体と死体との判別（法）については、法案第二条にあった「医師は、死体から眼球を摘出することができる」という文言にたいして、「死体」が（仮死状態にあるのではなく）死体であることを判定する手続きも定めておく必要があるとの意見があがった。委員会に参考人として召喚された法医学者も、心臓がまだ動いていた解剖体を目にした自身の経験をもとに、「［死の］確認のための法規が必要じゃないか。死体の解剖保存法の方にはありませんが、目の角膜移植という法律であるならば、この確認ということをぜひ入れてもらったほうがいいんじゃないかと思います」[20]と主張した。

角膜移植では、死体から眼球を、死亡後のできるだけ早い段階で摘出しなければならない。しかし、「死（体）」の定義は、このとき、法の言葉のなかには存在しなかった。先行する「墓地及び埋葬に関する法律」に、それに類するものとして、埋葬は死亡判定時から二四時間を経なければならないとする規定もみられた。しかし、死体解剖保存法では、特段の規定は設けられておらず、角膜移植法案は、明確な参照枠のないところで、仮死の問題にあたらねばならなかった。

「死（体）」の判定の議論は、終局的には結論にいたらず、とりあえず心臓と呼吸の停止、瞳孔の散大、背中に現れる死斑などを徴候とする従来の方法に依拠することで落ち着いた。厳密な「死（体）」の定義づけは保留するが、せめてその手続きを厳密にするということが確認されたのだった。

また、二点目の角膜提供の承諾については、法案にあるように、本人の意志は問わず、遺族の同意だけでよいのかが議論された。法案を作成する段階では、当初、本人の意志に関する条項があった。しかし、実際の法案には、それは盛りこまれなかった。提出者の弁によれば、「解剖の方の立法の中には遺族ということになっているから、まあそういうことにしておいたらどうだというようなお話がございまして、こういうことになりましたのでございます」[21]という。つまり、法の言葉の水準での整合性をはかって、死体解剖保存法が参照され、そのまま踏襲されていたのだ。

その是非が、あらためて問われはじめたのである。

ここで、死体の処分を何にもとづいて決するかが問題となり、遺族の意志ではなく、生前の本人の意志が大きく採りあげられるようになったことは、非常に重要である。これは、三点目の眼球の斡旋形態にかんする議論とも大いに関わりがあることだが、このとき何より警戒されていたのは、死体をめぐる言葉が拮抗してしまい、死体の所在が宙吊りになってしまうことであった。死体がいったん宙に浮いてしまえば、そこにはどのような「需要」が近接してくるか分からない。

「死者から眼球を摘出する行為、今度は摘出されたその眼球から角膜を取って目に植える行為とは、同じ医者で行われる場合もあるが、別な医者で行われる場合が多いわけです。そうしますとまず眼球から取る行為に対して、何かそこに一つの金銭的な提供をしなければならぬもの、それから今度取ったのもを保管して現実の患者に植える場合の金銭的な提供とこういう二つの面が出てくるわけです。そうしますとさいぜん申しましたように、非常に清らかな死者の遺志が今度はいろいろな過程を経る間に曲げられるおそれがある」(22)。

ここでは修辞として、「清らかな死者の遺志」を保護することが、議論の核心に据えられているが、おそらくそうではあるまい。角膜の提供を、遺族の承認によるとするか、本人の生前の意志のもとにおくかという見解の衝突は、単に死体処分のあり方を質す、法に内閉した議論ではなかった。仮死問題への懸念、そして、同時代で進行していたバンクへの脅威から来たされていたのだ。

血液銀行の「教訓」

「私が非常に心配いたしますのは、これが営利事業の対象として行われるというときに、ちょうど、例の血液を売買することで、いろんな弊害がでてきて参りましたことがあるのでございますけれども、それとこれとは幾分違いますけれども、やはりこの営利の対象とすることによって、行き過ぎたことが行われるようになりはせぬかということを心配するものであります。」「非常に心配になりますことは、十分な死の確認の後に死体から眼球をとりだすというようなことがあるいは行えないというようなことがありますと、これは実に容易ならぬ問題でございます。」「提案者の御答弁によりますと、これはあくまでもヒューマニティに立つものというお考えでおやりのようでございますけれどもしかし、ブラッド・バンクの考え方にしましても、初めはだれもこれを商売にしようと考えた人はなかっただろうと思います。あくまでほんとうのヒューマニティに立ちまして血液をささげるという気持ちだったろうと思います。それが今日のような盛んなる営利事業の対象となってきたということは、この危険をやはり今日感ずるのであります。ここに何とか営利事業の対象にはしないというような条文を入れる御意思はないかどうか、重ねてこの点を提案者の方にお伺いいたします。[23]」

角膜移植法案をめぐる議論のなかで、第三の論点（眼球の斡旋形態）を形成した言葉は、こうしたものだった。前二者が、法の整合性を志向した抽象度の高い水準にあったのにたいし、この点に関しては、ふかく経験に根ざした言葉が繰り出された。

法案の審議が続いていた一九五八（昭和三三）年というのは、血液銀行の躍動により、一部の売血する者の身体がいちじるしく蝕まれていた時期であった。一九五六（昭和三一）年には、血液あっせん業取締法が制定されてはいたが、売血が行われている限り、供血者《ドナー》の身体は、侵襲されるのをまぬがれなかった。ドネーションの経済論において、言葉の重心が「供給」という局面に移動すると、患者《レシピエント》を救うためではあれ、ドナーの身体の健全さが損なわれる転倒した事態が生じてしまう――。そうした血液銀行の「教訓」が、角膜のドネーションの場では強烈に作用していたのだ。[24]

以上のような議論をうけて、とくに二点目（眼球摘出の承諾者）および三点目（眼球の斡旋形態）の問題に関し、つぎのような付帯決議がおこなわれた。

本法の運用に当たっては次の諸点に特に注意すること。

一、眼球の摘出については、遺族の同意のみならず、生前における本人の意思を十分に尊重して行うこと。特に遺族のない場合においては、本人が生前において眼球を提供する旨の意思を表明したとき以外は、摘出を行わないように十分指導すること。

二、眼球の提供のあっせんを業とする者に対する許可に当たっては、営利を目的としないことを許可の要件とすること。

右決議する。(25)

角膜移植法案には起草当初より、死体損壊罪の違法性を阻却するための要件として、「角膜移植の必要があるとき」以外は角膜を摘出できないという条文が用意されていた。そして、それは同時に、バンクのような斡旋業が派生することに対する予防線ともなっていた。だが、血液銀行が眼球のドネーションにあたえた「教訓」は、かくも大きかったのだ。さらに付帯決議がなされるほどに、ドネーションの営利化は警戒されていたのである。

こうして、一九五八(昭和三三)年四月一七日、付帯決議つきで角膜移植法は制定され、その三か月後より施行されることとなったのだった(なお、眼球摘出の承諾者は、条文では単に遺族とされたが、付帯決議では、生前の本人の「意思」も尊重すべきことが確認された。もちろん法的な手続きとしては、遺族の「同意」のみによって眼球は摘出され得たわけであるが、本人の「意思」がこうして斟酌されたことは、特筆すべきである)。

二　角膜移植の展開

さて、前節のような経緯をたどり、角膜の移植医療は、他の組織・器官に先駆けて法制化された。そして、それによって、眼球の摘出は刑法に触れるのではないかという、立法前の最大の懸念も、ひとまずは解消されることとなった。しかしながら、周到な議論をふまえて、以下のような法律を備えたにもかかわらず、角膜移植はさしてその症例を伸ばさなかった。眼球銀行《アイバンク》(26)も、同法第七条によって設置をみとめられたものの、五年ものあいだ一つも設立されなかった。

（この法律の趣旨）

第一条　この法律は、角膜移植による視力障害者の視力回復に資するため、死体から眼球を摘出すること等につき必要な事項を規定するものとする。

（眼球の摘出）

第二条　視力障害者の視力の回復を図るため角膜移植を行う必要のある時は、医師は、死体から眼球を摘出することができる。

2　医師は前項の規定により死体から眼球を摘出しようとするときは、あらかじめその遺族の承諾を受けなければならない。ただし遺族のないときは、この限りではない。

3　前項の承諾は書面をもってするものとする。

（摘出してならない場合）

第三条　医師は変死体若しくは変死の疑いのある死体又は角膜移植を受ける者に疾病を伝染させその他危害を与えるおそれのある疾病にかかっていた者の死体から、眼球を摘出してはならない。

（礼意の保持）

第四条　第二条の規定により死体から眼球を摘出するに当つては、礼意を失わないように特に注意しなければならない。

（省令への委任）

第五条　この法律の定めるもののほか、第二条の規定による眼球の摘出及び同条の規定により摘出した眼球の取扱いに関し必要な事項は、厚生省令で定める。

（使用しなかった部分の眼球の処理）

第六条　病院または診療所の管理者は第二条の規定により死者から摘出した眼球であって、角膜移植術に使用しなかった部分の眼球を厚生省令の定めるところにより処理しなければならない。

（眼球の提供のあっせんの許可）

第七条　業として死体の眼球の提供のあっせんをしようとするときは、厚生省令の定めるところにより、厚生大臣の許可を受けなければならない。

〔（罰則）第八条・第九条は略〕

この事態はつまりは、角膜移植それ自体が認可されることと、ドネーションが作動しはじめることとは、別であったことを示していよう（これは、その後の移植立法を考える上でも、非常に示唆的である）。では、角膜のドネーションは、その後、どのような展開を見せたのであろうか。

眼球銀行《アイバンク》の発足

眼球銀行は、非公式なものであれば、日本にも戦後いくつか存在していたことは、すでに見たとおりである。しかしながら、それらは角膜移植法を境に、逆にいっさい姿を消してしまう。より正確に言えば、どのバンクも厚生省に認可を申請しなかったのである。

その理由の一つは、眼球銀行の運営に、相当な経済的負担が生じることが予想されたためと言われる。また、法文のなかの「厚生大臣の許可」（第七条）というのが、どのような基準を充たせば得られるのか、判然としていなかったこともある。

こうした支障が生じたのは、角膜移植法の法制化に、臨床の場で角膜移植に取り組んでいる眼科医が加わっていなかったことが大きい。法律が臨床にそぐわなかったのだ。結果として、角膜移植のための眼球の斡旋は、同一の病院内というごく限られた範囲でしか行えないという事態が生じた。畢竟、角膜移植の臨床例は、待機患者のいる病院でドナー角膜が現れた場合のみに限られることとなったのである。

角膜移植関係者らは、こうした状況を打開しようと、まずは厚生省に眼球提供斡旋業を認可する基準を質した。しかし、厚生省の側でも、とくに基準を設けていなかったため、一九六三（昭和三八）年に厚生省の技官と日本眼科学会会員らは、幾度か検討会をもつこととなる。そして、「［眼球銀行は］国立、公立、私立とは法律的に異なるが何らかの形で全部設置できるようにすることを第一目標とし第二に［角膜移植法の立法過程で］参議院に於て眼球の取扱は特に尊厳を傷つけないようにとの付帯決議があったので特に悪質な第三者仲介者を排除することを目標に(27)」、角膜の斡旋のあり方を定める基準を練り上げた。眼球銀行の開設主体を限定し、非営利的な運営を徹底したのである（血液銀行の「教訓」は、ここでも生かされることとなった）。こうして、同年内に、厚生省医務局通達「眼球提供あっせん業者許可基準」（以下、「眼球あっせん基準」）が出され、ようやく公式な眼球銀行が設立される場が拓かれたのだった。

一九六三（昭和三八）年一〇月には、第一号となる「順天堂アイバンク」ならびに「慶應大学眼球銀行協会」が、翌年二月には、「岩手医大眼球銀行」・財団法人「大阪アイバンク」・財団法人「読売光のプレゼント協会」がそれぞれ認可された。これを皮切りとして、全国各地に眼球銀行が設立されていった。

しかし、眼球銀行が設立されれば、それで角膜移植が円滑に行われたかというと、そうではなかった。つぎには眼球銀行の運営法が問題となったのである。眼球銀行は、さまざまな運営形態で立ち上げられていた[28]。そのうち、財団法人として設立された組織は、独自に企業や篤志家から運営基金を募らねばならなかった。一方、地方自治体や学校法人を設立母体とした場合には、募金を受けつけることも、収益をともなう事業を行うこともできず、その母体の予算に依存しなければならなかった。そのため、眼球銀行の財政は、いずれもきびしい状態にあった。

また、それまで一般になじみのなかった角膜移植を推進していくには、眼球銀行という営みはもとより、角膜移植そのものにたいする人々の理解を深める必要がある。しかし、個々の眼球銀行の活動としては、啓蒙普及のためのパンフレット作成や講演、マスコミを利用した周知を行うにも、限界があった。そこで、一九六五（昭和四〇）年に、設立された眼球銀行が一〇を数えた時点で、バンク間の連絡を担い、寄付金の受け皿ともなる組織・財団法人「日本眼球銀行協会」が設立された[29]。そして、以後、ここを中心として、関係省庁に国庫補助金の交付を陳情したり（一九七九（昭和五四）年に実現）、バンクの普及を目指して募金活動やビデオの製作が行われたりしたのである。

眼球のドネーションの一光景

一方、個々の眼球銀行では、基本的に、眼球銀行や角膜移植にたいする世間の理解を促す普及活動、眼球の登録・斡旋が行われた。そして、組織によっては、さらに眼球の摘出・検査・保存、物故登録者の慰霊なども執り行われた[30]。この業務形態の多様性は、血液銀行にはない、眼球銀行の特徴でもある。いくつもの制約の中で、眼球銀行はそれぞれに最適な運営形態を模索していったのである。

それは具体的には、どのようだったか。一例として、眼球銀行としてはもっとも早い段階で認可されていた、順天堂アイバンク[31]を取り上げてみよう。

一九六〇年から一九七五年のデータによると、順天堂アイバンクでは、ドナー角膜をおもに①バンクの非会員ではあるが生前に提供を約していた者の死体、ないしは遺族が摘出を承諾した死体や、②病理解剖の解剖体、③アイバンクの会員の遺体などから得て、角膜移植を行っていたようである。このうち、もっともよく行われていたのは、①の死体を用いるケースで、眼球は病院の死の床で摘出された。ついで多かったのが、②の解剖体から摘出するケースである。これは、病理解剖の承諾書のなかに「眼球摘出」の項目をいれ、他科（とくに病理解剖教室）と緊密に連携するようアイバンクが努めた結果、出来上がった眼球の流通回路であった。以上、二つのケースが、眼球提供の約七割を占めた。ほかに先だち設立されたアイバンクではあったが、アイバンク登録者の死体からの摘出眼球により移植が行われた数は、症例全体の一割強であった。

順天堂アイバンクでは、登録者から眼球を摘出し移植するまでに、多くの手続きを必要とした。登録希望者はまず、自分のほかに、家族一名が同意していることを登録者カードに記し、それを病院に提出しておかねばならなかった。登録カードは、病院で管理され、その登録者が死亡して遺族から病院に連絡がはいった場合には、担当の医師が昼夜を問わず[32]、眼球の摘出・搬送のために派遣された。バンクでは、その連絡がいつ入るともしれないので、つねに医員を交代で待機させていた。そのため、バンクの斡旋により角膜が移植されるケースは、さほど多くはなかった割に、バンクの運営には膨大な労力と経費を要した。

ただし、順天堂アイバンクでは、「Eye-Bank より得た眼球は研究の対象ともなり、角膜を取つた残りの眼球も貴重な研究資料と」されていた。角膜移植という点では、功が薄いようにも映るバンクの活動も、ヒトの眼に関する研究材料を得る機会として見れば、ほとんど唯一の貴重なものであった。その得がたい眼球を材料とすることで、多様な研究が達成されていたという。

この順天堂アイバンクのように、角膜のドネーションは、眼球銀行という組織を設立して角膜を周旋する方式が大多数だった。遺族の承認ないしは生前に本人の同意のあった死体の角膜が、眼球銀行によって、移植待機リストに載るレシピエントのもとに回されたのである（なお、ドナーの遺族がレシピエントに対し、金品を差し出すよう脅迫する問題が発生したため、通常、相互に相手の情報は開示されなかった）[33]。

そうしたなか、これとは異なる独特な角膜の取り回しの方式を編み出していたのが、長野県であった。そこでは何より、バンク組織が設立されなかった。この特異な斡旋の様式は、当時、眼球銀行関係者のあいだで「長野県方式」[34]と呼ばれた。

長野県方式の特徴は、莫大な費用を要するバンク組織を独自に設立するのではなく、既存の全国組織「読売光と愛の事業団眼球銀行」[35]をその登録窓口としたことであろう。人員や資本を、バンクの設立・維持に割くのではなく、角膜提供の登録を促進することに優先的にまわしたのだ。ただし、恒常的なバンク組織がないとなると、全国組織に委ねていた角膜提供の登録以外の業務は、ボランティアで担っていくしかない。長野県ではそれを、眼球銀行の普及活動に従来から協力的だったライオンズクラブに任せた。

ライオンズクラブ会員は、献眼登録者の増加をはかり、個人や団体で角膜斡旋運動のPRに従事した。それとともに、会員のうち医師である者は、眼科以外であれば眼球摘出の講習を受け、眼球の摘出および県内六か所に指定された関連病院への搬送にもあたった。こうした取り組みによって、南北に長く、かつそこを山脈が走る地勢の長野県においても、効率よく、しかも経費をほとんどかけることなく、眼球は病院へと届けられたのだった。

こうした長野県方式が存立可能であったという事実は、眼球銀行の本態が、（バンクを名のりつつも）じつはネットワークであることを如実に示している。移植医療は元来、レシピエントが特定の疾患の患者である上、白血球型（HLA）や大きさ・加齢度・鮮度といった移植片の技術論的な適合性も関与してくることから、レシピエントに比べて圧倒的に多数のドナー登録者を必要とする。とはいえ、レシピエントやドナー登録者は、いくら膨大な数にのぼるにしても、それらはともに情報としてあればよい。極端な場合、バンクという実体的な組織はなくとも、ドナー／レシピエントの情報が照合されることができ、かつ最低限の実働人員がいれば、ドネーションの回路は成立しうるのだ。長野県方式は、その意味で、眼球銀行の形態としては稀有ながら、眼球銀行の本質を体現していたと言える。

移植立法の再編へ

眼球銀行はこのように、おのおの試行錯誤を繰り返しながら運営にあたっていた。しかし、一九七〇年代に入ると、現行の法制度ではやはり角膜移植の現状にそぐわないという声が、日本眼球銀行協会で挙がるようになる。法改正の必要性を説く議論が、あらためて挙がりはじめたのである。

その第一の事由とされたのは、角膜移植法では、特定のレシピエントが現れない限り、眼球を摘出できないという点（第二条）であった。角膜移植法制定時の文脈からすれば、これは、死体損壊の違法性を阻却し、角膜移植そのものを立ち行かせるための条項だった。だが、それは患者の出現の前に眼球を摘出することを禁じているため、臨床の場では、症例をいちじるしく制限する足枷となりはじめていたのだった。

また、同法では、眼球の摘出を行えるのは、医師のみに限られており、かつその場所は病院内となっていた。そのため、いざ角膜の移植をしようという段になっても、まずはドナーとなる屍体を病院に運ぶところから始めねばならないという不都合があった。

さらに、角膜提供の意志決定が、結局のところ曖昧だったことも問題となった。遺族の「同意」とはいっても、そこに優先順位がつけられていなかったため、「せっかくみんな〔角膜を提供しても〕いいというのに、変な小母さんなんかが飛び出して来て待ったをかけて取れなくなってしまう[36]」事態が、ままあったのである。

しかし、何よりこの時期に法改正の動きが出てきたのは、一九六八〔昭和四三〕年の心臓移植の臨床例の出来を受けて、臓器移植に関する法律を制定しようという機運が高まったことが大きい。日本移植学会では、「臓器移植法準備委員会」が結成され、さっそく法案が作成されていた[37]。また、厚生省でも、「臓器移植に関する懇談会」が組織され、今後の臓器移植のあり方が検討されはじめた[38]。そうした移植立法の活況に呼応して、日本眼球銀行協会では、包括的な移植立法の可能性が議論されたのだ。

日本眼球銀行協会は、より多くの移植用角膜を確保するために、一方では、死体解剖保存法の改正も検討した。アメリカの「統一人体贈与法」のように、解剖に際して眼球を摘出してもよくなるよう、角膜移植法と死体解剖保存法とを一本化しようとしたのである〔この、まったく同じ事態が、解剖体を収集する解剖学者らからしてみれば、脅威と映ったことについては、第四章を参照〕。一九七〇年代に入り、角膜はじめ、ひろく「人体」は、法の言葉とあらたな関係性を切り結ぼうとしていたのだ。

三　移植医療ネットワークの現出

移植療法は、しかしながら、その法制化よりもまず、その大方の成功を保証する技術が確立されていなければ、臨床の場には応用されなかった。そのため、臓器移植という企図は、一時の隆盛にもかかわらず、日本においては一九七〇年代半ば以降、しだいに立法の議論のなかに載ってこなくなる。そうしたなかで、例外的に議論が推し進められていった臓器が、腎臓である。一九七〇年代後半に、角膜移植につぎ、腎臓移植の法制化がにわかに現実のものとなっていくのである。

腎臓移植の法制化の背景

ほかの臓器と同様、腎臓の移植の可能性が拓かれるにも、移植の手法・手技から適合性の問題まで、さまざまな技術論が調停される必要があった。そのため、二〇世紀に入って、動物を用いた膨大な数の実験が重ねられてはいたが、それが人間に応用され、一応の「成功」と見なされるようになるまでには、じつに長きを要した。

その転機となるのは、一九六〇年代である。移植医療の最大の難関とされる免疫の問題が、免疫抑制剤の開発によって、相当程度、克服できるようになった。また、ドナーの摘出臓器とレシピエントとの適合性を検査する技術（白血球の型を合わせるHLA検査等）も、徐々に向上する。そして、一九七〇年代に、腎臓移植の法制化が日本で取り上げられるようになった時点では、「成功率」はほかの臓器にくらべて高く、療法として臨床の場に持ち込みうるものとされていった。

だが、ここで見誤ってはならないのは、腎臓移植の法制化を押し立てていったのは、技術論そのものではなかったということである。そこには、腎臓機能障害（一般に言う「腎不全」）の患者の生を慮る言葉と同時に、国民医療費に関する議論がおおいに効いていた。むしろ、それによって、腎臓移植を行う可能性は見出されたのである。

この点は、腎不全患者のまわりで生じた言葉の変転を見れば、了解されるだろう。一九七一（昭和四六）年、厚生省は、じりじりと増加しつづける腎不全患者への医療政策を検討するため、「腎機能不全患者の治療状況に関する実態調査」を実施した。そして、その結果をもとに、当初は、腎臓の疾患の予防・早期発見、および患者にたいしては人工透析療法を行うという方針を打ち立てた。

さっそく翌一九七二（昭和四七）年からは、全国の三歳児および学童へ検尿が実施されはじめる。また、透析医療に従事する医師・看護師らにむけては研修が行われ、国公立病院には透析装置が導入されていった。透析にかかる医療費については、患者の自己負担分も含め、すべて公費で賄われるよう取り計われた[39]。

だが、人工透析療法は一回の施療に数時間を要するうえ、患者は週に少なくとも三回は病院に通わなければならない。患者自身の社会生活は、それによっていちじるしく妨げられることとなる。また、人工透析療法はあくまで対症療法であり、腎不全それ自体を根治するものではない。加えて、人工透析は治療費が高額なため、それを今後も医療保障として行っていくとなると、社会保険制度に大きな負担がもたらされる。

腎臓移植という選択肢が接続されたのは、議論のそうした局面であった。生着率が生体腎移植で約七〇パーセント、死体腎移植で約五〇パーセントという数字をどう見るかは立場によるが、それが相応の「成功」率と目され臨床に応用されるようになったのである。

厚生省は、一九七七（昭和五二）年から、腎臓移植を行う施設の整備に着手した。国立佐倉病院を中央の「腎移植センター」とし、全国を八ブロックに区分して、各地方ごとに「地方腎移植センター」を設置しはじめた。また同年六月には、社団法人「腎臓移植普及会」に委託し、日本ではじめてとなる「腎臓銀行」を発足させる。さらに翌一九七八（昭和五三）年には、腎臓移植術を医療保険の対象として認可した。腎移植は、こうして、人工透析に代わる根治療法として、普及がはかられることとなったのである。

角膜・腎臓移植法の成立

一九七〇年代末、角膜と腎臓のそれぞれに個別に生じていた立法への要請は、両者を法の言葉のなかに並ばせた。角膜移植と腎臓移植とは、一括して法制化されることとなり、一九七九（昭和五四）年一二月、「角膜及び腎臓の移植に関する法律」起草案の審議が衆議院社会労働委員会ではじまった。

起草の趣旨は、「医学、医術の進歩に伴い、角膜を移植することにより視力障害者の視力の回復を図り、また、腎臓を移植することにより腎臓機能障害者に腎臓機能を付与することは、今日それぞれ確立した治療法となっております。角膜移植につきましては、現在、角膜移植に関する法律がありますが、本案は、これを廃止し、腎臓移植とあわせて新たな法律を制定することにより、角膜移植及び腎臓移植の円滑な実施を期し、視力障害者及び腎臓機能障害者の福祉の増進を図ろうとするもの」であるとされた。

ただし、今回は、角膜移植法のときほど議論がつくされず、法案提出から一両日で、両院とも全会一致で可決された（これにより、旧法である角膜移植法は廃止され、あらたに「角膜及び腎臓の移植に関する法律」（以下、「角膜・腎臓移植法」）が施行されることとなった）。

審議の論点としては、角膜移植法の制定時と同様の、本質的な事柄が提出されてはいた。たとえば、「死」の判定がそうである。角膜移植も腎臓移植も、ともに死体をドナーとするため、「死」の時点を判定する基準を確定しておかないことには、眼球や腎臓を摘出できない。「移植を行う医師にしてみれば、できるだけ早く眼球や腎臓を摘出するのが好ましいでしょうが、そのために安易に死の判定がなされるということになりますと、摘出される側としてはゆゆしい問題であります(40)」。

しかし、この仮死の問題は、議題に挙がるには挙がったが、深くは追究されなかった(41)。これには、腎臓の摘出は、三徴候で死を判断した後でも十分移植が可能だったということもある。また、角膜や腎臓の提供の「意志」についても採りあげられたが、これも角膜移植法が踏襲された。手続き上、遺族の「同意」があれば、眼球や腎臓の摘出は法に問われることはなく、生前の本人の「意思」は法律の文言には入れられなかった。

これらの問題がより先鋭化し、ふたたび移植の法制化の場に現れるのは、移植医療の経験が厚みをまし「脳死」概念が社会化にさらされる、さらに二〇年の後のことである。

移植医療ネットワークのなかの「意志」

さて、角膜・腎臓移植法の制定をみて、角膜移植は、それが安定して行われるための制度的な基盤を整えていった。財政面では、角膜・腎臓移植法の成立した一九七九（昭和五四）年より、日本眼球銀行協会が長らく申請をしていた国庫補助金が、眼球銀行に普及啓発費として交付されるようになる。翌一九八〇（昭和五五）年には、角膜確保費も下りるようになった(42)。また、学術的な組織の面でも、一九六一（昭和三六）年以降、日本臨床眼科学会の会員を中心に断続的に行われていた角膜移植の検討会が、一九八五（昭和六〇）年には学会に昇格し「角膜移植学会」となった。こうして、角膜移植は、移植医療のなかでは最初に法制化を果たし、かつ最多の症例をもつものとなっていく。

しかしながら、その角膜移植も、ドネーションの制度の最適化をはかるという企図からすれば、いまだ未完の状態にあった(43)。角膜・腎臓移植法が成立してから七年後の一九八七（昭和六二）年に、総務庁によって実施された施行状況の調査報告書でも「結果的には、眼球提供者の善意がいかされていない状況もみられた(44)」と書かれ、眼球銀行と角膜移植の関係者らを警戒させた。その点が特にクローズアップされて、新聞で報道されたのである。

報告書の「摘出眼球の保存等」という調査項目には、摘出されはしたものの移植には使用されなかった眼球が、バンクによっては相当数、発生していたことが報告されていた。その理由は、おもに角膜自体の問題（提供者が何らかの疾病に罹患していたり、高齢であったために角膜がもはや移植には不適であったり）であったが、ドナー角膜を受け入れる側の移植病院や移植者側の条件が整わなかったということも挙げられていた。移植片の例に漏れず、角膜の場合もまた、ドネーションの技術論が隘路として前景化してくる。が、その上さらに、それが経済論ともうまく咬合できていなかったのだ。

新聞各社は、その記述と統計をもとに、アイバンクの活動が広域で連携できておらず、提供された角膜が廃棄されるケースもあると報じた(45)。そして、その「捨てられる眼球」「提供者の善意生かせず」といった「ショッキングな報道」[46]は、それまで順調に増えてきていた献眼登録者数を一転して減少させたという。献眼をもちいた角膜移植の症例は、前年（一九八六年）で一二〇〇を越えていたが、これ以降数十年間、九〇〇例前後で推移するようになる。[47]善意で提供される角膜は、献血や献体と同様に、その用に活かさなければ、献納の「輪」そのものを断ち切るよう言葉を作動させるものだったのである。

この事態を受け、日本眼球銀行協会は一九八八（昭和六二）年より、広域眼球斡旋システムの構築に乗り出した。全国を五ブロックに分け、それぞれに中核となるバンクを決めた（北海道・東北地区：岩手医大眼球銀行、関東甲信越地区：順天堂アイバンク、東海・北陸地区：愛知県眼衛生協会、近畿・中国・四国地区：大阪アイバンク、九州・沖縄地区：福岡県医師会眼球銀行）。そして、献眼された眼球を無駄にすることのないよう、ブロックの内外での連絡を緊密に行うことにした。

と同時に、疾病等によって使用できない眼球を摘出しないため、「角膜移植のための眼球摘出マニュアル」[48]を作成した。眼球摘出件数に対する、角膜が有効に利用された件数の割合を引き上げようとしたのである。さらに、角膜をより長期間にわたって保存できる方法も模索された。善意の献眼が無駄にされることのないよう、効率のよい制度の構築とともに、移植のための医療技術の向上がはかられたのだった。

角膜移植が、こうして、どうにか角膜のドネーションを立ち行かせようと図っていた同じ時期、一方の腎臓移植は、年間の症例数が一〇〇例程度と、角膜移植と比較すると低い水準で推移していた。腎臓銀行も、角膜・腎臓移植法の施行された年に、「腎移植普及会」に加えて、「北海道腎臓移植をすすめる会」（のち、「北海道腎バンク」と改称）、「大阪腎臓バンク」が、すぐさま発足した。だが、登録者数はあまり伸びず、実際に腎臓移植に結びつくケースは、ごく稀であった。

そこで厚生省は、一九八六（昭和六一）年より、毎年一〇月を「腎移植推進月間」と決め、ポスターやパンフレット（前出の「献眼・献腎——愛と健康の贈りもの」、巻末の参考資料⑨を参照）を作成して配布したり、テレビに政府広報を流したりした。また、全国各地で講演会や街頭キャンペーンを実施した。それもあってか、その年あらたに三つが腎バンクが立ち上げをみた。しかしながら、腎臓移植例は、その後も人工透析療法を受ける患者に比すれば依然として低く、一パーセント程度を占めるにとどまった。

この両者の症例数の差は、ひとつにはやはり、それぞれの臓器に固有に派生する、ドネーションの技術論に因っているだろう。(49) 眼球の場合、摘出はその場で可能である。大がかりな設備も必要なく、提供登録者宅で取り出すこともできる。それに対して、腎臓の場合、手術室でなければ摘出できない。また、摘出した移植片は、一時間以内に冷却・保存しなければならない上、角膜に比べると、組織の適合性は格段に低い。「あなたの死後の腎臓は、二人の腎不全患者を救う力があります(50)」という修辞に促されて提供を申し出ても、献腎への「意志」はどこかネットワークのなかに解消されてしまうようになっていたのだ。

移植医療ネットワークの淵源

この角膜・腎臓移植法の下で整備された諸制度が、一九九〇年代後半には、臓器移植一般に対応するものへと組み替えられていったのは、周知の通りである。そして、その際には、角膜移植法の制定時から長く保留にされてきた、「死」の判定の問題、および提供を決定づける「意志」の問題に決着が迫られ、膨大な言葉が繰り出された。

これに関しては、それこそまた膨大な研究報告があるため、本書では立ち入るのを差し控えることにする。ただし、ドネーションの歴史という点から、以下の二点については確認しておかねばならないだろう。

その第一は、移植片への「需要」はかねてより、ネットワークという形態だけでなく、それとはべつの経済論も立ち上げていたということである。移植医療においては、ネットワークのなかに稀に挙がる死体のみならず、「身近」

な生体（血縁者や配偶者といった「家族」の身体）をも手繰る、ドネーションの回路も出来していたのだ。たとえば、生体腎移植や生体肝移植の実施症例数は、死体移植（心停止下・脳死下とも）のそれをはるかに凌駕している。そして、諸外国の状況と比較した際の、日本における生体移植の比率のこの圧倒的な高さは、しばしばネットワーク制度の欠陥であるとともに、良くも悪くも「日本的」な人間関係を照らし出す事象として指摘されている(51)。

ネットワークというドネーションの難航と生体移植の実施率の高さが、いかなる事態を語るものかは、しかしながら、慎重に考えられなければならない。そして、それにはまず、事態を制度論や日本人論へと還元する事象のつづり方を、省みる必要がある。はたしてネットワークという開かれたドネーションの形態がうまく作動しないから、より親密な「家族」という言葉が賦活されているのか、を問わねばならない。

本書の見るところ、事態はその通りでも、またその逆でもない。つまり、ネットワークというドネーションの難航と生体移植の実施率の高さは、因果の関係にあるのではなく、「人体」の流通しがたさを表す並行事象としてある。「人体」は、何より慣行のなかに埋め込まれて存在しており（この点は、解剖体のドネーションにおいて確認されたことでもある。第四章を参照）、それが、相関する二つの事象として現れているのだ。移植医療の立法化がすすみネットワークが創設される以前から、日本においては、生体移植がしばしば行われており、かつ、その実施件数はむしろ移植立法後に増加していることは、その点を証していよう。

では、なぜ流通にたいして固有の抵抗係数をもつ移植片が、あたかも容易に流通するかのごとく描き出されたのか。それが確認しておきたいことの二点目である。それには、移植片のドネーションが制度化される際に、どのようなことが言われたかが重要となってくるだろう。

それに関して、本章では、角膜移植法にはじまり角膜・腎臓移植法、「臓器の移植に関する法律」（以下、「臓器移植法」）へと展開する一連の移植立法（および、それらのもとで形づくられる制度）の成りたつ過程を概観してきた。そして、そこで「人体」やドネーションに関するさまざまな言葉――先行する法の言葉や、経験から抽き出された「教訓」など――が大いに参照されるさまを確認した。だが、その際に参照された言葉が、相互にいかなる共鳴関係を創出していたかについては、直接とり上げてこなかった。そこであらためて、臓器のドネーションの法制化をめぐる議論をみてみると、たとえば、つぎのような歴史記述が紡ぎだされていたことが目にとまる。

臓器提供はボランティアだ

献体は「最後のボランティア活動」と呼ばれる。日本でも、これまでに、十三万人を超える人々が、医学生や歯学生の解剖実習にわが身を提供することをボランタリー（自発的）に申し出ている。

一九八三年に制定された献体法は「本人の書面による意思表明」を条件としている。「解剖台に横たわっているこの方は、自身の意思で献体してくださったのだ、と学生に話してきかせる。そのことが学生の倫理教育につながるからです」と法制化にたずさわった解剖学の教授はいう。刑死人や引き取り手のない遺体が、本人の意思とかかわりなく実習に用いられる時代が長く続いた。当時、学生は遺体に敬意を表さない傾向があった。そうした現実への反省からだったという。法律が出来てから献体の数は増え続けている。

厚生省がこのほど公表した臓器移植法案の臓器提供承諾指針には、献体法制定時のような、長い目でものごとを進めていく配慮が欠けているように思われる。移植用の臓器の数をとにもかくにも確保したい、という意図が透けて見えるのだ。……臓器提供者の意志をないがしろにした臓器提供・臓器移植は、「人体廃物利用」に成り下がってしまう危険をはらんでいる。初めのうち数をそろえることができても人々の支持は失われていくだろう。法案や指標をつくるにあたっては、献体同様、臓器提供もボランティアなのだ、という出発点を忘れないでほしい。(52)

一読して明らかなように、この言葉が従っているのは、本書（第Ⅰ部）とはまったく別の、「人体」にかんする事象の配列規則である。ここには、したがって、本書が拾い上げたような解剖台の周囲のものものしさは無い。代わりに目に映るのは、「篤志」がみずからの「起源」を現在の言葉の連なりのなかに求めているさま、そして、「人体」が不在のまま「篤志」が移植片のドネーションへとなだれ込んでいるさまである。解剖体や移植片の、それぞれに特有の経済論や技術論がさぐられるのではなく、献体と臓器提供をつなぐドネーションという基盤がまずもって想定され、遡及的にその歴史がつづられているのである。

こうした歴史記述が当時、当然のように成り立っていたことを考えると、移植片のドネーションが現在のような制度をもつにいたった事由も、おぼろげながら見えてくるだろう。すなわち、それは、移植片のドネーションが法制化される際に、ドネーションという形式上の類推がはたらき、解剖体や血液の供出のあり方が参照されたことの帰結なのだ。制度が構想される際、「人体」の過剰性を処理するための技術論がひとまず捨象され、経済論が先行するかたちで移植片のドネーションは思考された。出来あがった制度は当然、身体をめぐる諸慣行や「人体」の技術論と齟齬をきたして機能不全におちいるのみならず、象徴的な日本人論を出来させる土台となっているのである(53)。

第九章　ドネーションという統辞論

ドネーションはこれまで、ストックやバンク、ネットワークというかたちで、制度的に実現されてきた。個々の身体（具体的には死体、かつ／ないしは生体）は、解剖体や人体標本のように、「人体」が確率的に発現した一つの事例とみなされ収集される。その一方で、それは血液製剤のための保存血液や、移植医療のための組織・臓器のように、「人体」が分在した事例とみなされ、それ自体の水準で相互に接続されることもある。いずれの場合にも、「人体」を技術論的に具現化する言葉が、その経済論と相俟って、ドネーションの制度をかたどっている。「人体」は、「身体」や「肉体」にはない意味の水準をもち、ドネーションという事象を現出させているのだ。

この第Ⅱ部では、そうして現れるドネーションの諸形態を、「人体」をめぐって歴史的に派生した経済論・技術論をたどることで記述してきた。では、それら諸形態のあいだには、いかなる異同がみられるのであろうか。ここでいったん、「人体」の周辺で生起した言葉の編制について振り返り、ドネーションという統辞法を小括しておきたい。

ドネーションの外貌

まずはいちおう、近世の身体から見てみよう。これまで本書では、それをドネーションとして記述することを留保してきた。というのは、近世の資料のなかには、「人体」の検出を可能にするような指標が見出しがたかったからである。そして、いまあらためてその様態を見ても、腑分で切り刻まれた身体のまわりには、流通と呼べる動きを可能にする、言葉の分断が見あたらない。

たしかに、腑分を行った医家らの立ち位置は、見かけ上は刑罰の機構とは別の場にあった。事実、腑分を挙行することへの要請は、医学という刑罰とは異なる領域から発せられていた。しかし、医家らは幕府に屍体の下付を請いはしたが、実際にはそれをもらいうけるのではなく、自らが「牢屋敷仕来」の下にはいることで、材料となる肉片――刑罰機構の外へと放逐される廃棄物ではなく、あくまで刑罰機構のなかで、その廃棄のされ方まで厳密に規定された「取捨」の身体――を得て、腑分を行いえたのだった。

そうしてみれば、近世という時代の腑分の実践は、流通を現象させる分断がそもそもなかったという点で、やはりドネーションとは見なし難い。それは、（懲罰的な付加刑としての意味が担わされていたかどうかはおくとして）刑罰機構のなかで派生した事象なのだった。

その点から言えば、明治以降のドネーションは、はるかに見取りやすい。政府当局と医育機関とのあいだで事あるごとに折衝がもたれ、しだいに死後の身体を合法的に医学の領域へつないでゆく回路が築かれている。

その一つの様式として、〈施療〉という事物の配列の様を分節することができよう。それは微視的に見れば、無料で治療をうける代わりに死体を剖検に供する契約をした、施療患者と医療機関との屍体の授受である。が、その様式が、施療病院制度という、より規模の大きな構想へと展開されかけたことを考え合わせれば、〈施療〉は、そのつど切り結ばれる契約以上の創発性を帯びていたようである。西洋諸国の社会保障制度を横目に見つつ、貧病人の救療と生の増進に寄与する医学の研究・教育とを同時に達成することが目論まれたのだった（ただし、日本においては、その企図が大々的に実現されることはなかったが）。

これとは別に、明治以降の「人体」をめぐる事物の並び方としては、〈無縁〉という様式も分節できるだろう。養育院や監獄の被収容者や行旅死亡人の遺体のうち、それを受け取り祭祀・埋葬を執り行う者（親族である必要はなかった）がないものは、医学教育のための解剖にまわされることがあった。引取人を欠き処分が宙にういた屍体は、施設や機関に代行されるかたちで解剖体の経済論に引導され、医学の研究・教育の場へと運び込まれたのだ。この場合、引取人の有無によって事が進行するため、〈施療〉のような「合意」の手続きも必要とされなかった。

この、残余として発生する遺体を医学の領域へと接続する〈無縁〉は、一九六〇年代に〈意志〉という機縁が表出するまで、先の〈施療〉および後年になって出来する血液の〈売買〉とともに、実質的には、ドネーションという事象を体現しつづけた。身体は、鰥寡《かんか》（往時の法律用語で「やもめ」の意）・孤独や貧病人のものから順に、「人体」の技術論・経済論によって拓かれる社会性の場に曝露されていったのである。

事物がこうした配列にあったことを勘案すれば、身体を無償で捧げるという行為が、この間、よくしても殊勝だが奇特な〈特志〉の行いとして言及されるにとどまっていたのは、ある意味、当然であった。個々の身体は、〈施療〉・〈無縁〉・〈売買〉という機縁にのっとって慣行の中から医学・医療の場へと移されていった。長きにわたって、「習俗による制約が死体という物の処分権に加えられた唯一の制約[1]」とされた。戦後にドネーションが法制化されゆくときおもだった議題となったのは、屍体の処分権者たる遺族の同意と「人体」の技術論・経済論とを、いかに擦り合わせるかということであった。

まず一九四九（昭和二四）年制定の死体解剖保存法では、原則的に、遺体の提供は遺族の同意に依存するものとされた。公衆衛生上の事由がある場合やそもそも遺族がない場合を除き、死体は遺族の許諾がなければ、慣行の中から医学・医療の場へと引き移されることはなかった。一九五八（昭和三三）年の角膜移植法でも、その形式は踏襲された。同法には立法の過程で、本人の拒絶の意志を汲むようにするという付帯決議がなされたものの、本人の提供の意志に関する文言は、法文のなかに盛り込まれなかった。一九七九（昭和五四）年制定の角膜・腎臓移植法においても、死体の処分は遺族の意向にゆだねられた。移植のための組織・臓器の摘出は、遺族が拒まない場合に可能とされた。

それだけに、一九八三（昭和五八）年、角膜・腎臓移植法から多年を経ずして、「献体の意思は、尊重されなければならない」という条項をもつ献体法が制定されたことは、いささか唐突に映る。だが、献体法の制定を促す動きをつぶさに追えば、このときすでに、本人の〈意志〉という機縁が、一方では醸成されていたことが見えてくるだろう(3)。身体の周囲を第一に取り巻く項として「習俗」を立て、そこに〈施療〉・〈無縁〉・〈売買〉、あるいは遺族の同意といった回路を付設することだけが、「人体」の処分方法ではなくなっていた。身体に連なる言葉は、人体の経済論や技術論に相関するかたちで、部分的に組み替えられつつあったのだ(2)。

とはいえ、一九六〇年代より徐々に〈意志〉というドネーションの機縁が一般化されてゆく様相は、献体と献血、移植医療のそれぞれで、趣を異にしている。それは、ドネーションのなかで立ちあらわれる、「人体」の形象の差異によるものだろう。技術論・経済論が、「人体」の流通に関与する度合いは、三者三様だった。

解剖体のドネーションにおいてその変容に大きく効いていたのは、経済論だった。解剖体の「需給」の均衡をはかる動きが、本人の〈意志〉を要件とする形態を、ドネーションの唯一のあり方として見出したのだった。

それにたいして、血液のドネーションの場合は、経済論と同等に技術論がその変容に作用した。「安全」な血液製剤を供給すべしという技術論的な要請は、一時期は〈売買〉というあり方と親和的ではあったものの、みずからの〈意志〉によって無償で血液を提供する機構をつくりだし、同時に「安定供給」という経済論的な要請をも満たしていった。

移植片のドネーションでは、技術論と経済論の双方が絡み合うことにくわえ、解剖体や血液のドネーションにおいて醸成された言葉が折り重なることで制度が整備されていった。この点は、角膜移植法にはじまり、角膜・腎臓移植法、一九九七（平成九）年の臓器移植法へとつづく、移植立法の過程の議論をみれば瞭然である。移植医療は、身体をともかくも本人の〈意志〉と結び合わせようとする言葉の編成と、時をおなじくするかたちで進展していたのだ。そして、それは新たなる企図であったために、「倫理」的な議論の格好の事例ともなり、現代においても「先端」の話題を振り撒きつづけているのである。

〈意志〉というドネーションの効果

さて、ドネーションの諸形態およびその表面的な変容をこのように整理できるとして、ここで考えねばならないのは、現代において〈意志〉というドネーションの機縁が前景化していることの意味あいである。ドネーションの現在には、どこか閉じた感がただよっている。

まず、ドナーに据えられる身体の選好が、しだいに慣行に依拠しなくなりつつあることが指摘できる。かつてのように慣行の中で傾斜づけられた身体（鰥寡孤独や貧なる身体）が、医学・医療の場へとつながれるのではなく、〈意志〉を有する「人体」がひとしなみに、解剖体にも供血者にも組織や臓器の提供者にもなりえるようになった。もちろん、ストック、バンク、ネットワークそれぞれの技術論的な要件（形態や適合性、安全性など）が身体を篩《ふる》いにかけることはある。だが、原理的には、すべての身体が〈意志〉の作法にしたがう限りにおいて、流通しうるようになったのである。(4)

こうして、ドナーとなる身体の要件が一挙に抽象的になるのと連動して、その流通形態も抽象度を高めた。この点は、ドネーションを語る言葉の変容に、顕著に反映されているだろう。解剖体にせよ、血液や移植片にせよ、「人体」は特定の個人や施設に提供されることが稀になった。解剖体となる遺体は、その搬入先の（解剖体が不足している）大学に献納されるのではなく、「社会」や「未来」のために捧げられるようになった（そうしてみれば、第四章で取り上げた、献体は誰と誰とのあいだで行われているのかという、大学紛争の際に起きた議論は、ドネーションの機縁の趨勢が切り替わる時の摩擦として見ることができよう）。血液や移植のための組織・臓器も、限定的な対象にたいしてではなく、「愛」や「善意」の発露を受け入れる機構（バンクやネットワーク）にたいして提供されるようになったのだ。

その帰結として、ドナーとレシピエントの距離は追尾できないほどに隔絶し、実質的には無きに等しくなっている。現象の面では、ドネーションには個々にドナーとレシピエントが立ち現れる。だが、それは一種の事後的な擬制であって、ドナーとなる〈意志〉する身体はまた、ストックやバンク、ネットワークを介して、直接的あるいは間接的なレシピエントともなる。献体された「いのちの贈り物」は、将来的に医学の恩恵として「社会」に還元される。今日の献血の「愛」や組織・臓器提供の「善意」も、明日には自らの元へ環流してくるかもしれない。「ドナー」と「レシピエント」は、〈意志〉という機縁のもとでは、重なりあっているのだ。

そうしてみれば、ストックやバンク、ネットワークは、社会的に「ドナー」／「レシピエント」を媒介しているようで、その実そうした分節を「人体」の物質性の水準に還元して取りさるという巧妙な働きをしているといえよう。「人体」の技術論や経済論のなかで派生した「レシピエント」は、歴史の一時期、ドナーとなるべき身体を〈施療〉・〈無縁〉や〈売買〉によって物色した。しかし、それで「人体」を調達しきれなくなるや、つぎにはみずからのうちに「ドナー」を見出した。とりわけネットワークが現象するのに並行して、ひとは「レシピエント」にも「ドナー」にもなりうる二重写しの身体を生きることになったのである。

こうしたどこか閉じた「生」の形象は、「人体」の資源化論・商品化論が危惧する生命科学の自律的肥大という想像力に、いくばくかの実定性をあたえているだろう。生命科学や医療産業は、「人体」を存立させるひとつの体系である。そのため、「人体」にかんする思考が立ちゆかなくなればなるほど、それは外なる変数として食い込んでくるよう映るのだ。だが、ドネーションの歴史が照らしだすのは、「人体」の資源化・商品化にさきだって存在し、それをおしすすめてゆくような巨大な機構ではない。むしろ見えてくるのは、提供を乞うたり、逆に提供を申し出たりする「主体」を無数に立てつつも、それらを緩やかにしか結びつけないドネーションの諸形態である。

本書で記述してきたところによれば、ドネーションへの要請は、どのような機縁のもとでも、レシピエントの「生」に発していた。レシピエントなるものが技術論的にも経済論的にも成立可能となり、その「生」への配慮が生まれてはじめて、(5)ドナーは探査されるようになるのだ。解剖体や製剤用血液の収集方式が、本人の〈意志〉を基盤とするものへと転換する際の議論を見てもわかるように、ドネーションは、レシピエントの「生」をめぐる言葉の編成を起点としていた。解剖体の「不足」、「お粗末な医者の乱造」、医療水準の低下、あるいは、技術論から来される血液の不透明性、感染させられる身体、といった次々に連動する言葉が反転して、レシピエントの「生」に負荷をかけ、「人体」の提供を申し出ることへの動機づけを強化していったのだった。

とはいえ、いくらレシピエントの「生」が慮られるといっても、その動きがドナーの「生」を侵襲するような場合には、ドネーションは停止する。ドナーのまわりに、とたんに「倫理」的な言葉が醸成され、今度はそちらの「生」が荷重されるようになるのである。こうした事態はときに、「臓器移植の場合に見られる滑稽さは、『一人の生命は地球より重い』とみんなが言うものの、自分の生命は他の人よりも絶対に重いと誰もが思っていることです(6)」と揶揄されることもある。だが、現状においては、ドネーションは、そもそもの〈意志〉を発露するドナーの「生」ありきのものなのだ。

日本では、献体や献血にくらべて臓器移植が振るわないと言われる事由も、おそらくここにある。一般に言われているような、ドネーションの歴史の浅さや具体的な手続きの未整備のためではなく、現代の増進されるべき「生」がそうしたかたちをとっているのだ。死を確認された屍体や再生の可能な血液の提供のように、ドナーの「生」をひとまず勘案しなくてもよい場合と、レシピエントとドナーおのおのの「生」がどこか天秤にかけられる場合とでは、や

はりどこかで一線が画されているのである。(7)

「レシピエント」と「ドナー」とが一元的に重なり合う言葉の配列のなかで、では一体、では一体、どのような「生」に思考の軸足をおくべきか。その加重の配分は、現在、「倫理」の一大問題とされ、万人の「生」を調停する審級が探られている。しかしながら、ドネーションを促す「倫理」的な言葉が、「人体」の経済論や技術論と相容れず、しばしば破綻させられているのと同様（第五章ならびに七章・八章の最終の節を参照）、誰もがレシピエントでもドナーでありうる世界においては、「調停」という営為がそもそも、達成不能な企図なのかもしれない。現状では、その配分の場を覆っているのは、単純に数の論理である。「人体」を差し出す〈意志〉を表明しないかぎり、あるいはレシピエントの立場にならない限り、ドネーションの運動に巻き込まれることはない制度のなかで、いま多く在る「生」が淡々と増進されているのである。(8)

以上、第Ⅰ部・第Ⅱ部で記述してきたドネーションの歴史は、どのような統辞論によって読み解かれうるのか、そして、それは何を語っているのかを、整理しなおしてみた。すると、どこか遠くの出来事のようであったドネーションという事象も、そのじつ「人体」を語り「人体」を生きるわれわれを、すでに捕捉していることがわかるだろう。では、ドネーションは日常のなかにどのように現れ経験されるのか。次章では、そのあたりを探ってみたい。

第Ⅲ部　ドネーション言説の展開

——「起源」の忘却のなかで

第一〇章　「人体」のありか

一　人体標本展の存立様態

これまでの考察で見たように、ドネーションは、その時代その形態ごとに、自身をたちゆかせるための「倫理」的な言葉を種々に派生させてきた。だが、それが綻びと修繕とを繰り返すのを見るにつけ去来するのは、そうした言葉のなかで、ひとは、どのように「人体」なり「ドネーション」なりとつきあっているのかという疑問であろう。解剖体のストックにしろ、血液や組織のバンキングにしろ、移植臓器のネットワークにしろ、身近なようでどこか遠い。

その意味で興味深いのが、人体標本の展覧会(1)である。骨格標本・病理標本から文身に彩られた皮膚の標本まで、日本でも明治期より、かずかずの人体標本が作製されてきた。埋葬という一般的な途をたどらず、ドネーションによって研究・教育機関の標本室へと至った「人体」は、そこで長らく医学に携わる者のみに供されてきた。だが、近年になって、それは標本室にばかり留めおかれなくなってきている。

たとえば、二〇世紀の終わりに開催された、その名も「人体の世界」展では、本人の「意志」にもとづき提供されたとされる「人体」の標本が数多く展示され、話題となった。そして、それ以降も現在に至るまで、樹脂加工された人体標本を陳列する民間業者が、全国を巡業するたびに、数万から数十万人の人々が会場へと足を運んでいる。

こうした事態は、右の疑問にどう応えるものだろうか。この章では、人体標本の展覧会の存立様態を手がかりとして、ドネーションが日常においてどのように経験されるものなのかを検討してみることにする。

探訪・「人体の世界」展

日本解剖学会が創立百周年を迎えた一九九五（平成七）年、同学会ではこれを記念して、さまざまな行事や事業を催した。三月の記念式典だけでなく、記念切手の発行や『日本解剖学会百年のあゆみ』[2]・『日本解剖学会教室史』[3]の刊行、また本章でとりあげる二度の人体標本の展覧会が、その一環として企画された。

人体標本は、通常、医科・歯科系の大学・学部や博物館に所蔵されている。そして、それらは一部の例外をのぞき、従来は一般のひとびとに向けて公開されることはなかった。この時の展覧会開催は、関係者らのあいだで「英断」と言われたが、たしかにそうした大規模な展示は日本では初めての試みであった。

まず、同年の四月に、日本解剖学会の学会員を対象として、「人体プラスティネーション」展（日本解剖学会主催・会場は東京大学総合研究博物館）が開かれた。プラスティネーションとは、解剖体の組織に含まれる水分や脂質を、シリコン樹脂・エポキシ樹脂・ポリエステル樹脂に置換する技術のことである。[4]ドイツ・ハイデルベルク大学のグンター・フォン・ハーゲンス博士により一九七八年頃に開発され、現在でも当地で募られた遺体を用いて製作が続けられている。そのプラスティネーション標本を借り受け、展覧会がもたれたのだった。

それが同年の九月からは、東京は上野の国立科学博物館で、一般の人々にも公開された。特別展「人体の世界」（以下、「人体展」）である。主催は国立科学博物館、日本解剖学会、読売新聞社。[5]「あなたの生命《いのち》　その神秘と感動

図7 特別展「人体の世界」のチラシ（表・裏）

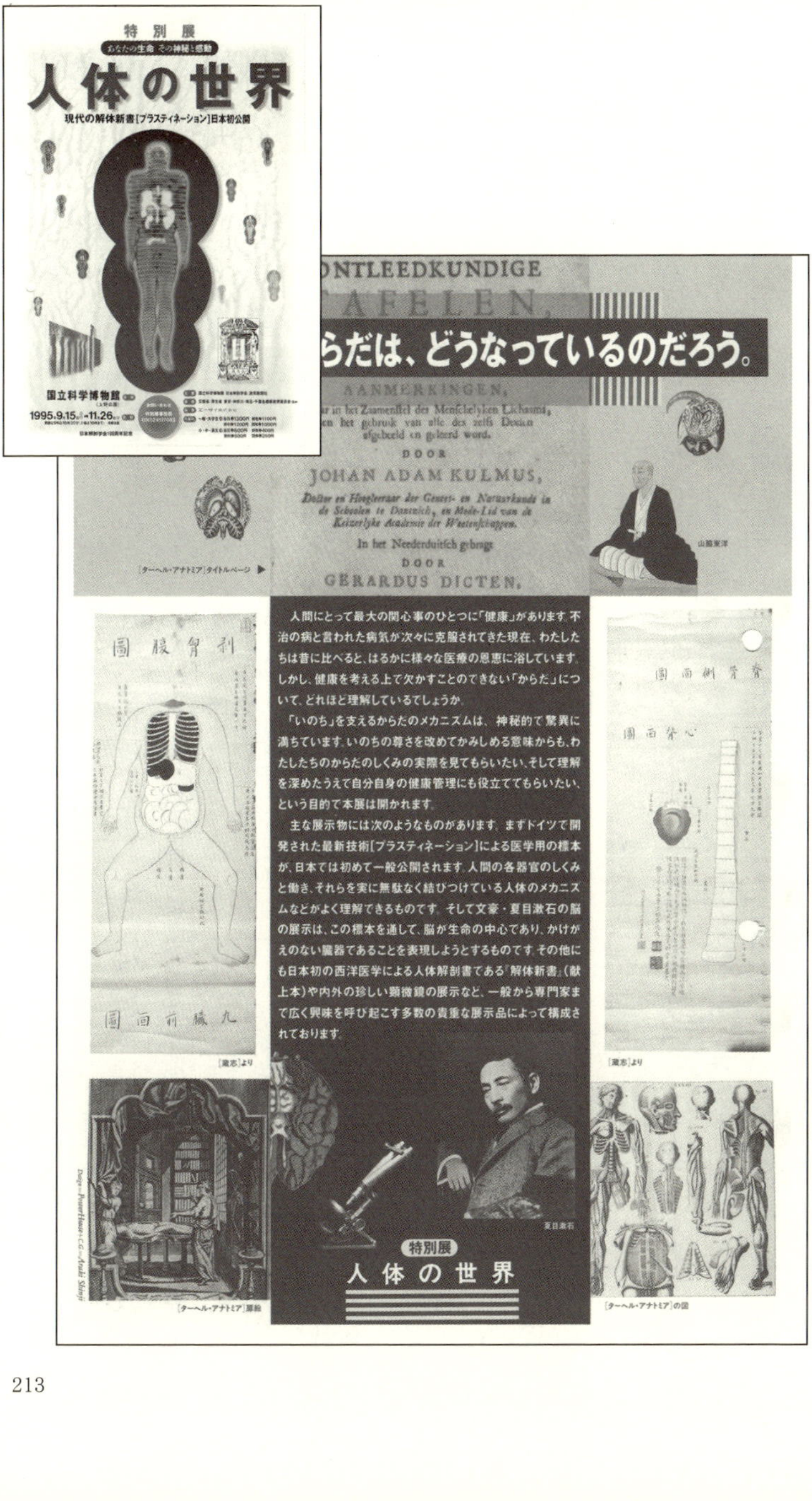

現代の解体新書「プラスティネーション」日本初公開」と銘打たれた同展は、六三日間の会期中、新聞や雑誌の記事にもたびたびとりあげられ、最終的にはのべ四五万二九三三人(6)を動員した。人々はそこで、はじめて体感する視覚に興奮し、なかばあてられたのだった。

とはいえ、人体展は、日本解剖学会の節目の年に、日常では目にすることのできない珍しいものを公開するという に留まるものではなかった。それはまた、みごとなまでに時代の要請を汲む、科学教育的な催しでもあった。

パンフレットに掲載された「ごあいさつ」には、展覧会の趣旨が、つぎのように載った。「近年、身体や健康への関心は、ブームとも言える高まりを見せています。また、脳死や臓器移植の問題は、医学界だけでなく一般社会の重要な関心事として論議を呼んでおります。そうしたなかで、この特別展は、身近でありながら意外に知られていない私たち自身の身体の仕組みと働きを、さまざまな実物標本、模型、映像などによって具体的に解き明かそうとするものです(7)」。

この趣旨に沿うよう、二部で構成された展示には、さらにサブ・テーマが設定されていた。第一部「人体の世界」は、「人体の世界」・「解剖学の歴史」・「顕微鏡の発展」の三部門より、第二部「解剖学展示」は、「解剖学者の探る人体」と「現代の解体新書——プラスティネーション展」の二部門よりなった。国立科学博物館の構内にある、むらさき館の縦長いフロアの一階から三階まで（第一部）と、本館二階の講堂（第二部）が会場となり、人体の世界がくまなく繰り広げられたのだった。

まず、むらさき館一階の入り口を入ってすぐの所に、バスケットボールや読書をする体勢をとった十数体の骨格標本が配置された。これを導入部として、奥へ奥へと、全身を水平断した九〇枚ほどのプラスティネーション標本や、MRI画像から再構築された脳の立体写真、スライスした脳のプラスティネーション標本、「漱石の脳」の液浸標本などが並んだ。

折り返して二階に上がると、今度は内臓のプラスティネーション標本や立体写真・VTRが、順路に沿って配されていた。そして、ここまでが人体構造のあらましの展示となっており、三階は、解剖学およびその発展に寄与した器具の歴史の展示フロアだった。『解体新書』を中心とした日本近世の医書、ならびにレーウェンフック以来の歴代の顕微鏡が、そこにずらりと陳列された。

むらさき館をいったん出て、本館に移動すると、解剖学のより専門的な展示がなされていた。第一部のむらさき館では、プラスティネーション標本といっても、人体の正常な状態を固定した標本（正常標本）のみが並べられたのに対し、ここ第二部では、それらと比較ができるよう、病理標本——初期および重度の肝硬変をおこした肝臓や、喫煙者の胸部水平断スライス、乳ガンの矢状断厚切りスライスなど——が合わせて展示された。母体と子宮内胎児の正中断スライスのほか、マスコミにしばしば取り上げられた「パイロット」と「ヘラクレス」（男性の立像全身標本・MW100およびMW102）が出展されたのも、このフロアだった。

第一部「人体の世界」
《人体の世界》
A. 導入部　B. からだはどのようにできているか　C. 体を支配する脳　D. 全身の骨格と筋肉　E. さまざまな内臓たち　F. 鼓動と呼吸　G. 消化と吸収を探る　H. 生殖と発生
《解剖学の歴史》
［一］近代以前の解剖学　［二］『解体新書』以前　［三］『解体新書』　［四］現代につながる解剖学　［五］華岡青洲
《顕微鏡の世界》

A．導入部　B．顕微鏡の発明　C．江戸時代の顕微鏡…ホビー顕微鏡の時代　D．近代的顕微鏡と組織学の成立　E．国産顕微鏡の生産開始　F．現代の顕微鏡

第二部「解剖学展示」

《解剖学者の探る人体》

《現代の解体新書——プラスティネーション標本展》

一、人体——全体のすがた　二、脳——正常と病気　三、関節——正常と病気　四、腹部の内臓——正常と病気　五、腎臓の病気　六、頸や胸の内臓——正常と病気　七、血管系——心臓　八、男性・女性に特有な器官——生殖器など　九、プラスティネーションの進歩

人体展の最大の特徴は、当時、「実物の人体標本が展示されたこと」(8)にあると言われた。人体や健康をあつかった常設展示は、日本にもいくつかあるが、それらは模型やパネルを用いたものであるため、展示者側が入場者に対して一方的に観るべき点を伝授することになる。その点、この展示では、「実物の人体標本はまさにすべてのものがそこにあるのであるから、見る人の理解に応じていかようにも対応し、どこまでも飽きさせないものを持っている」(9)と。

しかしながら、いま見た展示の構成からもうかがえるように、展覧会はただ見て楽しむのではなく、科学教育の色彩の強いものだった。そこには、標本の製作や展示をささえる言葉がまとわりついていた。標本の見方は入場者に委ねられてはいたが、かといってそれは無垢なままであったのではなかった。

そのことを最も顕著に表していたのは、脳の展示であろう。ほかの臓器に先んじて設けられた展示ブースの中で、「からだを支配する脳」と題された標本・模型群は、脳こそが心の宿る場であり死の現象する場であるという言葉を担っていた。以下は、脳の展示の意図に関する、主催者の弁である。

「解剖実習を経験した医師であれば、心が脳に宿ること、脳の死こそが個体の死であることを、当然のこととして受け入れるが、人体の中を見たことのない普通の人間にとって、心臓が動きながらも個体が死を迎えたと告げられても、とうてい納得しがたいであろう。／医師と一般の人との間で、人体についてのイメージがこのようにずれていることは、医療の現場に少なからぬ困難を引き起こす。患者が医師にすべてを託した古きよき時代であれば、医師は自分のもつイメージに沿って治療方針を決断すればよかった。しかし現代では、医師が患者にできる限りの情報を与え、同意の上で治療を進めていくインフォームド・コンセントが求められる時代である。患者が人体についての中途半端なイメージをもつのを放置したまま、治療方針についての判断を要求するのは、犯罪的なことではないだろうか。あるいは逆に、自分の身体のイメージをもたずに、医師から情報を要求し治療方針についての判断をしようというのは、傲慢で無責任というほかない[10]」。

人体展の特長は、何より「実物の人体標本」が展示されることにあった。しかし、その標本を製作したり陳列したりという営為自体がそもそも、生命科学において集積されてきた言葉の展示となっていたのである。

科学教育と人体標本

人体標本を常設展示とし、一般のひとびとに公開する博物館は、小規模なものであればそれ以前から全国に一つ存在してはいた。一九六三（昭和三八）年に設立された、岡山県の私立「津山科学教育博物館」である[11]。同館では、岡山大学医学部より寄贈された、さまざまな発達期の胎児の液浸標本（一か月のものから一月きざみで八か月のものまで）や、当人の遺言により製作・寄贈された初代館長の諸臓器の液浸標本など[12]が、現在に至るまで約四〇年間にわたって、「人体の神秘」を開示しつづけている。

にもかかわらず、人体標本の展示される機会が、それまで大々的にもたれずにきたのは、ひとつに、社会的な合意が得られないのではないかという懸念が、展覧会を主催する側にあったからのようである。解剖体の収集については、日本解剖学会は、当時すでに数十年の経験をもっていた。しかし、それらは言わば解剖に対して一定の理解がある献体登録者らとの「合意」によるものであり、一般の人々の反応は読めなかった。人体標本の展示には「当然、マスコミや批評家、宗教団体から批判の声があがることが予想された」[13]という。「前哨戦」[14]とされた「人体プラスティネーション」展（同年四月開催、前述）では、観衆から好感触を得てはいたが、その観衆というのも日本解剖学会の会員であった。そのため、人体標本の科学教育的な意義は、理屈としては抗弁できても、そこに死体の影が射してしまうことについては、いかんともしがたいよう思われていたのだ。

また、人体標本の展示には、法律上の困難もあった[15]。死体解剖保存法の解釈である。同法には、人体標本の展示そのものを規定する条項はない。しかし、標本の保存については、医学の教育・研究のために特に必要とする場合に、医学に関する大学または特定の病院の長が、遺族の承諾を得る（第十七・十八条）か、保存しようとする地の都道府県知事・市長区長の許可を得る（第十九条）かしなければならず、かつ解剖の場合と同じく、「死体の取扱に当つては、特に礼意をうしなわないように注意しなければならない」（第二〇条）と規定されていた。それゆえ、人体展の開催目的は適正（すなわち教育・研究に資するというものである）か、また、それは死体に対する礼意を失することにはなりはしないか、ということが問題となったのである。

そうしてみれば、人体展が教育的かつ倫理的であることは、展覧会の存立要件だったと言えよう。入場者とて、ただ人体標本を観るだけではすまされなかった。展覧会が発する言葉をくみとりつつ、観るべきように観る「観衆」となることが、展覧会開催の前提として要請されていたのである。

観衆の成立を促すための配慮は、したがって、種々になされた。キャプションやパネルの展示、ビデオ放映、また展示の構成自体もそうであったが、なかでも特筆すべきは、解剖学者（展示実行委員会のメンバー、日本解剖学会評議員、および一日ボランティアの三名）が連日会場につめ、交代で入場者の質問に対応したことである。担当者には事前に、入場者からあがるであろう想定質問と回答例を記したマニュアルが配布されていた[16]（巻末の参考資料⑩を参照）。そこに載った想定質問は全部で六項目。いずれも教育的でかつ倫理的であることを課せられた展覧会の存立をかけて、質されれば的確に応えられねばならないものばかりだった。その問わず語りには、解剖学者の考える人体展の要が詰め込まれている。

人体標本のドネーション

人体展は、しかしながら、そうした主催者側の懸念をよそに、大盛況のうちに幕を閉じた。展覧会の舞台裏を記録した冊子によれば、会期中には、たしかにいくつかクレームがあったという。しかし、それらはおもに会場の混雑に関するものであり、展示そのものについては、予想されていたような批判はあがらなかった。これは、海外での開催例、たとえばドイツで同様の展覧会が開催されたときの様相とは、対照的である。

プラスティネーション標本が開発された本国・ドイツでも、一九九八年、すなわち日本で人体展が開催された三年後に、「人体の世界」という展覧会が開かれている（マンハイム・国立技術産業博物館）[17]。これがまた大入りで、会期中には七〇万人以上もの人出を記録したという。しかし、その一方では、展覧会に批判的な目を向ける者も多くあった。カトリック教会・福音主義教会の執事や神学者のあいだでは、同展を「悪趣味」・「非道徳的」・「覗き趣味」と評する声も聞かれたという。

そうしたなかでも、とりわけ注意を引くのは、ドイツ解剖学者協会が、これを「俗悪なショー」と評したことである[18]。背景の細かな検討をぬきには何も言えないが、すくなくとも学会をあげて展覧会を主宰した日本の状況とは、大きな違いである。「『人体を物体ととらえる機械論的な立場』と『人間にとっての人体がもつ社会的、個人的意味を問う立場』との永続的な緊張関係を反映[19]」するような批判や議論は、日本においては、ついぞ生じることはなかった。

もちろん、そうした議論が起こらなかったからといって、日本で同様の問題がなかったとは言い切れまい。発せられた言葉が分散され、公的なものにならなかったという可能性もある。言葉になったとたん、あるいは言葉になる以前に、何らかの回路に取り込まれ、事態が表出しなかったとも考えられる。

そして、どうやらその可能性が高いであろうことは、人体展の会場に待機していた解剖学者らに、つぎのような質問が向けられていたことよりうかがえる。これらは、標本を目撃した直後に発せられた、単発的で非常に素朴な言葉である。しかし、そうであるがゆえに、それらは単刀直入に展覧会の拠って立つ言葉を質していたのだ。

一　この展示物は実物か
二　どのようにしてこのような標本を製作するのか
三　この材料はどこの国の人か
四　このようなことは日本でもできるのか
五　献体について

［数字については、原資料に説明なし。便宜上の記号か[20]］

展示されたプラスティネーション標本は、すべてが「ホンモノ！[21]」と喧伝されていた。それだけに、標本は時として、人体と死体の二重写しになった。なぜ自分たちは、その死体を見ることができるのか、「彼ら」はいったい何者なのか、それはどこで、どのような手続きを踏んで入手され、製作されたのか。こうした疑問が、入場者らに降りたったのだ。

そして、質問の羅列を見るに、人々の関心が、ひとつにドネーションにあったことは明らかであろう。展覧会は、教育的でかつ倫理的であるよう、つくりこまれてはいた。だが、一部の入場者の視線は、それと共鳴する／しない以前に、標本の材料の来歴に引っかかったのである。

担当の解剖学者がこれらにどう答えたかは、詳らかにされていない。しかしながら、人々がドネーションに関して疑義を抱くことは、主催者の側でも想定されていた。同展の図録の表紙裏には、「この特別展で展示されている人体プラスティネーション標本の遺体は、すべて生前からの意思に基づく献体によって提供されたものです。[22]」という文言が入れてあった。また、先述のマニュアルのなかにも、ドネーションに関する問答が含まれていた。会場の担当者が、そうした質問にマニュアルどおりに回答していたとすれば、それはおそらく次のようだったろう。

> 医学・歯学の解剖学的な教育研究のために自分の遺体を提供することを献体という。献体は、日本では献体法により法的な裏付けを持ち、社会的にも広く認知されている。今回展示されているものも含めて、ハイデルベルク大学で作られるプラスティネーションの人体標本は、標本として公開保存するという献体者の明確な意思に基づいて作られている。献体者の名前も分かっている（もちろん、守秘義務に属することだから公開はできない）。／今回の標本には、その献体者の生前の個人としての人格を感じさせてくれるものが多数含まれている。だからこそ、献体者ひいては人間存在の尊厳を感じさせてくれる。それを、気持ち悪いとか、ショックが大きすぎると判断するのは、献体者の生前の意思を踏みにじるものではないか。／献体者の意思（遺志）という非常に重い後ろだてがあるからこそ、私たちも自信を持って公表できる。[23]

展覧会の人体標本は、たとえ樹脂に埋め込まれた死体であったにせよ、外つ国から来たものであり、かつ日本の「献体」の言葉にのっとるものだった。ドイツでのような論争が日本で起こらなかった最大の要因は、おそらくそこにある。そう、人体展を成り立たしめていたのは、「献体者の明確な意思」が担保されているという「了解」だったのである。入場者の視線は人体標本の表面にとどまり、多少はゆらぐことがあったかもしれない。しかしながら、それはこの「了解」によって導かれ、終局的にはどこかに落ち着いていったのだ。

ただし、である。人体展の存立は、標本用人体の属性――その「国籍」や「献体者の明確な意思」など――にかかっていたと考えると、今度は逆に、なぜそこに展示されえていたのか分からなくなる標本が、人体展には一つ陳列されていた。それは、「漱石の脳」の液浸標本である。今なお日本の文学史のなかで光彩を放つ作家の脳は、プラスティネーション標本とならぶ、同展の呼び物の一つとなった。しかし、それは本邦において、しかも今日に言う本人の意志確認もなしに標本にされていたのである。

二　「漱石の脳」の来歴

夏目金之助・漱石の脳の標本は、人体展では、脳を中心に神経系を扱う一角に、「傑出人の脳」として公開された。その周りには、氏の訃報をつたえる新聞の記事や生前の著作の一部があわせて展示された。主催者の一つであった国立科学博物館は、当時、館報のなかでそれをこう紹介している。

『吾輩は猫である』で有名な明治の文豪・夏目漱石は、亡くなるときに自分の身体を病理解剖するように言い残しました。そのときに摘出された漱石の脳は、東京大学医学部の標本室に保存されてきました。今日の献体の先駆けとして貴重な出来事です。／この特別展で、夏目漱石の英知がかつて実際に宿っていた脳を展示できるのは、ご遺族の特別な配慮によるものです。漱石の脳は平均よりも大きく、前頭葉のしわがおおかったそうです(24)。

ここにもあるように、「漱石の脳」は、「傑出人脳」という医学標本としての意味をりっぱに備えていた。また、それは、遺族の了承を得て出展されたものだった。そのため、そのコーナーだけを切り取ってみれば、それはさしたる違和を感じさせるものではなかった。

しかし、展示された標本の配列に何らかの秩序を見出す企図にしてみれば、「漱石の脳」は、やはりその目論見を攪乱する異質なものであった。第一、それは周囲の標本のような、最新の技法により製作された標本でもなければ、観ることで「人体」という抽象を体感できる種類のものでもなかった。漱石個人の傑出性を示すべく、重量と形状が前面に押し出されたアナログなかたちで作られていた。

また、それが「今日の献体の先駆け」と紹介されている点にも、不協和をいだかずにはいられまい。漱石が自らの意思で遺体の提供を申し出たか否かは別として、当時においては、「献体」という言葉が立ちゆく状況がそもそも成立していなかったのだ。

そうしたいくつかのぎこちなさをはらみながらも、人体展に「漱石の脳」が展示されていたことには、どのような含意があるのだろうか。ここはひとまず人体展の会場をはなれ、件の標本が作製されてから人体展に出展されるまでの経緯を跡づけてみよう。

傑出人脳の研究蓄積

人体展の一角に展示ブースが設けられていた「傑出人脳」が、医学において研究の対象とされはじめたのは、一九世紀後半である。[25] ワグナーが、数学者ガウスをはじめとした五人の脳を観察し、その傑出性を脳の局部の発達から説いたのだった（大脳局在論）。それ以降、大脳の特定領域と精神機能との関係性が、医学者らにより追究されるようになる。ブローカの言語中枢の発見（一八六〇年）やフリッチュとヒッツィヒによる運動中枢の発見（一八七〇年）等により、脳の各部はそれぞれ特定の機能を担っていることが、しだいに明らかにされていった。

一九世紀末になると、また一方で、「天才」研究も盛んになる。人類学により培われた身体の測定技術が、骨相学を経て、「人種」や「犯罪者」のみならず「天才」の身体までも計測しはじめたのだ。文学や精神医学に「創造と狂気」という主題を授けたと言われる、イタリアの法医学者・ロンブローゾの『天才論』(26)（一八九四年）も、この時期にものされている。個々の身体が呈する特性は、この時期、医学的な技法によって、同一スケール上の極性へと読みかえられていったのである。

二〇世紀にはいると、傑出人脳の研究の焦点は、脳の重量と回転（いわゆる「脳のシワ」）の二点に絞られてゆく。傑出人における脳内の特定の領域の大きさと複雑性が、「普通人」のそれとの比較によって、論究されていったのである。それとともに、観察および記述の技術も、ただ全体の重量を計測したり回転の多少を肉眼的に観察したりすることから、顕微鏡をもちいた組織学的なものへと移行していった。フォークト、ブロードマン、エコノモといった学者が、大脳皮質に細胞や線維の現れるさまを詳細に記載していった（細胞構築学）。

漱石の脳の標本を製作した、長與又郎(27)が傑出人脳の研究に着手したのも、この二〇世紀初頭であった。一九一〇（明治四三）年に、東大（東京帝国大学医科大学）病理学教室の助教授に着任して以降、長與は、解剖学的に脳の機能を究明することを目指しはじめたのである（現在でも東大の総合研究博物館に傑出人脳のコレクションがあるのは、この長與の研究に由来する(28)）。

傑出人脳を収集するための「特志解剖」は、一九一三（大正二）年の桂太郎を皮切りに、東大の医学研究者や政治家・芸術家・宗教家などによった。その数は、研究報告書『傑出人脳の研究　第一輯』（一九三九年）の出版時点で、累計四〇例を越える。これは、当時としては「量質の両面から見て、恐らく世界に於ける最も有数なもの(29)」だったという。調査データは、京都帝国大学や慶應大学からも集められた。傑出人の傑出人たる所以は、こうしてつぎつぎと脳のうえに読み込まれていったのだった。

漱石氏剖検

さて、その傑出人脳の一つのサンプルとして、漱石の脳がアルコールのなかに移されたのは、一九一七(大正五)年一二月一〇日、死亡した翌日のことであった。ことの経緯は、門下の久米正雄[30]や森田草平[31]、小宮豊隆[32]、息子・夏目伸六[33]らによって記録されているが、それらが共通して記すのは、漱石の脳と胃の解剖が、本人ではなく鏡子夫人の発意によるものだったということである。したがって、そのあたりの事情を知るには、夫人の述を参照するのが適当だろう。

鏡子夫人口述の『漱石の思ひ出』[34]によると、漱石の剖検を夫人が思い立ったのは、一九一一(明治四四)年一一月に五女・雛子を原因不明の病でなくした後、夫婦で交わした会話がきっかけだという。「夏目が亡くなりました時に、私が進んで解剖して戴くやうに申し出ましたのは、その時のことを思ひ出したからでございます[35]」。娘の死因が分からずじまいになったことを、夫人同様、漱石も残念がっていたというのだ。

はたして鏡子夫人は、漱石の臨終に際して、治療に当たっていた医師のひとりに、「どうか私どもの御禮心迄に、この死體をおあづけ致しますから、大學で解剖して下さいませんか[36]。」と申し出る。

「私は前の雛子の時の話を思ひ出し、かういふことは當人の遺志でもあると思ひますので、大體一人の肚できめて居たのでした。丁度そこに松根東洋城さんがおいでになつたので、『ねえ、松根さん。今もおきゝになつたやうに解剖して頂くつもりですが、どうでせう。あなた残酷だと思ひますか。私は夏目の平常から推して、當人もかうした研究の材料になることを喜ぶだらうと思ひますが。』とお尋ねしますと、『誰も残酷だなんて思はないでせう。奥さんさへ御承知なら無論結構です。僕達にも異存はありません。』といふ話でしたので、松根さんも門下の代表としてあゝ仰言るのだからといふわけで、そこで即座に解剖のことはきまりました[37]」。

これが、漱石の「遺志」により解剖が決まる光景である。久米や芥川といった門人だけでなく、多くの読者に悼まれた漱石の死は、一方でこうして傑出人脳の研究の場へと接続されたのである。

漱石と夫人が、一時別居をするほど不仲であったことは、当時から有名な話であった。それもあってか、漱石が病理解剖されるにとどまらず、頭蓋まで開かれたことには、少々毒のある憶測がなされた。森田は、「これ［漱石の脳の解剖］は天才の頭脳といふやうな意味でなく、奥さんの考へでは、先生の脳に異状があるか何うか検べて貰ふつもりであつたらしい」とも言う(38)。

その「真相」は、もちろんここで云々すべくもない。ただ、ひとつ確実に言えるのは、漱石の脳の「特志解剖」は、現代の「献体」という言葉では指示することはできないということである。先に引いた国立科学博物館の館報の記述を受けてか、人体展の会期中、漱石の脳の標本は「献体運動の理解者だった夏目漱石の脳のホルマリン漬け(39)」とも、「献体の先駆けとも言われる文豪、夏目漱石の脳標本（東大医学部蔵）(40)」とも紹介された。だが、それは「献体」なる概念のなかった時代に、「献体」とはまるで異なる了解のされ方で、ガラス瓶の中に移されていたのである。

残される標本／うつろう意味

「漱石夏目金之助先生御遺族ノ特志ニ依リマシテ、今月ノ十日ニ大學ノ病理學教室ニ於テ、私ハ夏目先生ヲ解剖シマシタ(41)」——。漱石の解剖で執刀をした長與又郎は、その一週間後に日本消化器病学会で、剖検の結果について講演をしている(42)。その中で、漱石の脳は日本人男子の平均よりやや重く一四二五グラムであったこと、回転は非常によく発達していたこと、死因はやはり胃の潰瘍であったことが報告された。講演の末尾では、ロンブローゾの『天才論』に触れつつ、天才と精神病者との関係性もほのめかされた。なお、同書には漱石もかつて、天才の風貌を論ずるくだりで言及したこともあったが(43)、よもや自身がその一〇年後に、そうした言葉のうねりに引き込まれていくことになろうとは、想像もしていなかったろう。

とはいえ、ここでなすべきは、作家の脳の数奇な運命を思って、ひとりよがりの感傷にひたることではあるまい。ましてや、人体展での漱石の「献体」に関する広報を、誤謬としてあげつらうことでもない。そうではなく、人体標本の周りに言葉の付着するさまを、粛然と記述していくことであろう。

人体標本の御多分に洩れず、傑出人脳の上にも、これまでにさまざまな意味が凝集してきた。たとえば、日本でその研究が始められることとなった事由の第一は、「民族の優秀性」を立証することにあった。長與は一九一〇（明治四三）年当時、講義の準備をしていた際に、参考書の中に「東洋人（支那人）の脳の重量少なし」とあるのを目にする。[44] これにいたく「憤慨」し、彼は日本人の傑出人の脳の研究を思い立ったのだった。

長與の共同研究者で、のちに跡を引き継ぐこととなった内村祐之[45]も、「優秀偏異者たる傑出人」の脳髄の研究に、人類の将来における進化を読むとともに、「わが民族性の闡明」を示すという意義を見出していた。「田口和美博士、長與博士を始めとして緒家の研究によつて、少くとも脳重量に關する限り、本邦人の腦髓は、西歐諸國人に比して何等遜色のないことが明らかとなつた。……既に西歐の文明諸國は、莫大な費用を惜しまずに大なる腦研究所を建設して、その民族の發展に最も關係の深い、しかして最も根源的な腦研究を志してゐる。われわれはわが國にこの種の施設の甚だ乏しいのを遺憾とし、さらに東京帝国大學医学部の如き、世界屈指の豊富な傑出人腦を所藏するにも拘らず、これを正しく研究する施設のほとんど備はつて居らぬ現状を悲しまざるを得ない。殊に現下わが民族性の闡明を最も必要とする情勢において、この状態はまことに痛歎に堪へぬところである[46]」。傑出人脳の研究は、ひとり医学の場にあったのではない。それはまた隣接領域の動向に連なるものであってみれば、当然ながら、時局特有の意味を応分に帯びたのだった。

だが、いま注目しておきたいのは、標本にどのような言葉が充填されていたか以上に、標本の言説的な現れ方そのものである。モノは標本として言葉に拾いあげられる。しかし、かといって、その同じ言葉が標本の上にそのまま留まり続けるとは限らない。

傑出人脳の研究も、戦後、その理論の支持者が減少したことから、しだいに行われなくなる。それとともに、丁重に収集された「漱石の脳」は、そのまま丁重に標本室の収蔵品となっていった。そして、終戦からちょうど半世紀後の催し物に出展された時には、それはまた別の物語を語るようになっていた。

人体展の広告リーフレットには、「文豪・夏目漱石の脳の展示は、この標本を通して、脳が生命の中心であり、かけがえのない臓器であることを表現しようとするものです」という言葉も載った。漱石を「献体」と結び合わせる説もまた、そうした言葉の一つとして出来した。「漱石の脳」は、「文豪・夏目漱石の脳」であるとともに、「献体の先駆け」として、そしてまた「脳が生命の中心」であることも示す標本として、ひとびとの視線に供されたのである。(47)

人体展がはねると、標本はふたたび東大の総合研究博物館へと戻された。その脳は、いまもそこに丁重に保管されている。そして、おそらく今後もその場所で、あらたな言葉に引き出されるまで丁重に保存され続けるのである。(48)

三　人体標本と「人体」

標本は、言葉や図像・模型といった模像に比べて、言葉が堆積しにくい。厚い記述に支えられて出来しはするものの、それらと永続的なつながりを築いたりはしない。補塡される言葉によって、その意味あいを変幻させるのだ。そして、そうした標本のあり方は、新たな意味をおびさせたり、逆に本来そなわっていたように見えた意味を剥奪したりすることで、つねに標本自身に更新をせまる。ここで採り上げた「漱石の脳」は、そうした標本の好例であった。

そうしてみれば、人体展で「漱石の脳」が、プラスティネーション標本と同じ空間に配列されていても、誰も違和感を覚えなかった（あるいは、すぐさまそれを収まりのよい言葉に解消してしまえた）のは、それが自ら意味を発するものではなかったからであろう。両者の間に横たわるかに見えた質的な差異は、（本書による）外的なものだったのだ。入場者の目線で見れば、国籍や献体の意志の「実際」ということは、ひとまず置かれた。「漱石の脳」にしろプラスティネーション標本にしろ、それらはひとしく見慣れぬ陳列物だった。そして、それらを、人々はひとしく消費したのである。

ひとは人体標本をどう見たか

とするならば、人体展において「漱石の脳」のまわりで展開された意味論のうち、直情的ながらも最もことの核心を突いていたのは、つぎの言葉であろう。「このあたりまえの脳の中から、日本人なら誰もが知る『坊ちゃん』や『こころ』などの数々の名作が生み出されたということ、そこに大きな感動がある」[49]。「漱石の脳」は、主催者側も認めるとおり、「脳そのものの外観は、他人の脳と大きく異なるわけではない」[50]。にもかかわらず、それを人々が熱心に見入ったのは、それが誰あろう「夏目漱石」の脳だったからだった。傑出人脳研究や「献体」云々ということは、むしろ入場者にとっては二義的な事柄だったのだ。

入場者は、展示者側の意図する通りに、モノと言葉を結び付けるとはかぎらない。人々はそれぞれ、慣性をもった視線や、その視線を補強する親密な人間関係をたずさえて展覧会を訪れる。そのため、いくら高尚高潔な趣旨が並べたてられても、それは人々のもちこむ言葉によって往々にして上書きされるのである。

「漱石の脳」を見て、「これ粘土だよねー」「ねー」という子供たち[51]。「やだーあ　えぐくなあい?・」「こーゆーのインテリアとして置いとくといいかもねー」と会話をしながら会場をまわるカップル[52]。「ホラ××ちゃん　これがじんぞう!　ここで悪いものをこすのよっ」と言う母に、「えー　ホンモノ?・」と応える子ども[53]。

こうした寸景に活写されているように、入場者は必ずしも、教育的かつ倫理的につくりこまれた世界に没入するわけではない。というのも、見る側にしてみれば、展示標本は、ひとつの飛躍をもちかけてくるものなのだ（その点から言えば、標本の観賞の機序は抽象絵画のそれと似ている）[54]。目の前の珍奇な物体にたいし、「肝硬変の肝臓」、「喫煙者肺ガンのスライス」、「生命の中心たる脳」、「漱石の脳」、と言葉が投げ与えられる。モノと言葉を結ぶ作業は、観衆に委ねられるのだ。そして、だからこそ人々はある程度、自己流にその接続の仕方を改変できた。人体展には、場の一義的に発する言葉に馴化されないそうした視線が、無数に漂っていたのだ。

人体標本のリアル

人体展は、浮遊する視線を浮遊するがままに取り込むことにおいて「成功」し、多くの来場者を得た。そして、はからずも（プラスティネーション標本ならぬ）プラストミック標本の展示業という新たな市場を拓いた。「人体の不思議展」（人体の不思議展実行委員会・日本アナトミー研究所主催[55]、以下「不思議展」）と題する催しが、全国を興行しはじめたのである。

同展の企画運営担当者が、「マーケティングの達人」として経済誌のインタビューに答えたところによれば、人体標本展示業というのは、人体展でのプラスティネーション標本の人気に想を得たものという。脳や肺、筋肉などの部位をさらに網羅して、一般の人々にも見てもらえるような工夫をこらせば、必ず人は来ると見た。そこで、試みの一つとして、人体標本の展示方法を人体展とは変えてみた。「人体」を見る目のない人々でも、なにがどうなっているか判別できるよう、標本に彩色をほどこしたのである。

「動脈は赤、静脈は青というように、みなさんが理科の学習で知っているイメージどおりの色をつけて理解しやすくしました。お化け屋敷感覚で来た人も、これなら帰るまでに、人体に興味を持ってもらえると思う」[56]。人体展では、本物の人体標本を展示することの意義は、模型や図像にはないリアルさを体感できることにあった。つまり、どぎつい赤や青をしていない血管こそが見どころであった。ところが、不思議展においては、標本を本物らしく加工するという珍奇な事態がおこったのだ。

　不思議展ではまた、標本用人体の「意志」も、入場者の視線に添わせて加工された。遺体の提供は、樹脂をもちいた標本加工技術の開発以前になされているため、「本人の同意はありえない」とも言われる(57)。しかし、同展では、「本展に展示されている人体プラストミック標本は、すべて生前からの意志に基づく献体によって提供されたものです。」という文言が、会場入り口に大書され、また図録やパンフレットをはじめ新聞の宣伝欄にも入れられていたこの展覧会に陳列された人体標本については、中国の人の遺体をもちいて現地で製作されたとまでは知られているが、その際にどのような遺体提供の手続きがふまれたかは公にされていない(58)。が、それらは、展覧会に並べられるに際しては、ともかくもその場に合うよう、「献体」という言葉に包摂されたのである。

　真贋はともかく本物っぽいこと、展覧会ではそれが何より重要であった。その空間では、標本に「人体」を見ることも、終始「お化け屋敷感覚」で通覧することも、ともに許容されていたのだ。逆にリアルがそのように曖昧に放置されていたからこそ、マーケットは大きくなりえた。不思議展は、一九九六年の以降、大阪・福岡・名古屋など、全国の主要都市で開催され、各地で好評を博している。プラスティネーション標本およびプラストミック標本を目にした人は、数百万人にのぼる(59)。

供養の光景

　この不思議展を訪れた人のなかには、来場者が嬉々として人体標本を手にする光景(60)を目にし、「眩暈がした。自分の体を知ろう、という企画意図は理解する。だが、私自身はもちろん、もし家族が希望して標本になったとしても、こんなふうに興味半分でいじくられるのはお断りである。死体の気持ちになってみろ(61)」と憤る者もあった。だが、人体標本は、われわれの延長上にある死体であるのと同様に、見る者によっては、標本（材料としての屍体）でも、われわれを対象化させた「人体」でもありえた。標本の哀しみなるものがあるとすれば、それは言葉によってではなく、ただ目をそらすことでしか代言されないようになっていたのだ。

人体展の展示に携わったある研究者もまた、後年になって、「解剖学を専攻してきた一人として、許されない過ちをおかしたことへの慚愧に耐えない思いでいる(62)」と、胸のうちを告白している。「過ち」とは、すなわち「人体ビジネスで持ち込まれた外国製の人体標本の出所を精査することなく、『献体標本』と賞賛し公開展示の現場責任者を務めた」ことであるという。

「わが国では『商品人体標本』を『献体標本』と偽って、科学教育に用いることは、全国で約十三万人の献体登録されている方々への冒涜行為であるといえよう。人体標本についても尊厳をこめた取り組みがかかせない(63)」。献体遺体の尊厳を守る献体の思想が、まさにその「献体」という言葉を使いまわされることによって骨抜きにされたことに対し、義憤をかくせないのだ。

しかしながら、人体標本の「尊厳」は、では献体の手続きに厳密にのっとれば保証されるかといえば、現状ではそうとも言えない。解剖体のドネーションの手続きにおいて、「意志」の有無は、逆説的ながら、献体登録という事務的な手続きの完了でもって測られる。献体登録者ないしその家族が、遺体がどのように搬送され、防腐処理され、保存され、解剖されるのか、その「本当」のところを知ったうえで献体を申し出ているかは、判断がつかないのだ。「本当」の意志や尊厳が具体的な局面で追求されれば、ドネーションは停止する。むしろそれによって、右の良心あつき研究者が憂える事態(64)――すなわち、「篤志」や「善意」・「無償」・「無条件・無報酬」といった言葉が一種の手続きとして流通し、「献体の壁」が崩壊すること――が常態化しかねないだろう。日本におけるドネーションは、制度的な「あそび」あってこそ立ちいっている。それが現状なのである(65)。

一九九五（平成七）年九月一三日、すなわち人体展開催の前日、国立科学博物館本館の講堂には、同展の主催三者の代表二三名が集まった。展覧会で使用する人体標本を供養するためである。まずは、献体者とその遺族に感謝し、人体展の関係者の健康を祈念する挨拶があり、そのあと、林光院住職によるご供養と参加者全員による焼香が行われた。

はたして供養された外つ国の人体標本や「漱石の脳」に、献体の意志がともなっていたかどうかは分からない。供養する側でも、そのあたりは織り込み済みだったのかもしれない。もっと言えば、展覧会に訪れた人々にしても、あえてそこは追及せずに視覚を楽しんだのかもしれない。いずれにしても「本当」のところは、わからない。だが、ドネーションはそのようにして完遂される。そして、人体標本のリアルもまた、そうした曖昧さのうちに感得されるのである。

第一一章　記述のなかのドネーション

「人体」を生きることの意味論

アメリカのあるジャーナリストは、自国の脳死・臓器移植の現状をレポートし、「人間の臓器移植の明るい面と暗い面」をまとめたなかで、明るい面の一つに、つぎの項目を挙げている。(1)「どの医療分野にもまして、移植においては、一般の人々が積極的に主役の一人として、生命倫理をめぐる議論に参加した」。

日本においても、移植医療は臨床の場に「生命倫理」をめぐる議論を呼び込んだ。献体や献血に関する議論が沈静化してゆくなか、移植医療そのものの当否や移植片の調達には、膨大な言葉が投下された。学者やジャーナリスト、移植医療の「当事者」のみならず、多くの人々がさまざまな媒体を通して、みずからの立場から発言をした。種々のシンポジウムやコンセンサス会議などが開催され、「市民」と「専門家」との対話ももたれた。

だが、ここで疑問となるのは、それがはたして、「一般の人々が積極的に主役の一人として」参加したという種類の議論だったかということである。

第九章までで見たように、現代日本のドネーションは、〈意志〉という機縁をとって行われるのが一般的となっている。身体はそこで、「ドナー」なる集合をかたちづくってゆく旧来の統辞法から解放され、ドナーともレシピエントともなりうる二重写しの「生」の可能性を授かるようになっている。その、無自覚で不確定な「生」にとってみれば、ドネーションは、日常では遭遇することのない彼方の出来事である。「倫理」と交接することも、まずない。身近にその片鱗が現前するまで、やり過ごされているのだ。

そのため、ドナーとなる〈意志〉を表示してはいても、実際に「ドナーに選ばれちゃう」と、とまどいを隠せない。(2)骨髄や生体肝を採取する際に、事故でドナーが死亡してしまった事例もある。(3)わが身に事が差し迫ってはじめて、ドナーになること、自らの「生」とレシピエントの「生」とを秤にかけることの重みが体感される。

逆に、レシピエントになるということもまた、場合によっては唐突で受け容れがたい。自らの「生」をいとおしむことが、どこかドナーの「生」、すなわち他の人々の「生」を侵すことになるかもしれない。しかも、その葛藤を超え、移植を望んだところで、適合する移植片が見つかるとは限らない（人々は平素、ドネーション自体への関心が低い）。ドナーの現れない「世界」は、愛を叫ぶには最高の舞台かもしれないが、その閉塞感は絶望的である。自分をレシピエントに振り当てた「神様」(4)をうらみたくもなる。

だからこそ、ドナーの出現はいっそう稀有な機会に映る。「私は、突然のことに、少しの間、茫然としていた。話を半分も呑み込めていない表情であったことだろう。／まず初め、強い不安に囚われてしまった。／そして、不安に押しひしがれながら、必死の気持ちでこう考えた。／この巡り合わせの幸運を、勇気を持って諸手を挙げて受け止めないとしたら、そんな愚かな臆病者はいるまい。これは、チャンスではないか。一片の空想にさえ想い浮かべなかった、この上もない僥倖……(5)」。いったんその運動の射程に捕えられるまでは、誰にとっても、ドネーションはかくも遠いものなのだ。

第一〇章で確認したのも、そうして漫然と可能態を生きられる「人体」であり、そのまわりで緩やかに進行するドネーションであった。ぽっと大群衆の真ん中に現れた人体標本を前に、人々はしばしのあいだ、「レシピエント」や

「ドナー」、そして（大多数がこれであったろうが、何が進行しているのかわからないまま）物見高い「観衆」の役回りを引き受けた。そして、それぞれにいぶかり憤り享受した。だが、ひとたび会場をあとにすると、その経験も、どこかの出来事とされていった。人体標本群や「漱石の脳」がどこからきて、その後どうなったのか、とくに言葉の端にのぼせられることはなかった。

「人体」や「ドネーション」がこのように経験されるものだとすれば、やはり疑義がたちもどる先は、現代にあって、人はどこまで「積極的に主役の一人として」、生命倫理をめぐる議論に「参加」することができたのかということである。〈意志〉という機縁のもとでは、（提供拒否意思表示方式が採られるのではないかぎり）ドネーションないしは「人体」の経済論・技術論にたいして、いくらでも無関心でいることができる。そうした状況のなか、われわれは一体どこまで事態を汲みとり、それを引き受けることができた（できる）のだろうか。

ドナーとなる身体の周りには、ドナーの「生」がたたえていた質量の分だけ、強力な言葉の磁場が現れる。ドナーとなる行為への賞賛、「二人称の死」への哀惜の念、その割り切れなさ――。それらは、ドナーの（空白の）「生」に向かうだけでなく、ときには反転して、レシピエントの「生」に鋭く斬ってかかる。「こちらも死んだのです。腎臓が悪くて生きられないのなら、そちらもどうぞ死んでください。人のいのちをもらって自分だけ生きようなんて、あまりに虫が良すぎます」(6)。他方、レシピエントの身体の周囲では、「侵入者」(7)との同化の技法が模索されるとともに、その増進される「生」が祝福されている。ドナーとレシピエント、この二つの言葉の極性のなかで、ドネーションの「倫理」は、どのようなかたちで描かれうるのだろうか。

現在のところ、これには大別して、二つの道筋がつけられているようである（そしてそのいずれもが、ドネーションを「人体」をめぐるドナーとレシピエントとの間の一種の闘争とみなしている点は共通している）。一つは、「人体」を資源や商品へと変質させ、そもそもの闘争状態を生み出している、資本主義なり科学・技術なりへの批判、いま一つは、その現状を受容し読み替えようとする「贈与論」である。

前者の議論は、資本主義や科学・技術に抗する社会という構図で展開されている。(8)「人体」を資源化・商品化する「外」の運動が、社会という「内」にも波及するという認識のもと、人々のあいだで起こりうる諸悪の根元を「外」へと転嫁する。社会に並行する「外」の領域と関連づけながら、警戒すべき筋書き――富める者が貧なる者の身体を侵襲する状況、あるいは死が医療化され、無自覚なままに生や身体が収奪されてゆく状況など――を描き、舌鋒を「外」へと向けるのである。

後者の議論は、「外」の領域を想定し、それが社会に干渉してくるのを規制することによってではなく、あくまで人々のあいだに共存の哲学を醸成することで、闘争の調停をはかろうとするものである。(9)誰もが潜在的なドナーでありレシピエントでもある状況は、自己という存在にとっては、一種の脅威と映る。しかしながら、見方を変えれば、それは「人体」によって反照される共同体的な平等性を体現しているとも言える。その平等性に立脚した停戦の申し入れとして、一方では「贈与論」が展開されているのである。

こうした議論は、もちろん、現代社会や人間の本性にたいする深い洞察にもとづき練りあげられたものだろう。ただ、ひとつ気になるのは、そこに並ぶ言葉にほとんど歴史性が見うけられないことである。たとえば、「人体」の資源化や商品化が言われるが、かといって資源や商品になる以前の「人体」の様態が描出されているわけではない。そのため、「人体」の資源化・商品化という言葉で、どのような事物の配列が名指され、それがどういう意味で戦慄すべきなのか、十分に伝わってこないのである。同様に、事態が憂うばかりではないことを説くにしても、歴史性を欠く記述は、言葉のなかで空転する。つぎのような歴史記述を幾度くり返しても、そこで期されている「文化の成熟」は、永遠に得られないだろう。「人体については、献体、献血という長い伝統があり、日本では一時期、献体の不足が叫ばれていたが、今ではその声は弱まっている。血液についても売血が認められていたがいまでは献血制度で必要をまかなう努力が進んでいる。社会全体の流れを商品化の方向にあると判断する必要はない。われわれはむしろ人体組織の商品化を永遠に防ぐという形での文化の成熟を期待すべきではないだろうか」[10]。

ドネーションをめぐっては、提供の無償性をはじめ、事業の非営利性、ドナーおよびレシピエントの匿名性などが、今となっては「原則」のように唱えられている。だが、そうした調停の形式は、「倫理」的な議論の内在的な展開の結果として出来したものではない。解剖台や手術台にのった累々たる死体や、生きるために血を抜いた壮絶な「生」を根源にもつのだ。ドネーションという事象が現在あるかたちにしかなりえなかった、その現在性は、「原則」の陰にかすんだ、言葉と身体との契りのうちに見出されるのである。

とするならば、現代において「生」を引き受ける道筋としては、もうひとつ、「倫理」的な言葉が派生してくる局面で、それを記述しつづけるという方途が見えてくるだろう。言葉の帯びる「偏向」を、それに巻き込まれながらも書き取ってゆくのである。そして、それこそが、本書という記述の位置づくところであろう。これまで記してきたドネーションの歴史は、そのひとつの実践のかたちなのである。

歴史記述という実践

日本の医学に関する学会なかで最も古い歴史をもつ日本解剖学会は、一九九五（平成七）年、設立百周年をむかえた。それを祝し、同年三月の年次会の際には、記念式典が催されたのだが、その冒頭では列席された皇太子から、つぎのような「お言葉」があった。

日本解剖学会が、明治二六年七月、十二名の解剖学者によって創立され、医学・歯学の最も基礎的な学問に関する学会として、多くの関係者のたゆみない努力により着実な歩みを続け、本日、第一〇〇回総会記念式典を迎

> えたことを、誠に喜ばしく思います。
>
> 我が国の近代医学は、今から約二四〇年前の宝暦四年、山脇東洋が京都で人体解剖を行い、その所見を「蔵志」と題して刊行したことに始まるとされております。その後、明和年間に江戸の小塚原で腑分けが行われ、これが契機となって杉田玄白、前野良沢らによる解体新書が生まれました。このような先人の業績を背景に、明治以降、解剖学を基礎とした日本の近代医学が急速に進歩発展したことは、誠に意義のあることと思います。
>
> 解剖学の教育・研究の分野は、広範多岐にわたり、我が国の学問水準は、世界でも極めて高いところにあると聞いております。この解剖学を始め《ママ》、日本の医学の進歩の陰には、献体という尊い行為があることに思いを致し、ここに、解剖学の発展に寄与された関係者と多くの献体者に敬意を表するものであります。
>
> 日本解剖学会が、今後一層発展していくことを期待し、記念式典に寄せる言葉といたします。(11)

なお、途中の「小塚原」は、「こづかっぱら」と読まれたらしく、「骨ヶ原」の逸話までお調べくださったのかと、関係者らはよろこんだものと聞く。

日本の解剖学会の記念すべき式典に、これほどふさわしい言葉はあるまい。二世紀半にわたる解剖の変遷をかいつまむなかで、解剖学という学問および学会の発展が語られ、あわせて、関係者や献体者に敬意が表されているのだ。しかし、いったんドネーションの歴史をかいくぐってしまうと、このことほぎの言葉にも、ある対立を聞きとるようになる。近世の屍体にたいする沈黙と、現代の献体者にたいする賞賛と、である。

後者については、とくに第Ⅰ部において考察した。献体という、「医学・歯学の大学における人体解剖学の教育・研究に役立たせるため、自分の遺体を無条件・無報酬で提供する」行為をめぐっては、現在、それを称揚する語りが膨大にくり出されている。が、かといって、「献体の意思」の内実は、問われない。医学（教育）のため、お世話になった社会のため、子どもたちの未来のため、葬儀を簡略化するため――。要は、献体法にもあるごとく、そこに書面により表明された本人の意志が備わっていることが重要なのである。

だが、ここで注意すべきは、そうかといって、その意志なるものが現代の献体制度をたちゆかせているわけではないということであった。屍体が収集されてきた方式を、歴史的に俯瞰すると、それぞれの時代には特有の屍体の環流のさせ方があり、それに即した言葉で屍体が語られていることが見えてくる。それは時に「無縁」であり、「施療」であり、「特志」であった。そして、そうした観点からすれば、献体にいう「篤志」もまた、そうした屍体の経済論がもたらす効果の一つである。「意思」や「自己決定」という言葉は、現行の制度のなかで、ゆるぎない位置をしめて増幅しているかのごとく見えるが、その実それらは、屍体をいかに調達するかという経済論に導かれて浮上している。と、こういうことであった。

では、ひるがえって前者の沈黙の方はどうか。献体される屍体がかくも語られ（しばしば称揚され）る一方で、おなじ屍体でありながら、近世のそれは歴史叙述の表層からは消え去っている。これは単に、時間的な隔たりによるものではあるまい。序章第二節の予備的考察で確認したように、沈黙と見えたのは、ただの空白ではなく、現代とは隔絶したところで独自に展開される、むしろ饒舌な空間であった。そこには、屍体の下付を請い、それを切り刻み、祭文をあげたてまつる言葉が、厚く堆積されていたのである。

それがなぜ現代においては、沈黙となるのか。それはひとつに、その空間があまりに異質で、現代の言葉の圏外にあることによるだろう。言葉がとどかない。「篤志」の制度に遺体をたくす人々がたたえられている現代にあっては、本人の「意志」も問われず（しかも悪くすると無用に）解かれた近世の屍体は、いっそう沈黙のうちに押し込められていくのだ。

そうしてみれば、一見すると対照的な近世の屍体への沈黙と現代の献体者への賞賛も、同じ事態の、別のかたちでの現われと言える。現代にいたるまでの解剖学の発展史的な系譜が、資料のなかに反転して読み込まれているのだ。そこでは、近世の同時代的な広がりは、すっぱりと捨象される。記述されているのは、近世ではなく現代の、しかも〈篤志〉の語りの形象なのである。

ドネーションの歴史社会学は、こうした語りの出来する機序を、一定程度、資料が担保しているであろう事実性に依拠して記述していく。そして、事象がそのように配列される事由を、語りの生まれた場のなかから引き出そうとする。しかし、歴史社会学的な記述が最終的に向かう先は、おそらく、ただ淡々と歴史記述の存立様態を記述してゆくことでも、ましてやそこに見える「偏向」や「恣意性」を正したり批判したりすることでもあるまい。そうではなく、みずからもまたひとつの記述であるという自覚のうちに、現在を、そして自らの立ち位置をするどく問い直すことである。

そう考えると、ドネーションの歴史は、いまなお多くの問いをなげかけてくる。はたして、ドネーションの制度やその歴史記述によって組み敷かれた「人体」は、どのようにすれば、対象として切り出すことができるのか。また、それを対象化するということは、記述という暴力的なふるまいからの解放であるかのように見えて、そのじつ、それにさらなる暴力を加えているにすぎないのではないか（「ミキ女」や「漱石の脳」のように、美談に取り巻かれているものをその磁場から引き剥がすからには、それに代えて余るほどの意義を記述のなかに用意していなければならないだろう）。そして、仮にうまくドネーションの歴史（的現在）が記述できたとして、では、それを受け容れることはできるのか（「ドナー」と「レシピエント」の闘争を、そこに身を置きつつ調停するというのは、非常に困難である）。総じて、われわれはいったい、どのような「人体」を生きようとしているのか。

こうした問いをかかえながら歴史を記述していくことは、考えるだに苦渋に満ちた営みである。しかし、冒頭で考察したように、「人体」がどこか社会性の次元をもつのであるとすれば、その際に去来する悲哀や疼きは、「社会」を生きつつ記述することの代償として、受けとめなければならないのだろう。

注

序章

（1）「買ってはいけない論争とザクロ論争」〔小島正美、二〇〇〇年〕。一九九九（平成一一）年、『買ってはいけない』〔週刊金曜日編集部、一九九九年〕という本が出版され、またたくまに二〇〇万部以上を売り上げた。日常生活でなじみの深い、コンビニのおにぎりから日用洗剤まで、「人体」に有害だと思われる商品をずらりと並べあげたこの本は、大きな反響をよび、反論の書や類似書、さらには『「買ってはいけない」は買ってはいけない』というパロディめいた本まで生みだした。この現象は当時、「人体」に害をおよぼす商品を告発するとともに、ひとびとに日用品の安全に関して警告を発する、消費者運動の一端として捉えられた。おりしも、遺伝子組み換え作物（GM）や狂牛病（BSE）が問題になりはじめていた時期である。企業の発信する情報をうのみにし、政府の安全検査機構を過信するのではなく、賢い消費者となることが求められていた。だが、この本がおおいに売れ、「論争」が盛りあがりをみせたのは、そもそもそれが、他ならぬ「人体」を問題にしていたからだろう。賢い消費者となる気はなくとも、わが身に危害がおよぶかもしれないとなると、それこそみな、買わずにはいられなかったのだ。

（2）近年になって日本で出版された書籍を一覧するだけでも、多数ある。以下、主なものを挙げると、〔A・キンブレル、一九九五年〕・〔R・フォックス&J・スウェイジー、一九九九年〕・〔栗屋剛、一九九九年〕・〔出口顯、二〇〇一年〕・〔粥島次郎、二〇〇一年〕・〔『現代思想』編集部、二〇〇二年〕・〔堂前雅史ほか、二〇〇二年〕・〔福本英子、二〇〇二年〕・〔L・アンドルーズ&D・ネルキン、二〇〇二年〕など。現状報告のルポルタージュとしては、ほかに、〔別冊宝島編集部、二〇〇一年〕・〔一橋文哉、二〇〇二年〕・〔瀧井宏臣、二〇〇五年〕などがある。

（3）F・テンニエスが〔同、（一八八七年→）一九五七年〕の冒頭で、「ゲマインシャフト」と「ゲゼルシャフト」をコロケーションから差異化するその同じ方法で、「人体」・「身体」・「肉体」等にはしる分節を説明することができる。生命科学の記述が選ぶのは、やはり「人体」であり、「――解剖」・「――実験」・「――標本」は、「身体」や「肉体」を容れない。また、詩的言語でない限り、「――検査」・「――障害」・「――活動」は、より個別的な〈からだ〉である「身体」を選びとり、そこへ「生」の側面が強調されて「――的苦痛」・「――美」となると、「肉体」しか補充できない。そうしてみると、「人体」は〈からだ〉のうちでも特に、なにか無機質で集合的な意味世界を代補する言葉であることが予想される。

（4）「ドネーション」とは、耳なじみのない言葉である。が、移植のための臓器を提供する人にたいして一般的にもちいられている「ドナー」の語から類推すれば、その意味内容は、おおよそ見当がつくかもしれない（ただし、念押ししておかねばならないが、表記の方法を借りるからといって、英語の「donation」の用語法まで踏襲するわけではない。というのも、ラテン語に根をもち、フランス語を経由して英語にはいったこの語彙には、ほかにも、聖職者に供物や録を献呈するという用法等が堆積していることによる。「贈与」や「寄贈」・「献納」など、行為そのものよりも、それを遂行すること自体の価値（行為の無報酬性に由来する「徳」など）に重点が置かれる場合があるのである［OED］）。ここでは単に、これまで「人体」の流通と表記してきた事象を「ドネーション」と書き表すものとする。

なお、donationには、日本語の訳語として「贈与」や「提供」が当てられている（［T・L・ビーチャム、一九九九年］の訳注（一一三頁）を参照）。

（5）比較の技法としては、歴史のほかに、すくなくとも地域・文化的な比較が考えられる。本書では、同時にそれを実践する余裕がないが、それはそのまま、本書が「日本」という資料群の括りを相対化できていないことを示している。

（6）新村出編、一九九八年。

（7）大槻文彦編、一九二三年。なお、これに先行する同編『言海』（一八九一年）には、「身体」（身體）はあるが、「人体」は載らない。

（8）手近なところで『古語大辞典』を繰ってみると、「じんたい（人體・仁體）」の項には次のようにある。「名『タイ』は呉音。様相の意。漢語としては、人の身体の意であるが、それはもっぱら呉音で『にんたい』といった。また、それ以外の用法の場合も、古くは『にんたい』が普通であったらしい。漢音の『じんてい』はかなり例が限られている。①人。人物。また、人の風采。人品。②立派な人。すぐれた人物。人品・器量の備わった人、相当な身分の人などにいう。③能楽用語。人の姿。容姿。」。そして、「にんた（だ）い」の項には、「①漢語。人の身体。人の肉体。②人。その人をいう。③人物。人品。人柄。」という意味用法が載る。

（9）中世から近世の言語体系の様相を知るには、『日葡辞書』を引くのが、常套であろう。これは、一六〇三（慶長八）年に外国人宣教師に向けて、当時の話し言葉を中心に編まれた辞書である。その経緯から帰結される偏向も考慮に入れた上で参照すると、「人体」は、「Intai.」に「Inno tai.（仁の体）」、すなわち「尊敬すべき人、あるいは、貴人。」という意味で収録されている［土井忠生ほか、一九八〇年、三六四頁］。ただし、これは上流階級の用いた語彙で、庶民は「Nintai.」（人体）、すなわち「Fitono tai.（人の体）人間の実体、あるいは、肉体。」の語を用いたとある［同、四六六頁］。なお、『日葡辞書』に「体 tai」の項はないが、「からだ」の項には、「Carada.（体）死体。ときとしては生きた身体の意味にも取られる。卑語」［同、一〇〇頁］と載る。ここでは追究しないが、庶民の言葉の中で、はじめ死体を指していた「からだ」が、しだいに生きている身体という意味をもちはじめるという変遷は、たいへん興味ぶかい。

（10）宮地敦子、一九七七年。

（11）［小川鼎三、一九六四年、一〇五頁］・［酒井シヅ、一九八二年、二四一頁］ほか、山脇東洋の事績は、現在、「人体解剖」と表されるのが一般的である。

（12）人の解体は、法文の中で言及はされずとも、「不應爲」（まさに為すべからず）のこととされていたようである［山崎佐、一九四三年a］。

（13）以下、李朱医学の学説に関する説明は、［酒井シヅ、一九八二年］・［大塚敬節、一九七一年］・［有坂隆道、一九七二年］などを参照。ちなみに、当時の知の集大成の一つであった『和漢三才図会』（一七一二年）にも、この「五臓六腑」説が採録されている。

（14）大塚敬節、二〇〇一年、六一頁。

（15）京都大学附属図書館蔵：富士川文庫［ソ・六二］。原本は漢文。『臟志』は乾・坤の二巻本だが、そのほとんどが他の医家から寄せられた序や東洋自身の治療論で、一七五四（宝暦四）年の観臓に直接関連するものは、乾の巻に収められた「臟志」の部分と、その附録の「祭夢覺文并序」のみである。残りの部分は、自序も含む「序」三編に、東洋の身辺の出来事をまとめた文や親交のあった人々との往復書簡など二二編となっている。なお、本文の次段の引用は、同書の［三オ・ウ］による。

（16）山脇東洋の観臓への志向が、みずからの典籍講究や臨床経験から内発的に出てきたものかどうかは、見解の分かれるところである。詳述は避けるが、数千年にわたり内閉的に展開してきた人身を語ることばが、突如ここにきて綻びを見せた背景には、何らかの異質な言葉との遭遇を想定するのが自然であろう。事実、東洋は観臓以前にオランダ語の「骨節剮剥の書」（解剖学書）を入手していたようである。『蔵志』の別の箇所には、「嚮《さき》に蠻人の作る所の骨節剮剥の書を獲たれど、當時は憒々辯ぜず、今之を視るに、胸背諸蔵、皆、其の圖する所の如し」との記述がある。東洋は観臓にさきだち、この西洋の解剖学書によって、べつの知の体系（のなかにある人身）を垣間見ていたであろうことは、疑いない。

（17）ただし、屍体が同じく斬首後の刑死体であっても、頭部（正確には、「髄海」・「神經」）への関心が興ってからは、これも解かれ、図譜に残されるようになる（河口信任『解屍編』以降）。

（18）杉田玄白の著『蘭学事始』（一八一〇（文化七）年）に、「東洋先生、臟志といふ著書をも出し給ひたり。翁、其書をも見し上の事なれば、よき折あらば翁も自ら観臓してよと思い居たりし」とある［杉田玄白（一八一〇年）『蘭学事始　上』天真楼、一八六九年、二オ］。なお、玄白がじっさいに観臓の機会を得るのは、一七七一（明和八）年である。腑分されたのは、大罪を犯した五〇歳ばかりの老婦で、「青茶婆」とあだ名された女囚であった［同書・二五オ］。

（19）杉田玄白、『蘭学事始　上』、（一八一五年→）一八六九年。

（20）京都大学附属図書館蔵：富士川文庫［イ・二一八］。門下・鶴田元逸の著。原本は漢文。

（21）『非臟志』の序には、佐野安貞は「京の山脇先生、讃岐の佐野先生」と称されるほどの良医であったと記されている。

(22) 京都大学附属図書館蔵：富士川文庫［ヒ・九七］（『非藏志上池水付』）。原本は漢文。

(23) 高志の養浩叟による。

(24) 杉田玄白、『蘭学事始　上』、（一八一五年↓）一八六九年。

(25) ただし、試みとしては、このときまでにも、医師が執刀する解剖も行われていた。たとえば、山脇東洋の高弟である長州・萩の医師・栗山孝庵は、一七五九（宝暦九）年の解剖を指揮した際、途中から「穢子」に代わって田英仙という外科医を執刀に当たらせている［田中助一、一九四三年］・［小川鼎三、一九五九年］。

(26) 「其日［一七七一（明和八）年の玄白らによる観臓を指す］より前迄の腑分といへるは、穢多に任せ、彼が某所をさして肺なりと教へ、これは腎なりと切り分け示せり。夫を行き視し人々看過して帰り、我々は直に内景を見究めしなどいひしまでの事にてありしとなり。固より臓腑に其名の書記してあるものならねば、屠者の指し示すを視て落着せしことにて其頃までのならひなるよしなり」［杉田玄白、『蘭学事始　上』、（一八六九年↓）一八六九年、二三オ・ウ］。

(27) ドイツ人医師クルムスの蘭訳された著書『解剖学表』。

(28) 杉田玄白、『蘭学事始　上』、（一八一〇年↓）一八六九年、二五オ。

(29) 京都市中京区六角通大宮西入の財団法人京都保護感化院内・六角獄舎の跡に建立された、「山脇東洋観臓記念碑」の碑文より。この碑は、一九七五（昭和五〇）年に日本医師会および日本医史学会・日本解剖学会・京都府医師会の連名で立てられた［京都府医師会医学史編纂室、一九八〇年、五四二頁］。なお、東洋による観臓を、西洋医学導入の先駆けとする見解は、他にも散見される。［富士川游、一九一〇年、三六頁］でも、「［東洋は］先物實試ノ説ヲ唱道シ、實験ニ基ヅクトコロノモノハ蠻人ノ説ト雖モ、尚ホ採ルベシトナシ、漢説ニ参酌スルニ西洋ノ説ヲ以テシ、我ガ醫界ニ漢蘭折衷ノ一新派ヲ成スルニ至レリ」とされている。

(30) 管見により記せば、「人体」という言葉は、学派のいかんを問わず用いられていない。中国医学においても、たとえば、『黄帝内経』（『素問』・『霊枢』、約二〇〇〇年前に成立）や『傷寒論』・『金匱要略』（ともに約一八〇〇年前に成立）には、「人体」の語は載らない。それが散見されるようになるのは、隋代（約一四〇〇年前）に成った『諸病源候論』のあたりからである。日本の近世におけるそうした古典籍の考究においても、通例は「（人）身」の字が用いられ、「人体」は一般化していなかったようである。

「人体」という言葉が、医学の中で現在とほぼ同様の位置を占めるようになるのは、明治改元後、数十年を経てからのようである。たとえば、現在でいう「生理学」は、明治の初頭には、「人身窮理学」とよばれた。生理機能からとらえた人体を、「――体」ではなく「――身」で、すなわち、近世の医学書の中で一般的に用いられていた「人身」という用語で承けたのである。

(31) ［C・フレデリック、二〇〇六年］などを参照。

(32) 東洋自筆の『臟志』によれば、本名は「嘉右衛門」［内山孝一、一九五五年、一〇九頁］。だが、板本『臟志』では

「屈嘉」の名で通されており、のちにもこの名が流通するため、こちらを採用しておく。
(33) 京都大学附属図書館蔵：富士川文庫［イ・三七四］。原文は漢文。福岡湛堂は、後出の田中栄信の門下。
(34) これとは表現こそちがえ、「医は仁術」のはずであるとして解屍の非を説くことばは、すでに前出の佐野安貞の『非藏志』にも見えていた。なお、先取りして言えば、同様のことばはその後も、解屍のまわりで繰り返し湧きあがることとなる。［岡本喬、一九八八年］によれば、永田徳本『医弁』のほか、鈴木良知（暘谷）『医海蠡測』、学半鏤主人（伊藤馨）『漢蘭酒話』、権田直助『西洋医説弁』でも、同様の議論がなされているという。
(35) 山脇東洋『臧志　乾』十一オ・ウ（京都大学附属図書館蔵：富士川文庫［ソ・六二］）。
(36) 京都大学附属図書館蔵：富士川文庫［ヘ・二〇］。原文は漢文。田中栄信は、前出の吉益東洞の高弟。師とおなじく、腑分を「固より疾醫に益無し」とし、療治の対象を病にみる「疾醫」にとっては藏府骨節の数など無用の弁だという見解をもつ。
(37) 長崎海軍伝習所における医学教育については、［ポンペ・V・M、一九六八年］のほか、［松本順「崎陽の蘭疇」、一九〇六年→一九八〇年］・［藤井哲博、一九九一年］などを参照。
(38) ポンペ・V・M、一九六八年。オランダの軍医・ポンペは、一八五七（安政四）年に、長崎の海軍伝習所に招聘され、その後五年間、同所内の「医学所」および「長崎小島養生所」（のちに「精得館」と改称）において、治療と医学教育に携わっている。
(39) 後のポンペ自身の回想から引くと、状況は次のようであった。「人体模型だけで解剖学を習得するのは無理なことである。このことについてこれまでにも数回、奉行と協議を重ねた。松本氏［松本良順］は熱心に江戸における自分の勢力を利用して、それが成功するように働きかけた。しかし当局は住民を憚ってなかなか許そうとはしなかった。」［ポンペ・V・M、一九六八年、二九二頁］。
(40) ポンペ・V・M、一九六八年、二九二頁。
(41) この段および次段の「」内引用は、すべて［ポンペ・V・M、一九六八年］による。なお、民衆の暴動にたいするポンペのこの想定は、ひとりポンペの着想によるものではなく、西洋の蛮習として忌避する声は当時も根強くあった。たとえば、幕末の同じ頃（一八五七（安政四）年）にかかれた『一夕醫話』（平野重誠（元亮）・著）にも、解剖は「蠻夷残酷の風土に在て爲ことなれば、我邦の人是等の悪風を學べからざることは、言ことをまたず」［富士川游ほか編、一九二六年、六三七頁］とある。
(42) この事件に関する記述は、ほかに［松本順、（一九〇六年→）一九八〇年］にもある。それによると、ここで騒いだ「民衆」とはほかの囚人らのことであり、後日に実際、このとき屍体となった囚人の法要が営まれたものという（第一章に詳述）。
(43) 管見によれば、『藏志』以降、少なくとも四例の祭文が残されている。「祭盗忠兵衛文」（一七六九年・『人體解剖圖誌』）・「祭了性文」（一八一五年・同）・「祭屍文」（一八二一年・『解臓圖賦』）・「祭解剖刑屍文」（一八六一年・『解臓圖記副本』）である。

第一章

（1）　案内の掲示板は一九九一（平成三）年三月に立てられたが、史跡の認定自体は一九七四（昭和四九）年一一月一日（文京区の史跡第一号）。その選定事由は、「わが国の歴史、とりわけ医学史上において占める重要性」という［文京区教育委員会、二〇〇〇年、一七頁］。そして、ここに言う「医学史」が、そもそもどのように成り立っているかを検討することこそが、この章および第Ⅰ部の眼目である。

（2）　篤志解剖全国連合会、一九九六年、二一頁。

（3）　東京大学医学部解剖学教室『明治元年ヨリ同十四年ニ至解剖紀事　第三百廿六号』（東京大学医学図書館蔵）。本文後述。

（4）　日本篤志献体協会「〈リーフレット〉献体とは」（平成一一年度版）、一九九九年。なお、「献体」に当たる言葉がない時期には、「遺体寄贈」や「遺体献納」などの呼称が用いられた［倉屋利一、一九七三年］。『広辞苑』に収録されたのは、第三版（一九八三年）以降である。なお、参考までに、同リーフレットに載る献体の手順を、以下に転載しておく。

「**どこに申込むのか**　○献体篤志家団体または医科および歯科の大学へ申込むのです。申込み先は大学病院ではありません。あなたのお住まいの近くの医科大学（大学医学部）か歯科大学（大学歯学部）、または、このパンフレットの六ページ（裏表紙）に記入されている連絡先にお問い合わせ下さい。団体や大学によって多少手続きの形式がちがいます。

献体登録の申込書　○六ページ［裏表紙をさす。以下、引用中のページ番号は原資料による］の連絡先に請求すれば、申込書を送ってもらえます。電話で請求されても結構です。この申込書に必要なことを記入し、捺印したうえ、団体あるいは大学へ直接持参されるか、または郵送して下さい。肉親の同意の印をもらうことが大変は手間となることもありましょうが、八ページ［次項］に書いた通り重要なことなので、是非とも同意を得ておいて下さい。

肉親の同意　○献体登録には肉親者の同意が必要!!　生前、献体登録をしておられても、死後、実際にその遺志を実行できるのは、遺族（肉親者たち）であって、申込み者本人ではありません。したがって、ご遺族の中に一人でも反対がありますと献体は実行されず、その遺志が生かされないことにもなりかねません。そのため、献体登録をする時にあらかじめ肉親の方々の同意を得ておくことが大切です。また、登録後も、できるだけ多くの身近な人達に理解しておいてもらうよう、その旨を伝えておくことが必要です。

肉親の範囲　○登録にあたって、同意を得ておいていただく肉親は、配偶者および、親、子、兄弟姉妹など同居別居を問わず血のつながりのある人たちを指します。ことに親族中で発言力の強い方の同意を得ておくことは特に必要です。○身寄りのない方の場合も含めて、くわしいことは六ページ［裏表紙］のお問い合わせ先にご相談下さい。

病気や障害、また、手術をした場合にも献体はできるか　○

解剖学実習は、解剖学の教授または助教授の指導のもとに行われますので生前の病気や手術のあとなどがあっても、「正常」なものと比較することによって、良い学習ができることもあります（この点について、なおご心配な方は、具体的に団体または大学とご相談なさるようおすすめします）。また、正常解剖には眼球や腎臓などの臓器が揃ったご遺体がより望ましいのですが、アイバンクなどへの登録も同時に希望される場合は、同時登録を受ける所も受けない所もありますので、団体または大学にお問い合わせ下さい。

会員証（献体登録証）　○入会申込書（献体登録申込書）を提出しますと、会員証（献体登録証）がもらえます。その会員証には、献体先大学名と死亡時の連絡方法などが書かれていますので、大切に保存しておき、家族や身近な方々にもよく知らせておくことが必要です。旅行の時などには、不慮の事故にそなえて、会員証を身につけておくことも大切なことです。但し、旅先でなくなられた場合には登録されている大学ではなく、最寄りの大学に献体する傾向になっておりますので、その点をご考慮下さい。

献体の実行　○献体登録者（会員）が死亡された時、ご遺族あるいは身近な方は、会員証に書かれた連絡先（献体登録大学）へ、できるだけ早く電話して下さい。休日でも時間外でも結構です。その際、告別式の日取り、その他のご遺族側の予定、希望なども含めて、ご遺体の引取りの日時や手順を大学側と相談してください。

通夜・告別式をすませてからでよいか　○通夜・告別式など、通常の葬儀を行うことは、献体するうえで、少しも支障とはなりません。通常、葬儀のあと、ご遺体は出棺して火葬場に向かうことになりますが、献体される場合は、火葬場でなく、大学に運ばれる点が違うだけです。また、献体の場合は、次のページ［次項］に述べられているような理由で、ご遺体が戻るまでに時間がかかります。それまでの間、遺髪や遺爪をおまつりになりたい方は、あらかじめ大学にご相談下さい。

○ご遺体の移送費と火葬費は、大学で負担いたします。

遺骨返還の時期と方法　○献体されたのち、ご遺骨が遺族に返還されるまでの期間は、大学によって差がありますが、普通は一〜二年、長い場合は三年以上かかることもあります。これは、次のような理由によるものです。①防腐処理等の解剖準備期間として三〜六か月ぐらいが必要です。②実際の解剖学実習期間として通常三〜七か月ぐらいを必要とします。③実習は大学ごとに決められた時間割によって行われるために、その年の実習に間に合わない時には翌年の実習まで保管されることになります。④献体登録者が同時期に多く亡くなられた場合など、保管遺体数の増加が見られる場合。○解剖学実習終了後、ご遺体は一体ごとに大学側で丁重に火葬し、ご遺骨をご遺族にお返しいたします。なお、いずれの大学でも、献体された方々のために、大学の公式行事として毎年慰霊祭が行われています。」

（5）『日々新聞』（一八七六年二月二五日付）。

（6）　ミキ女の解剖に対する同様の見解は、東大解剖学教室の初代日本人教授・田口和美の回顧譚の中にも現れる。「和泉橋通舊醫學所跡に設けたる假小屋に於て入院患者娼妓みき女の屍體を生前の請願に依りて内臓より四肢の筋肉に至るまでを剖観しましたは當代に於ける實地解剖の濫觴であります。けれども此擧たるや所謂観臓《フワケ》と云ふべきもので未だ次序逐節を追ひ系統的に屍體を解剖したるのではなかりし」［田口和美、一九〇三年］。『東京大学医学部百年史』でも、最初の解剖体は「清三郎」となっている［東京大学医学部創立百年記念会・東京大学医学部百年史編纂委員会、一九六七年］。なお、ここではミキ女の嘆願があったことが語られてはいるが、その「嘆願」の内実については後段で検討を加える。また、大学東校における最初の解剖は、採用する資料によって異なるようである。現在も東京大学医学図書館に保存される『明治元年ヨリ同十四二至　解剖紀事』では、記載は「ミキ女」の解剖から始まっているが、別冊の解剖記録を見ると、「清三郎」が筆頭になっている。

（7）『東京医学会創立廿五年祝賀論文第一輯』所収の小金井良精「東京帝国大学医科大学解剖学教室略史」［大久保利謙、一九三七年a］。なお、小金井は、東大解剖学教室の二代目日本人教授。

（8）　大久保利謙、一九三七年a。大久保によれば、『解剖日記』は、当時は東京大学所蔵で、明治二年八月から明治三年一〇月まで記載があるという。だが、筆者が追跡調査をした限りでは、東京大学医学図書館には現在、そのような資料は保管されておらず、類似した資料として、『明治元年ヨリ同十四年二至　解剖紀事　第三百廿六号』（以下、『解剖紀事』）およびその原簿と、『明治四十四年九月　屍體ニ關スル記事』があることが確認されたのみであった。これらと大久保の伝える『解剖日記』とを照合してみると、記載内容に一部ずれが認められる（『解剖日記』の方が詳細）ため、『解剖紀事』の原本となる『解剖日記』がかつては存在していたが、現在に至るまでに散逸してしまったものと思われる。

（9）　東京帝國大學五十年史編纂委員会、一九三二年、四四四―四四五頁。

（10）［大久保利謙、一九三七年a、七九頁］・［山崎佐、一九四三年c、三一一頁］などを参照。

（11）　石黒忠悳、一九三六年、一四三頁。

（12）　日本で最初に近代的な解剖学が講義され、また解剖が行われたとされるのは、現在の「東京大学医学部」であるが、その呼称はとくに幕末から明治にかけて目まぐるしく変転している。そのため、以後、論述の便宜を考慮して、『東京大学医学部百年史』に「東京大学医学部」の系譜として記載されているものは「東大」と称し、その直後に同時代の呼称を括弧を付して併記していく。

（13）　一八六九（明治二）年五月に設置された機関で、各地の巡察や非違の糾弾などにあたった。一八七一（明治四）年七月より、刑部省と統合されて司法省となる。

（14）『公文録』明治二年第一三巻　国立公文書館蔵（マイクロ：公十一―三五四）。

（15）「黴毒院」は、もと東京府の設置。一八六八（明治元）年一一月、医学所はじめ大病院、種痘所、貧病院、御薬園などとともに、東京府から医学校へと所管変えとなっている［神谷昭典、一九七九年］。

（16）　大久保利謙、一九三七年a、七九頁。なお、筆者の確認したところでは、この大久保の引用は書式や仮名遣い等の点において『明治元年ヨリ同十四年ニ至　解剖紀事』の記載と若干の異同があるが、本論のここでの趣旨にはほとんど影響が無いため、大久保の論文よりそのまま引用している。

(17)「『公文録』明治三年第六一巻　国立公文書館蔵（マイクロ：公三八—四〇）」より当該部分のみ抜粋。なお、この伺は、提出された同日のうちに認可されている。

(18) 小川鼎三、一九六四年、一七八—一八〇頁。筆者は当時、東大の解剖学教授を務める。

(19) 篤志解剖全国連合会が毎年刊行する、『私と献体——献体登録をして』には、ミキ女にならって自分も、という声が載ることもある（第一二集、第一七集など）。

(20)［渡辺淳一、一九七五年］や、［吉村昭、二〇〇〇年］など。

(21) 石井敏弘、一九七八年、三—四頁。

(22) この〈篤志〉のモニュメントは、いまでは「文化財」として、周到に保全されている。一九九八（平成一〇）年には、「美幾女之墓」と陰刻された墓碑銘の周辺が欠損・磨耗していることが判明したため、修繕工事がなされ、墓標全体を覆うように透明のケースが据えつけられた（三四頁の図版2を参照）［京都科学株式会社、二〇〇〇年、二二頁］。

(23) 一九五五（昭和三〇）年に、民間の有志により、東京大学医学部に付設された篤志献体団体。現在では、ほぼすべての大学に、これと同様の民間機関が各自設立されている（巻末の参考資料①を参照）。

(24) 小川鼎三、一九六五年、二—三頁。

(25) のちに見るように、この引用が紙面に掲載された時期というのは、「わけもなしに解剖を申し出る人は奇人の類に入れられても当然」とされた時世であった［山田致知、一九八四年］。解剖体には、合法的に搬入される、〈無縁〉の死体を用いるのが一般的だったのである。

(26) 以下、解剖制度のおおまかな変遷については、おもに［山崎佐、一九四三年ａｂｃｄ］を参照。

(27) 小川鼎三、一九五九年、二三一—二三六頁。ただし、記録に残らない腑分は、各地でおこなわれていたようである。

(28) 一七四二（寛保二）年制定の『公事方御定書』「御仕置仕形之事」を踏襲した、当時の刑罰体系によると、死刑には、士分に対する「斬罪」（または「切腹」）、一般庶民に対するものとして、（刑の重い方から）「磔」、「獄門」（さらし首）・「火罪」（火あぶり）、「死罪」（斬首）、「下手人《げしにん》」（斬首）が設定されていた。これに照らせば、「死罪」とは、武士以外の身分の者の斬首刑（「死罪」と「下手人」）のうち、罪がより重い方とされる。罪状は、「下手人」は一〇両以上の盗みや他人の配偶者との密通などであったのに対し、「死罪」では身分の互角な者同士の殺人・「相対死《あいたいじに》」（心中）の一方の生き残りなどとされていた。『公事方御定書』には、「一　死罪　首を刎死骸取捨様者に申付」とあり、遺骸は「取捨」とされた。なお、「下手人」の場合は、遺体は身内からの申し出があれば引き渡された。これに関しては、［平松義郎、一九五五年］・［高柳真三、一九八八年］・［石井良助、一九九八年］などを参照。以下、近世の刑法については、特に注記のない場合はこれらの文献を参照している。

(29) 田中助一、一九四三年。

(30)「火罪」に処せられた遺骸も、おそらく「磔」と同じ事由により、腑分にまわされなかったものと考えられる。
　なお、同じ斬首刑であっても、士分に対する「斬罪」や、庶民に対する「下手人」の罪に問われた者の死体は、解剖に付されることは無かった。この点については、種々の説明が成り立つかもしれないが、本書ではその事由を、後段で考察する「様《ためし》もの」との関係から考えている。「斬罪」や「下手人」の遺骸は、「様もの」にも用いられてはならなかった。そのことから、腑分は経済論の点からすれば、「様もの」と並べられていたと推測される。

(31)『新撰要集別録　嘉永安政　上』（国立国会図書館蔵・『旧幕府引継書』という文書群の一）。本書では、日本マイクロ写真によりマイクロ化されたフィルムの第一輯（東大日本史研究室蔵）を参照。

(32) 以下、全文「解剖之儀、西洋医学術之基礎ニ有之、本道外科其外諸科共、初心之者ハ勿論医術熟煉之ものといへとも、少くも壱年両三度宛親敷剖観不仕候而ハ、医術研究ニ不相成候ニ付、同志之もの申合、御刑罪有之候節節、男女両體宛、若又婦人無之候節ハ男弐體、被下候様、同志之ものより、石出帯刀江願書差出。年来小塚原回向院於下屋敷、腑分致来申候。然ル処、追々［平出］公儀御医師并部屋住等、種痘所江出席仕候儀ニ御座候。且又初心之もの教導方并往々御用立候もの、出来候様度々被仰渡候儀も有之候ニ付、向後御用解剖之廉ニ被成下前書之死體、種痘所之もの江被下候様仕度、依之蘭科奥御医師并神保伯耆守申談、此段奉願候以上」。典拠は前注におなじ。

(33) この慣行は、遅くとも戦国末期ごろから一般的に行われていたようである。それが専門職化したのは、江戸も中期（一七〇〇年頃）のことと言われる。将軍家の「御様御用」について言えば、山野家、鵜飼家などいくつかあった試し斬りの家系があり、後に山田家だけが残ることとなった。各地の刑場にはこれを専門とする同心ないしは民間の鑑定家がいた。以下、「御様御用」の記述は、おもに［玉林晴朗、一九四二年］・［福永酔剣、一九七〇年］・［氏家幹人、一九九九年］を参照。

(34) 御定書百箇条（「下手人、首を刎、死骸取捨、但様しものには不申付」・「死罪、首を刎、死骸取捨、様しものに申付る、但欽所右同斷」）のほか、一八一四（文化一一）年に江戸北町奉行所与力・蜂屋新五郎のまとめた『徳隣厳秘録』「御様し之事」による［蜂屋新五郎、（一八一四年↓）一九七六年］。

(35)「以来御用解剖之廉々、被仰付候上ハ、御様御用之振合を以、牢屋敷死刑場おゐて、解剖為致候方、可然哉。尤御仕置者有之候度毎、右体取扱候儀ハ差支候間、壱ヶ年両三度位、死刑もの人数多之節、私共月番御役所より大槻俊斎江相達、当日出席之御医師并修行人名前書前以受取、囚獄江相渡取締向等、都而御様御用之通取扱候ハヽ、御仕置済之死体他所江不差出候ニ付、牢屋敷仕来も不相崩、山田朝右衛門稽古様ニも差支不申可然哉ニ奉存候」。典拠は、第一章の注31に同じ。

(36) 西洋の解剖学史については、これまでに挙げた参考文献のほか、［C・シンガー、一九八三年］・［M・ズートホフ、一九九六年］・［E・アッカークネヒト、一九八三年］・［藤田尚男、一九八九年」・［坂井建雄、一九九八年］などを参照。

(37)「死罪以上ニ申付候死骸様しニ申付不苦哉ニ相心得罷在候、女之死骸者、様しものニ者不申付儀ニ御座候哉、左候ハヽ、医師共解骸之義申出候とも、難相成筋ニ御座候哉、御奉行所之御取扱振御内々御問合申上候間、御下ヶ札被仰知可被下仰、以上」［群馬県史編さん委員会、一九七八年、一〇一〇頁］。

(38) 群馬県史編さん委員会、一九七八年、一〇一〇頁。

(39) 松本順、一九八〇年、一三頁。

(40) 松本順、一九八〇年、一三—一四頁。

(41) 松本順、一九八〇年、一四頁。

(42) 小川鼎三、一九六四年、一七八—一八〇頁。

(43) とはいえ、もちろん、現在を遡及した先にミキ女の解剖があるわけではない。ミキ女の解剖は、現在に連なる医育施設でおこなわれ、かつ現代的な解釈で読み取りうるような書類が残されているため、容易に現代へと接続されるかもしれない。だが、ミキ女の「願」を、それが出現した時の配列のなかに置きなおしてみると、むしろその解剖は、〈篤志〉とは異質なものであった（第三章参照）。

第二章

(1)「解剖学と小塚原の骨取」［石黒忠悳、一九三六年、一〇七頁］。

(2) 厚生省医務局、一九七六年。

(3) この間の解剖学あるいはその教育の様態については、これまでに挙げた文献のほか、［神谷敏郎、一九九七年、一二四—一三八頁］および［西野嘉章、一九九七年、一三九—一六五頁］を参照。

(4) ここで「大学」ではなく「医育機関」という表現を採ったのは、歴史の一時期には「病院」や「医療専門学校」などにおいても医師を養成していたこと、また、「大学（校）」という言葉は、教育機関という意味ではなく、現在の文部科学省に相当するような教育行政機関を意味することもあったことによる。

(5) 小川鼎三、一九六四年、一七八頁。

(6) William Willis. 在日イギリス公使官の医員から、戊辰戦争を経て、東京の大病院院長に就任。この間に医学の講義をおこなう。一八六九（明治二）年に大病院が医学所の所管になるまで在任。

(7) この時の文書は散逸し、いまでは見ることはできないが、それを受け取った東京府が弁官に提出した以下の上申書により、その内容は窺い知ることができる。「御雇英醫ウリス、此程講相始候ニ付、微鏡並人體全骨ノ儀及解剖ノ儀ニ付申出候儀、醫学校所ヨリ、別紙ノ通申立候ニ付、初ケ條微鏡其外取寄方ノ儀ハ、長崎府判事ヘ、當府ヨリ可及懸合ト存候。二ケ條解剖ノ儀ハ、本所回向院地内等可然哉ト、此程英醫見分致シ候處、可然場所モ無之ニ付、醫学所内空地ニ於テ、解剖イタシ度旨申聞候。尤、右空地ノ場所旧幕ノ節治定ノ處、其頃ハ周圍屋敷等ニテ、故障申立其侭打過候哉ノ處、當節ハ近隣モ圍込相成居候ニ付、右等ノ故障無之、且解剖大凡二十日前後ノ日数相掛候由ニ付、回向院等ニテハ、番人其他入費モ不少、殊ニ不取締ノ儀モ有之、将各國トモ醫局ニテ解剖イタシ候趣ヲ以、御雇英醫ヨリモ申立候ニ付、醫学所空地ニテ解剖為致可申ト存候。右ハ初テノ儀ニ付、一應及御打合候。依之別紙醫学所ヨリ差出候書面、掛御目申候、否御答被下度候也」［『公文録』明治二年第四四巻　国立公文書館蔵（マイクロ：公一三―五四三・五四四）］。

（8）解剖所は、東大（医学所）とおなじ下谷和泉橋通りの旧籐堂邸に設けられた。その後も、一時期を除いて、解剖所・解剖実習室は、東大の構内に設置されている［東京大学医学部創立百年記念会・東京大学医学部百年史編纂委員会、一九六七年］。

（9）『公文録』明治二年第二三巻　国立公文書館蔵（マイクロ：公一一―三五四）。

（10）文面は、「伺之通被　仰付候間解剖後ノ処厚ク相弔可遣事」［『公文録』明治二年第二三巻　国立公文書館蔵（マイクロ：公一一―三五四）］。

（11）『明治元年ヨリ同十四年ニ至　解剖紀事　第三百廿六号』一―三丁（東京大学医学図書館蔵）。

（12）なお、宇都宮鉱之進とは、宇都宮三郎（義綱）の一名である。尾張藩士の生まれで、西洋砲術を学び、舎密学を修めて旧幕府の洋学研究機関「蕃書調所」（一八六三（文久三）年に「開成所」と改称）に出仕した。維新後は明治政府の下、殖産興業につくし、のちに「日本の近代化学の父」と呼ばれた［豊田市郷土資料館編、二〇〇一年］。

（13）『解剖紀事』に後日譚はないが、宇都宮鉱之進はその後回復し、この願い出も御破算となっている［交詢社（・汲古會）編、一九三二年、一六八頁］。

（14）今泉みね、一九六三年。なお、宇都宮鉱之進には、その多様な業績のひとつに、幕末の蘭方医に多大な影響をおよぼしたドイツ医師フーフェラントの著書“Makrobiotik”の翻訳（『長生真訣』・『長生術略説』）がある。西洋近代医学との接触の仕方は、宇都宮鉱之進と、「みき」やそれに続く三名の施療患者らとでは、まるで異質なのである。

（15）渡辺淳一、一九七五年。

（16）大久保利謙、一九三七年b。

（17）『公文録』明治三年第六一巻　国立公文書館蔵（マイクロ：公三八―四〇・四一）。

（18）『明治元年ヨリ同十四年ニ至　解剖紀事　第三百廿六号』十―十三丁（東京大学医学図書館蔵）。

（19）「弾内記」とは、最後の「弾左衛門」となる第一三代「集保」（のちの直樹）のことである。弾左衛門の配下は、近世より腑分の手配・警護にもあたっていたが、明治の世になっても、解剖体の埋葬の人足・守衛を依頼されている。

（20）一両＝四分＝一六朱＝四〇〇疋、で計算した場合。なお、幕末の江戸で、米一石はおよそ二両であった［永原慶二監修、一九九九年］。

（21）一八六九（明治二）年の大学東校における解剖を受け、他府県でも解剖を行おうとする動きが現われた。翌一八七〇（明治三）年九月には、新潟県が弁官に宛てて刑死体の解剖を申し入れている。これに対して弁官は、大学東校と同じ手続きを踏襲するという条件の下、各県に人体解剖を許可している（「可為伺ノ通尤躰裁ノ儀ハ大学東校へ可承合事」）［『太政類典』第一編第一二〇巻　国立公文書館蔵（マイクロ：太一四―一八四）」。

(22)　山崎佐、一九四三年c、三一頁。

(23)　「躰裁ノ儀ハ大学東校へ可承合事」『太政類典』第一編第一二〇巻　国立公文書館蔵（マイクロ：太一四―一八四）」。一八七〇（明治三）年五月の金沢藩を皮切りに、八月に米沢藩、九月新潟県、一〇月岡山藩と、個別の問い合わせにたいしても、つぎつぎに認可がおりた。

(24)　新潟県からの伺いに答えるかたちで、つぎのような達しが出された。「（新潟県伺）一、断刑或ハ獄中病死ノ者ヨリ、其屍宿ヨリ願受候者のようです。（原資料による）。この時期、呼称が「藩」「県」まだ混在していたようです。無之分ハ、総テ御許容ニ相成候。右ハ其罪ノ軽重ヲ論セス病院へ引渡シ可然哉。　一、處刑ノ節、願受ノ願人無之病院へ相渡シ候後、願受ノ儀申出候ハヽ如何可致哉［附書略］（達）梟示以上ノ者ハ引渡不苦事。但、吟味中病死ノ者モ、梟示以上相當見込ノ者ハ同断ノ事。（新潟県伺）一、無宿ノ者ニテモ寺院或ハ朋友又ハ旧恩ノ者トモヨリ願受申出候節ハ如何可致哉。（達）前條同断ノ事。」『太政類典』第一編第一二〇巻　国立公文書館蔵（マイクロ：太十四―一八四）」。

(25)　一八六八（明治元）年に、新政府により最初に作られた刑法典。

(26)　ただし、一部「磔刑」・「焚刑」が行われることもあったようである。明治期の法制度史については、おもに［川口由彦『日本近代法制史』新世社、一九九八年］を参照。なお、明治初年以降、刑罰体系はこの「仮刑律」に代わって「新律綱領」・「懲役法」・「改定律例」・「(旧)刑法」など、めまぐるしく変転する刑法典や諸規則をもって規定されてゆくが、本書に直接関わるような変更のない場合は、以下、詳述することを避ける。

(27)　［石井良助、一九九八年、二〇頁］によれば、「同じ未決監でも、近代のそれと江戸時代のそれとでは、意味は大分異なっている。近代の未決監は、有罪の判決のないうちは無罪であるという前提に立っている。ところが、江戸時代の未決監は、逮捕されて吟味される以上、有罪だ、少なくともそれに近い者だ、という意識があった」という。だとすれば、この一八七一（明治四）年の文書も江戸期の慣行を踏襲しているようである。

(28)　同年八月布告「梟示ニ行ハレ候遺骸ハ、親族請フ者アリト雖トモ下付セサル律法ニ候處、向後ハ斬絞同様、親族請フ者アレハ、遺骸下付被差許候事」『太政類典』第二編第三四六巻　国立公文書館蔵（マイクロ：太六九―二一）」。

(29)　「絞斬梟示等ノ刑ヲ加ヘ候遺屍、親族ノ内請受度望ノ者有之候ハヽ、下付被差許候ニ就テハ、願出候輩ハ、行刑ノ当日、東京府囚獄掛へ可申出。若シ當日願無之分ハ、東校解剖場へ引渡置候間、同所へ可申出モノナリ。但、府縣ニ於テモ、刑屍取計ノ儀、右ニ準シ不苦候事」『太政類典』第二編第三四六巻　国立公文書館蔵（マイクロ：太六九―二二）」。

(30)　『太政類典』第二編第三四六巻　国立公文書館蔵（マイクロ：太六九―二三）。

(31)　Wilhelm Doenitz. 東大（第一大学区医学校）に専門の解剖学者として赴任した最初のドイツ人。一八七三（明治六）年七月から一八七六（明治九）年七月まで在任。

(32)『太政類典』第一編第二四四巻　国立公文書館蔵（マイクロ：太五五―五二六・五二七）。

(33) 文部省より東京府へ達「東京醫學校ニ於テ、解剖學研究候ニ付、其府囚獄懲役場養育院等、無籍人ノ病屍及有籍ニテモ解剖願出候ハヽ、同校へ可差回。此旨相達候事」『太政類典』第一編第二四四巻　国立公文書館蔵（マイクロ：太五五―五二六）」。

(34)「東京醫學校ニ於テ、解剖學研究候處、屍體不足ノ趣ニ付、自今其縣ニ於テ、無籍處刑人ノ屍、及ヒ囚獄懲役場ニテ病死シ親族其外引受人無之、或ハ有籍ニテモ生前解剖願出候者ノ死體ハ、同校へ可引渡此旨、相達候事。但、引渡都合ハ、文部省へ可打合事」『太政類典』第一編第二四四巻　国立公文書館蔵（マイクロ：太五五―五三二）」。

(35)「囚人死体解剖ノ儀、監獄則処刑ノ條并ニ司法職務定制第百八條ニ據レハ、已決囚病死并ニ刑死ノ遺体、親戚乞者無之分ニ限リ、未決囚之死体於テハ、親戚乞者ナケレハ之ヲ埋葬セシメ、敢テ解剖せサル條理ト相心得候處、一昨六年十月并ニ昨七年十一月中、文部省伺へ御指揮之趣ニ據レハ、已決囚人ニ限ラス未決囚并ニ養育院之死体迄モ、鮮剖差聴シ可然哉ニ相見、彼是相抵捂シ、實施上自然區々相成候テハ、不都合ト存候間、何レニ歟御決定相成候様致度、因テ尚思考致候處、未決囚人ニ於テハ、或ハ尚無罪ニ歸シ、自由ノ権ヲ得ヘキ者ナルヲ、死セリトテ已決囚同様取計候ハ、如何ト存候。右裁決相伺候也」『太政類典』第二編第二四四巻　国立公文書館蔵（マイクロ：太五五―五三五・五三六）」。

(36)『太政類典』第二編第二四四巻　国立公文書館蔵（マイクロ：太五五―五三六）。

(37) 内務省の伺を受けた法制局では、つぎのような議案を作成したが、これがそのまま採用された。「別紙内務省伺未決囚ノ死体解剖ノ儀、審案候処、右ハ医学上闕クヘカラザル要件ニ付、先般文部省ヘノ御指令ニ依リ、其無籍ニシテ死体ヲ乞フモノ無之分ハ、未決囚タリトモ鮮剖ヲ聴シ候様、御指令相成可然哉、仰高裁候也」『太政類典』第二編第二四四巻　国立公文書館蔵（マイクロ：太五五―五三六）」。

(38)『太政類典』第二編第二四四巻　国立公文書館蔵（マイクロ：太五五―五三四）。

(39)「病死躰解剖ノ儀ハ、醫術進歩ノ為メ緊要ノ事柄ニ付、雙方［「病家」と「醫師」を指す］熟談ノ上ハ、區戸長或ハ醫務取締へ届置、患部ノ剖観不苦候條、此旨相達候事」『太政類典』第二編第二四四巻　国立公文書館蔵（マイクロ：太五五―五三六）」。なお、翌一八七七（明治一〇）年には、今日でいう司法解剖も認可された。「變死ニ係ル屍ヲ警察官吏檢査スル時ニ於テ、鮮剖ヲ行ハサレハ其致命ノ原由ヲ確知シ難キ旨、醫師申立ル時ハ、檢事（檢事派出ナキ地方ハ其地方長官）ノ許可ヲ受ケ其部分ヲ解剖檢査セシムルコトヲ得」『公文録』明治十年第一〇二巻　国立公文書館蔵（マイクロ：公二六九―二四七）」。

(40) 東京大学医学部解剖学教室『明治四十四年九月　屍体ニ關スル記事　東京醫科大學鮮剖學教室』（東京大学医学図書館蔵）。後出、第三章第二節を参照。

(41) 東京大学医学部解剖学教室『明治四十四年九月　屍体ニ關スル記事　東京醫科大學解剖學教室』（東京大学医学図書

館蔵）、二二ウ—二二オ。なお、この統計を見る際には、単に数字のみに着目して屍体の多寡を判ずるのではなく、①この間の解剖学実習は現在よりも長い期間（第一年二学期と第二年一学期に連日）おこなわれていたこと、②その期間中、割合としては、一学生一屍体を解剖していた（学生は八人一組で屍体を八回交換、現在は四人一組で一屍体を解剖するのが一般的である）ことなど、現在とは解剖学実習の制度自体が異なっていたことに留意する必要がある。

(42)『太政類典』第一編第一巻　国立公文書館蔵（マイクロ：太三四—一一一五）。

(43)「刑部省ヨリ伺書ノ趣、致承知候。何レモ物理ヲ弁辨セサル浮説妄誕ヲ世人固ク信シ候事ニテ、尤疾病ニ於テ寸分功益無之、決テ不用ノ品ニ御坐候。抑如此賣薬類世間多々有之。追々吟味ヲ遂候上、堅ク制禁致度存候。此段及御挨拶候也」『太政類典』第一編第一巻　国立公文書館蔵（マイクロ：太三四—一一一六）」。

(44)『太政類典』第一編第一巻　国立公文書館蔵（マイクロ：太三四—一一一八・一一一九）。

(45)『太政類典』第一編第一二〇巻　国立公文書館蔵（マイクロ：太一四—一八三・一八四）。

(46)『新撰要集別録　嘉永安政　上』（国立国会図書館蔵・『旧幕府引継書』の一）（東大日本史研究室蔵）。

(47)蜂屋新五郎、（一八一四年→）一九七六年。

(48)「山田浅右衛門履歴書」（明治大学刑事博物館蔵・大木喬任文書・大木ヌ一一）。引用は、当該文書を全文翻刻・解題した［高塩博、一九九八年、二二二頁］による。なお、この請願は両度とも却下されている。

(49)氏家幹人、一九九九年。

(50)内務省伺。『公文録』明治八年第一四七巻　国立公文書館蔵（マイクロ：公一八六—七三九）。

(51)篠田鉱三、一九四二年、二頁。

(52)森於菟、（一九三六年→）一九九三年、八六頁—八七頁。

第三章

(1)本書ではこれまで、当人による解剖の申し出にたいし、「篤志」および「特志」という言葉を注釈なしに用いてきた。しかし、これらの使われ方を見るに、たとえば「篤志解剖全国連合会」の呼称の変遷（一九六七（昭和四二）年創設当初の「特志解剖全国懇談会」、「篤志解剖全国懇談会」を経て、一九七一（昭和四六）年より現行の名称に）のように、両者の間には何らかの差異があるものと思われる。この異同については、後に一節を設けるが、ひとまず以下の記述では、固有名ならびに引用をのぞいては、同じ解剖志願といえども分節し、それが制度化をともなわない場合には「特志」を、解剖の機縁として修辞と制度の中で立ち現れてくる場合には「篤志」の語をそれぞれあてることとする。

(2)立川昭二、一九八六年。明治初頭には、東京の「おいね」や、大阪の「若鶴」など、各地で志願者の解剖が新聞記事となっている。

(3)日本医史学会編、一九七八年、二〇二頁。

(4)立川昭二、一九八六年、一二七頁。

（5）貧病人に対する無料の治療そのものは、明治以前にも慣行として行われていた。詳細については医史学の先行研究を参照することとなるが、比較的知られたところでは、享保期に設立された「小石川養生所」や、幕末に開かれた江戸の「医学所」（附属施設も含む）などがある。これらの運営は、お上の「施し」という性格が強く、むろん死後も研究・教育に回されることはなかった。ただし、幕末に開設された「長崎小島養生所」（後に「精得館」）については、留保が必要である。当初から治療の任に当たったポンペの随想によれば、施療を受ける患者は相当数あり、病死した入院患者のうち引取手のないものは、奉行所の許可のもと解剖体とされ、解剖学の講義に用いられている［ポンペ・V・M、一九六八年］。

（6）一八七二（明治五）年一一月、粟田口青蓮院の敷地内に、京都府によって設立された。以後、診療活動と並行して、西洋医学の教育がおこなわれた。「京都府立医療専門学校」を経て、現在は「京都府立医科大学」。

（7）森谷尅久、一九七八年、一五一頁。他に、［京都府立医科大学百年史編纂委員会、一九七四年］・［立川昭二、一九八六年］・［川上武、一九八二年］等にも、この「貧病室」を「施療患者・学用患者」制の濫觴とする言明が見られる。

（8）京都府立医科大学百年史編纂委員会、一九七四年。なお、この百年史では、「貧病室」の設置を「正確には、『学用患者』の出現」であると捉えている［同、三三頁］。

（9）京都府立医科大学百年史編纂委員会、一九七四年、六八―七〇頁。

（10）京都療病院において解剖は、一八七三（明治六）年二月から散発的に行われている。もともと療病院の設立予定地の近隣には「日ノ岡刑場」があったが、その背後の山に一八七〇（明治三）年三月、病院の建設に先行して解剖所が造られた。そしてその翌年、療病院設立の中心人物でもある明石博高が、解剖用に刑死者の遺体を下付するよう当局に申請していたのだった。最初の解剖では明石博高が事に当たり、説明役をはじめ多くの医師らがその場に臨んだという。この時の解剖体は、許可を得た刑死体であった。［山田久夫、一九八八年、八一頁］・［京都府医師会、一九八〇年、八四八―八四九頁］・［立川昭二、一九八六年、一二七頁］などを参照。

（11）酒井シヅ、一九八二年、五〇二頁。ここでは当初から「施療患者」という言葉がはっきりと用いられている。同書によれば、「この施療事業の目的は、その趣意書に『貧困にしてその病症学術研究上、殊に須要と認むるものを無料入院せしめ、治療を施すものとす』とあるように、あくまでも医学の研究のための患者確保」であり、「それで、この患者は学用患者とよばれた」という。当初の定員は四〇名であったが、一八九六（明治二九）年には付属病院の規則が改まり、患者は主に「施療（学用）患者」を扱うことになったため、定員枠は三二八名へと大幅に増加している。

（12）酒井シヅ、一九八二年、五〇二―五〇三頁。

（13）規則の第一条にあるように、施療患者となる条件は、病症の特異さにあったようである。そのため、ここでの解剖は、「患部剖検」（第五条）、つまり病理解剖であったようである。ただし、後に確認するように、日本では戦前期まで、「正常（系統）解剖」と「病理解剖」に用いられる屍体は、厳密に区別されていたわけではない。そのため、ここでも「患部剖検」を「解剖」として扱うこととする。

(14) 酒井シヅ、一九八二年、五〇二—五〇三頁。なお、こうした各医育機関・病院レベルでの施療患者制は、その後ほかの地域でも導入されていった［川上武、一九八二年、二六頁］。

(15) 菅谷章『日本医療制度史』原書房、一九七六年。

(16) この「医制」の発布をもって、「明治十年ごろまでの官公立病院は、医学教育・医術訓練の役割を担っていただけではなく、同時に施療医療機関としての役割をも担っていた」との指摘もある［菅谷章、一九七六年、一四六頁］。ただし、同時にこの「医制」は、布告等により維新後徐々に整備されてきていた民間開業医制度に法的な根拠を与えることとなり、その後の病院のあり方に利潤追求の要素を注ぎ込んだとも見なされている［社会事業研究所、一九四三年、六四—六六頁］。

(17) 以下、この段の引用は、［長与専斎、一九二六年、二四〇—二四二頁］による。

(18) 『東京医事新誌』には、「施薬院設ケサル可ラサルノ論」（明治一一年三月一〇日号）、「府立並ニ縣立病院ヲ論ス」（明治一五年八月一九日号）等の論説が掲載されている。

(19) 『醫事新聞』第二四五号（明治二〇年一〇月二五日付）、一一頁。なお、緒方惟準らによるこの議案は、さらには約四〇〇名の有志による施療病院設立計画（府当局の口達により頓挫）へとつながった［社会事業研究所、一九四三年、八六—八七頁］。

(20) 内務省衛生局『醫制五十年史』、一九二六年。同案は、一八八六（明治一八）年からの、三宅の二年間にわたるヨーロッパの視察にもとづき作成されたものである。なお、三宅秀は、この私費研修以前に、東京大学医学部長、東京医科大学教授兼医科大学長を歴任。帰朝後は、日本で最初の医学博士の学位を受けた人物である。

(21) 内務省衛生局、一九二六年、二三五頁。

(22) 難点として、経費の問題が想定されたが、そこはヨーロッパの病院のような「純然たる貧民施療院」を設立する、そして国の施療資金や市町村の救貧税の拠出をもとに、貧困者の救療と医学の研究・教育を一挙に消化するということで、「教育上經濟上に於て最良の方法」として構想された。三宅の改善案は、こう続いていた。「然りと雖も病院の施療は有限の經費を以て無數の貧困病者を救療し難きこと更に明解を須ゐさる所なり故に止むを得ず病院に於ては教導の旁ら私費患者を治療し其利得金を以て復貧困者施療の資に宛てさるを得ず歐州の病院の如き入院するものは主として貧困者にして教育に用ゆる所は國庫より施療資金を出し市町村にては救貧税を支出し純然たる貧民施療院を以て醫學校の附属を為し可及的私費患者の入院を謝絶し務めて患者の入退を頻繁ならしむること教育上經濟上に於て最良の方法とす」［内務省衛生局、一九二六年、二三五—二三六頁］。

(23) たとえば、三宅秀が一八八九（明治二一）年六月に「大日本私立衛生會」月次當会でおこなった演説でも、この点は読み取れる。以下、該当箇所を引用する。「畢竟少しにても資産あるものは互に出し合ひ以て救済するを最も好策とする所なり実に如斯くして数万の貧病者を健康者に復さしむるは労働者を増殖即ち金を出す者を増すものにして国家を富ますの基なり国富めは富者も益々富むことを得へし而して貧病者を救療するは其費用僅少にて足るか故に得る所多く失ふ所少き国家経済上の要点とも云ふへし」［三宅秀、一八八九年、二六―二七頁］。

(24) 先の三宅秀や池田謙斎、長与専斎、長谷川泰、岩佐純らの発起により一八九三（明治二六）年四月設立された［社会事業研究所、一九四三年］。

(25) 大日本醫會『大日本醫會　第一回報告』、一八九五年、二六頁。決議事由の原文はそれぞれ、「官立醫學校附属諸病院ハ多数ノ施療患者ヲ以テ醫學教育ノ便ヲ謀ルモノナレバ従来ノ自費患者ヲ廃シ國庫ヨリ十分ノ費用ヲ支出シテ其教育ノ完全ヲ期スヘシ」、「我同業者ハ従来ノ習慣ヲ以テ多数ノ貧民ヲ施療シ来リシト雖モ文明進歩ノ今日トナリテハ貧富ノ程度随テ懸隔スルヲ以テ経済ノ原理ニ基キ報酬ノ現状ヲ主トセザルヲ得ザルノ境遇ニ接セルニ依リ國家生産力ノ原資タル貧民ノ救療ノ如キハ國家ノ義務トシテ其制ヲ設ケラレンコトヲ議會ニ請願スベシ」となっている。同会によるこうした主張はその後さらに硬化し、帝國議会への請願というかたちで現われた。一八九四（明治二七）年、第二次大会を閉じた同会は、貴族院・衆議院両院議長に、「全国同志医師千八百六十三名連署」による「府県ニ於テ純然タル公立施療病院設立ノ制ヲ設ケラレンコトヲ切望スル」という請願書を送付したのである［社会事業研究所、一九四三年、九〇―九八頁］。

(26) 医史学・医学史の諸論考を参照。一例をあげるに、［北原糸子、一九九五年］も、明治期の都市の貧困問題を考察するなかで、東京府で公布された「施療券」をとりあげ、その施策が開業医らの権益の確保・拡大の動きによって頓挫したことを指摘している。

(27) たとえば、政府は一八八四（明治一七）年、「監獄則」の見直し（本文後述）を図るなかで、ドイツ人教師「ヂスセロ」に、母国での「解剖用屍体引取法」（巻末の参考資料②を参照）を問い合わせたことがあった。そして、かの地では「一・死刑者ノ屍体、二・在監人ノ病死者、三・自殺人ニシテ埋葬人ナキ者、四・貧病院施療患者ノ屍体」（うち、とくに二と四）が用いられており、解剖学教室への屍体の送付は国が取り仕切っているという報告を受ける。だが、日本もドイツの方式に倣うがよいという進言は、採用を見送られた。なお、「ヂスセロ」とは、一八八〇（明治一三）年から一八八七（明治二〇）年まで、東大で解剖学教師を務めたJoseph Disseのことで、通例では「ディッセ」と表記される。

(28) 本書ではこれまで、記述の利便から、死しても引取人の現れない死体の状態を、単に「引取人のない」という言葉で表してきた。しかし資料の文言は、同じ状態でも、「宿ヨリ願受候者無之分」や「願人無之者無宿乃者」・「無籍（人）」・「親族其外引受人無之」・「（親族ノ内請受度望ノ者）願無之分」・「親戚乞者ナケレハ」・「無籍ニシテ其死躰ヲ乞フ者アラザル」などさまざまであった。つまり、そこには「（無）宿」「（無）籍」という、死後の引取状況だけでなく、ある種の関係性の有無を指示する言葉が用いられていたのである。一八七一（明治三）年九月、弁官に対して新潟県が、「無宿ノ者ニテモ寺院或ハ朋友又ハ旧恩ノ者トモヨリ願受申出候節ハ如何可致哉」と問い合わせていたが、これなどは注意を要するものの好例である。「無宿」がすなわち「引取人のない」状態というわけではなかったのである。そこで今後は、混乱をさけるために、ひろく寺院や朋友を含め、死体の引取人となる関係性がまったくない状態を「無縁」という語で総称していくこととする。

(29) 養育院は、一八七三（明治五）年一〇月、営繕会議所の付属機関として創立されている。この養育院で出る死体を、解剖体不足を補うために譲渡するよう、東大（第一大学区医学校）から東京府に対し依頼があったのは、翌年の一二月であった。［東京都養育院編集、一九七四年、四六頁］によれば、この依頼を受けた会議所は協議の結果、「無籍者病死体」の解剖のみを許容範囲としてその申出に応じたという。そうしてみれば、養育院の被収容者をめぐっては、一八七三（明治六）年一一月に法文に上る以前から、関係者間で折衝が行われていたということになる。

(30) ここでは、行旅死亡人は「病人死去致シ候ハヽ」というかたちで規定されていた。なお、「行旅病人取扱方規則」は布告された段階では「行旅ノ者病氣等ノ際取扱規則」（『太政類典』 国立公文書館蔵（マイクロ：太十一―一三四八））だったため、記録により若干呼称が異なっていることがある。

(31) 『公文録』国立公文書館蔵（マイクロ：公四三七―八六七）。

(32) 『公文録』国立公文書館蔵（マイクロ：公四三七―八六五）。

(33) 「在監人死亡シ遺骸下付ヲ乞フ者ナキ時ハ、假葬可致儀、監獄則第七拾九條第二項ニ明文之候ヘ共、同則御發令前ハ、醫学研究ノ為メ解剖セント請者アル時ハ、往年大學東校其他ヘ、御指令ノ當時監獄ヲ管理シタル司法省ヘノ御達ニ従ヒ、之ヲ許可相成来候處、前條明文ニ依リ、今后全ク其請ヲ許サルニ至レハ、醫學上ノ進歩ヲ妨クル不少ト相考候。就テハ、右遺骸ノ下付ヲ乞フ者ナキ刑死ノ遺骸ノミナラス、同則第三編第二章ノ死亡者モ、本人生存中解剖ヲ承諾スル者ハ之ヲ許シ、又其承諾セシムルナキモ、難病ニ罹リ死亡シタル者アルトキハ、其病ノ要部ノミヲ解剖スル如キハ、医學校又ハ病院等ヨリノ請求ヲ許シ、解剖後直ニ縫理シテ原骸ニ復シ、成規之通埋葬取計候様為致度、右両件相伺候條、至急御指揮ヲ仰キ候也」［『公文類聚』第六編第五〇巻 国立公文書館蔵（マイクロ：類七―五三一・五三二）］。

(34) 「解剖ノ儀ハ、頗ル人心ニ関係ヲ有スル儀ニ付、現今ノ場合ニテハ、刑死者ノ遺骸ヲ乞フ者ナキモノヽ外ハ、何人ニ拘ラス、本人ノ情願ニ係ルモノト其遺属者ノ承諾ヲ得タルモノヽ外、解剖不相成モノト認定ス」［『公文類聚』第六編第五〇巻 国立公文書館蔵（マイクロ：類七―五三二）］。

(35) 『公文録』明治一八年第八八巻 国立公文書館蔵（マイクロ：公五五四―一〇四四―一〇四九）

(36) 内務省通達。「監獄則ニ掲クル所ノ刑死者及死亡者ニシテ親属故旧其遺骸ノ下付ヲ請フ者ナキトキハ、官公立医学校若クハ病院ニ於テ、該遺骸ヲ解剖実験ノ用ニ供スルヲ得。此旨相達候事。但、屍体剖観ノ後ハ縫理シテ原体ニ復シ、不都合無之様取計ハシムヘシ」［『公文類聚』第六編第五〇巻 国立公文書館蔵（マイクロ：類七―五三二）］。

（37）施行に先立つ一九〇八（明治四一）年六月には、司法省令「監獄法施行規則」が定められ、この第七五条はさらに厳密に、「受刑者ノ死体ハ死亡後二十四時間ヲ経テ交付ヲ請フ者ナキ場合ニ限リ解剖ノ為メ法務大臣ニ於テ指定シタル病院、学校又ハ公務所ニ之ヲ送付スルコトヲ得（第一七九条）」と規定された。その後、一九二三（大正一二）年六月には、この「死亡後二十四時間」という規定に対し、さらに例外事項が付加された。「死亡後二十四時間ヲ経テ交付ヲ請フ者ナキ場合ト雖モ其後ニ至リ交付ヲ請フ者アリト思料ス可キトキ又ハ本人カ生前ニ於テ解剖ヲ背セサル意思ヲ表示シタルトキハ前項ノ処分ヲ為スコトヲ得ス」（「監獄法施行規則」第一七九条第二項）。

（38）碓永三郎、一九二四年、一八三頁。

（39）碓永三郎、一九二四年、一八二頁。

（40）これは、『東大五十年史』を編纂するにあたり、「解剖日記」を「発見」した大久保利謙が、この「解剖日記」の資料的価値について発した言である［大久保利謙、一九三七年a、七七―七八頁］。大久保は、この冊子が解剖に関する手続きその他の雑書類を写し集めたものであり、解剖の執刀者やその様子に関する記述はないため、このように断じたようである。

（41）むろん、記載すべき事項の判定は、屍体掛によって異なっている。この間に替わった七名のうちには、死体の提供を断ってきた施設の責任者のことを、無理解だと日誌の上でなじっている者もいれば、「白痴」の男が同教室の標本室から女性の標本を盗んだ件で、警察が来室したことまで記している者もいる。だが、この備忘録自体が、当時の解剖の産物であることを考えれば、屍体掛による記載事項のゆれは、むしろ解剖（体収集）という営みの振幅として、ひとまず置いておくことができよう。

（42）安達憲忠、一八九六年、三六頁。

（43）明治三五年二月一四日の項には、つぎのようにある。「明治三十五年二月十四日　小金井教授養育院へ行キ安達幹事並ニ中村書記ト面談。要件左ノ如シ。一、自今行旅病人屍体ヲモ全身解剖ニ用フルコト　但シ引取人アルベシト認定シタルモノニハ特ニ埋葬券ニ附箋シテ之ニ手ヲ附ケザルモノトス。且ツ解剖ニ供スルモノモ面部ニハ手ヲ附ケズ体部ヲ欠損セズ三週間以内ニ埋葬スルノ條件ヲ附ス　一、行旅病人ニテ旅籍姓名等判明シタルモノハ全数ノ四分ノ一位ナリ。又死後ニ於テ漸ク判明スルモノアリ（之ハ大約死者ノ三十％位カ）　一、市内ノ行旅病人ハ全数ノ四分ノ一位ナリ　一、行旅病人屍体ヲ埋葬ノ後引取人来リテ改葬シタルモノ昨三十四年中五人本年ニ至リテ一人アリタリ……」。

（44）この「井上某女」の事故に類する記載は、ほかにも散見される。［大三・十・三］では、遺骨を引き取りに火葬場に現れた実父が、金歯が見当たらないと養育院に詰めよってきたため、「結局金参拾五円弐拾五銭（七円七拾五銭区役所納入費、七円五拾銭金入歯代、弐拾円葬祭料）遣リテ事済ミタリ」という。また、［大九・六・三］には運搬業者の手違いにより、引取人のある「棄児（初生児）」が解剖学教室に回ってきてしまう事故が記されている。「警察トノ関係面倒ニナル虞レアリタルニツキ小金井主任教授直ニ養育院ニ出向キ

無事解決シタリ　コレヨリ材料激減ス」。解剖は、遺体が養育院から寺まで移動する間に密かに行われたが、不手際によって時おり露見した。その度に、解剖学教室は、（ともすると備忘録にすら記録されない）当時の了解にそって取り繕っていたようである。

(45)　この点に関しては、養育院の編集する「年史」のほか、いくつかの医史学の論考がある。以下、とくに注記なき場合は、つぎの文献を参照。［安達憲忠、一八九六年］・［東京都養育院編、一九五三年］・［東京都養育院編、一九四三年］・［碓居龍太、一九三七年］。

(46)　のちに養育院の医局につとめた碓居龍太は、このとき取り交わされた文書を『日本医史学雑誌』に発表している。以下は、その転載である。「當校に於て病死解剖體に乏しく有之に付御院の病死體御廻しに相成候様兼て東京府より御院へ御達し相成候趣右御渡方竝受取方手續等御打合致度候條委曲御中越有之度此段及御依頼候也　明治六年十二月三日　第一大學區醫學校　東京府養育院御中」［碓居龍太、一九三七年、一七六頁］。

(47)　前記注と同じく、［碓居龍太、一九三七年、一七六頁］より、東大から東京府に寄せられた文書を転載しておく。「今般當校に於て、通學生徒取立候に付、臨床講義相始め、親しく病者床蓐に就き症状治方を講示するが爲、多少の病者入用候條、御府所轄上野養育院へ豫て當校醫官を派出し、右患者の治療を擔任せしめ、時々生徒を率ひ病床上の實況を指示し、臨床講義の用に充候様致度、御府に於て御差支無之候はゞ、治療の一事に限り當校へ御引受け申度、此段及御掛合候也　明治八年六月五日　東京醫學校長文部省四等出仕長與専斎　東京府知事大久保一翁殿」。

(48)　「本院入院者患部解剖の儀は、従来本人の請願と醫長の請求とにより、管轄區長の許可を得候上、施行致來候處、自今本人より貴大學へ依願御許可の上、患部解剖に附し候様致度、尚詳細の事項は、本院醫長へ打合可申候へ共、左の件く御承知有之度、此段申達候也」［碓居龍太、一九三七年、一八一頁］。なお、引用中の「左の件く」とは「費用取扱」に関する事項であったという。

(49)　『公文録』等の公文書を見れば、明治一〇年代より、警察当局からの要請で、今に言う「司法解剖」が各地で行われ始めていたことがうかがえる。東京の場合、明治一一年まで警視庁裁判医学校で行われ、その後、明治二二年より東大病理学教室の一隅に「裁判医学」教室として移転している。また、病理解剖についても、東大の一八八七（明治二〇）年を筆頭に、各大学に病理学教室が順次設立されている。

(50)　東京大学医学部創立百年記念会・東京大学医学部百年史編集委員会、一九六七年。

(51)　東京帝國大學醫學部病理學教室五十周年記念會、一九三九年。

(52)　［四五・一・十九］によれば、屍体を二種（埋葬認許証・甲／埋葬認許證・乙）に分類するのは、養育院にでる屍体には「行旅」と「窮民」の二種があり、それぞれ法制的な扱いが異なっていたためである。「行旅」は引取人がいつ現れてもよいように土葬し、解剖もそれに差し支えない程度にとどめなければならないのに対し、「窮民」は火葬に附すため、そうした制限はない。そこで、それぞれを「甲」・「乙」とし、「局部ノ解剖」にとどめるものと「全身解剖」に附するものとに分けていたものという。

(53) 養育院は、その設立に旧幕時代の「七分積金」を使い、東京府の慈善事業の一として運営されていた。その慈善施設が、被収容者の遺体を、当時は奇異な語られ方が一般的だった解剖にまわしているということは、法に触れると同時に、養育院の存立にかかわる秘匿事項だったのだろう。

(54) なお、本節での記述は、もっぱら『屍体記事』の本文に依拠しているが、具体的に解剖体の収集数がどのように変動していたかは、この冊子に収録された統計等（五八頁の表1「解體表」および巻末の参考資料④・⑤）によって知ることができる。

ただし、その際には、単に数字のみに着目して屍体の多寡を判ずるのではなく、①この間の解剖学実習は現在よりも長い期間（第一年二学期と第二年一学期に連日）おこなわれていたこと、②その期間中、割合としては、一学生一屍体を解剖していた（学生は八人一組で屍体を八回交換、現在は四人一組で一屍体を解剖するのが一般的である）ことなど、現在とは解剖学実習の制度自体が異なっていたことに留意する必要がある。

(55) 一九〇九（明治四二）年開院。財閥の三井家が一九〇五（明治三九）年に東京市内に施療機関を設けるべく、財団法人組織として立ち上げた。その後、「泉橋慈善病院」、「三井厚生病院」、「社会福祉法人三井厚生病院」と改称。

(56) 理由としては具体的に、つぎの三点が挙げられている。①臨床研究に値する患者が多くない、②養育院では完全な診療を施しがたい、③にもかかわらず、病理学教室より度重なる非難・軽蔑の言葉（『養育院ノ医局ハ何ヲシテ居ルノカ』）が聞かれ、「人情」として送附を差し控えてしまう。三点目にもあるように、解剖体の収集には、「人情」のような習俗寄りの言葉が差し挟まれる余地があった。

(57) なお、本人の生前の「意志（遺志）」ということで言うなら、『屍体記事』のなかには一例、病理解剖の件が記載されている。「大正拾年十月廿一日　東京市神田区今川十路一ノ三、東京府平民職業漢学者画工　小林瑛　嘉永四年十二月二十八日生　は大正十年七月十五日肺腫瘍に罹り十月十九日午後八時三十分死亡せるにより生前の遺志により當教室へ骨骼保存せられたき趣　証人　神田小柳町二十五番地　勲三等須藤嘉吉を通して願人神田今川十路一丁目三番地藤田豊より申出たるにつき許可したり本日病理学教室に於て解剖に附したり」。

(58) 森於菟、一九四六年a、七五頁。

第四章

(1) 発表は一九四四年『臺新』誌上。ここでは［森於菟、一九四六年b、八四―八六頁］に再録されたものから引用。

(2) ［森於菟、一九四六年a］・［同、一九四六年b］を参照（ともに初出は一九四四年）。以下、この段の記述は、これに依拠している。

(3) 一九二四（大正一三）年、斎藤剛という老人が、「捨身奉公の熱意から百歳後の遺體提供」を台北医学専門学校に願い出たのがその始まりという。「身の終りを全うする」という意味で、同志とともに「全終會」という名の会を組織し、一九二九（昭和四）年、会則を設けて発会式を挙行。以後、台北医学専門学校および台北帝大医学部に「特志解剖屍體」を供給した。実数でいうと、一九四四（昭和一九）年までの二〇年で全会員数は五八名、うち二六名がこの間に素志を遂げたと言われる。

（4）森於菟、一九四六年a、七三頁。

（5）「篤志」という語がいつごろより使用され始めたかは不明である。後段に見るように、献体の全国的組織が一九六七（昭和四二）年に立ち上げられた際、当初は「特志」を冠していたのが、一九七一（昭和四六）年には「篤志」と改称していることから、一九七〇年前後には「特志」との違いが勘案されて用いられていたようである。以後現在に至るまで、献体運動の中で意志が語られるときには、「篤志」と表記するのが通例となっている。

なお、「献体」という語が昭和四〇年代ごろより一般化してゆく以前には、同様の行為は篤志家らに、「遺体」・「死体」を「寄贈」・「寄付」・「献納」・「提供」する、「捧げる」、「献ずる」等と表現されていた。

（6）国会会議録（昭和二二年八月九日・参議院厚生委員会の厚生省医務局課長・久下勝次の発言）。

（7）なお、同省令は、おもに法医解剖に関連したものであり、公衆衛生の向上を図るため、死因の明らかでない死体についてその死因を明らかにすることを目的としている。戦前は、犯罪と無関係であることが明白な死体については埋・火葬されていたが、これによって、伝染病・中毒又は災害により死亡した疑いのある死体、その他、死因の明らかでない死体は全て、地方長官の指示により六大都市に置かれた監察医に検案・解剖されることとなった（ただし、遺族がある場合にはその旨を通知する義務がある）。

（8）「死体損壊等（一九一条）」・「変死者密葬（一九二条）」・「墳墓発掘死体損壊等（一九〇条）」等を禁止するとともに、その禁を犯した場合の刑罰が記されている。なお、一九〇条に違反する罪状は、一般に「死体損壊罪」と呼ばれ、解剖や移植医療が法制化される時の一大論点を形成した。

（9）これは、死体の解剖ないし保存をおこなう場合には、警察の許可を必要とする旨を定めていた。

（10）法制度の再編とともに、医学・医療の分野においても、戦後数年のうちに、「保健所法」・「あん摩マッサージ指圧師、はり師、きゆう師等に関する法律」（以上、昭和二二年制定）、「医師法」・「歯科医師法」・「保健婦助産婦看護法」・「医療法」・「優生保護法」・「性病予防法」・「予防接種法」（以上、昭和二三年制定）など、さまざまな法律が制定された。

（11）この法律は、「死体（妊娠四月以上の死胎を含む。以下同じ）の解剖及び保存並びに死因調査の適正を期することによつて公衆衛生の向上を図るとともに、医学（歯学を含む。以下同じ。）の教育又は研究に資すること」を目的とし（第一条）、死体の解剖および保存を行うための資格・条件等を規定している。現在でも効力を有し、全国で行われている死体の解剖及び保存は、法的にはこれに依拠している。

(12) 解剖の法的根拠となっていた「警察犯処罰令」は、一九四八（昭和二三）年に「軽犯罪法」の制定にともない廃止された。
(13) 国会会議録（昭和二四年三月三〇日・衆議院厚生委員会での厚生省医務局次長・久下勝次の発言）。
(14) 国会会議録（昭和二四年五月六日・衆議院厚生委員会での厚生省政務次官・亘四郎の発言）。
(15) こうした見解は、［日本医事新報編集部、一九六七年］・［新島迪夫、一九七一年b、八七頁］・［倉屋利一、一九七三年、一五七頁］などに見られる。
(16) 山田致知、一九八四年、一九八頁。
(17) 倉屋利一、一九七三年、一五七頁。
(18) ［藤田真一、一九八〇年］・［橳島次郎、一九九一年］ほか。
(19) ［藤田真一、一九八〇年、四九頁］に載る、一九八〇（昭和五五）年当時の篤志解剖全国連合会の副会長・郡司雄氏へのインタビューより。
(20) 新島迪夫、一九七一年b、八七頁。詳細については、［判例時報編集部、一九七二年、三〇頁］を参照。
(21) この事件には、解剖体収集運動の「歴史」のほとんどが言及している。［倉屋利一、一九七三年］・［三井但夫、一九八四年］・［波平恵美子、一九八八年］・［鯖田豊之、一九九〇年］・［橳島次郎、一九九一年］など。
(22) この事故は、新聞およびテレビでも大きくとり上げられた。また近代映画協会により映画化された（「わが道」、乙羽信子・主演）［『朝日新聞』（一九七三年九月一一日付）］。
(23) 学部の設置基準によると、解剖学実習における学生一人当たりの解剖体数は、医学部の場合〇・五体以上、歯学部では〇・二五体以上となっている。
(24) ［長門谷洋治、一九七三年、八七頁］・［日本解剖学会、一九七〇年、三九―四二頁］など。
(25) 解剖体の不足が叫ばれ全国規模の篤志献体団体「白菊会」が発足する一九五五（昭和三〇）年と、「無医大県」の解消された一九八〇（昭和五五）年とに注目して比較してみると、一九五五年の段階では医学部・歯学部の順にそれぞれ二八二〇名（四六学部）・六五〇名（七学部）だったのに対し、一九八〇年には八一六〇名（七八学部）・三三六〇名（二七学部）となっている。つまり、この二五年間で、医学部に入学する学生数は約三倍に、歯学部の場合では約五倍に増加していることになる。なお、一九六六（昭和四一）年一〇月に文部省大学学術局情報図書館課が編集した『大学における死体解剖の調査』に載せられている統計によれば、医科・歯科ともに、基準には到達できていない。
(26) 藤田真一、一九八〇年、五〇頁。
(27) アサヒ芸能編集部、一九六七年、九八頁（見出しおよびリード）。
(28) 発起人は、後に「白菊会」を創設することとなった藤田恒太郎・東大教授で、同氏は初代理事長も務めている［新島迪夫、一九七〇年、三九三頁］。この協議会は、その後少なくとも三〇年間ほど、東京都だけでなく関東地区一円にまで範囲を拡大して存続していた［新島迪夫、一九七一年a、七六頁］。

(29) 日本解剖学会解剖体委員会編、一九八四年、一一〇—一一二頁。
(30)「解剖用として死体を大学へ交付することについて（依頼）」（一九五三（昭和二八）年一〇月三〇日付）。
(31) 日本解剖学会解剖体委員会編、一九八四年、二一一頁。
(32) 山田致知、一九八四年、一九八頁。
(33) 文部省大学局学術情報図書館課編、一九六六年、四頁。
(34) 医学部・歯学部の設置基準にあまりに満たない場合、学部の存立が脅かされるため、数値は多少、粉飾されているとの指摘もあった［アサヒ芸能編集部、一九六七年］。
(35) 日本解剖学会、一九七〇年、三九—四二頁。
(36)・日本解剖学会、一九七〇年、二〇六頁。
(37) 山田致知、一九八四年。
(38) 通達が出されたのは、解剖学会が厚生省と正式に交渉を始めた一九七三（昭和四八）年から約四年後の一九七六（昭和五一）年一一月であった（「死体保存法第十二条による大学への死体交付について」（一一月六日付））［「日本の献体四〇年」編集委員会、一九九六年］。
(39) ただし、この選択肢は、死体の数読みの結果、早々と撤回されることとなった。それというのは、一九七四（昭和四九）年から翌年にかけて、解剖体委員会が文部省の資金研究費を得ておこなった、「実習用解剖体確保のための法律改正に関する基礎研究」という調査の結果を受けてのことである。解剖体委員会は、大学に対して、身元不明死体が交付されている状況とそれに対する基本方針の調査を依頼し、身元不明死体の身元が大学に引取り後判明するまでの期間や身元不明死体の保存期間実績、その収容能力、腐乱死体をも引き受ける用意の有無（骨格標本を作成する条件で）等を質問した。またその一方で、各自治体警察に問合せ、そこで計上される身元不明死体の件数とその後身元が判明した件数とを調査したのだった。その結果、大学側の実態調査によると、自治体からの交付後、遺体を遺族に返却する事例が全体の七五〜八五％の高率に達する事が判明、身元不明死体を解剖体に充当する事は労の割に効が少ない実情が明らかになった。また、警察の方の調査結果によると、そもそもの身元不明死体数が少ないことが新たに分かったのだった。身元不明死体は、毎年ほぼ一〇〇〇件報告されるが、そのうち約半数は身元が判明するため、解剖に供することができるのは差し引き五〇〇体、それが仮に全部防腐・保存にたえたとしても、それだけで全国で行われる解剖学実習の解剖体をまかなうことは、とうてい不可能だということが明白になったのである［山田致知、一九八四年］。
(40)「篤志解剖全国連合会年表」［「日本の献体四〇年」編集委員会、一九九六年、三〇頁］。
(41) 医学部に遺体を寄贈することを趣旨とする団体そのものは、「白菊会」が設立される以前にもあったようである。たとえば、既述の台湾・「全終會」のほか、一九四八（昭和二三）年四月五日創立の「有美会」（横浜市立大学）や一九五二（昭和二七）年一二月七日創立の「長崎余光会」（長崎大学）など。
(42)［藤田恒太郎、一九五五年］・［長門谷洋治、一九六七年］・［倉屋利一、一九七三年］などを参照。

(43) 藤田恒太郎、一九六四年、四頁。
(44) 倉屋利一、一九七三年、一五八頁。
(45) 日本医事新報編集部、一九六七年。
(46) 新島迪夫、一九七一年a。全連には、当初、十一団体、三三大学が加盟。全ての団体・大学が発会時から加盟していたわけではなかった。そのため、会運営資金の調達源として予定されていた文部省当局の補助金が下りず、代わりに一九七三（昭和四八）年に「財団法人　日本篤志献体協会」が設立された［「日本の献体四〇年」編集委員会、一九九六年、二一頁］。
(47) 白菊会本部、一九五八年。以下、続刊各号を参照。
(48) 一九五八（昭和三三）年創刊。のちに『しらぎく』と改称。物故会員（とその解剖経過）や新会員の紹介、総会の報告をおこなうほか、論説・質問や随想・詩歌なども載せた。
(49) 白菊会一九六四（昭和三九）年一〇月調べ［白菊会本部、一九六五年、六二頁］。
(50) 山田致知、一九八四年、二〇三―二〇四頁。
(51) たとえば、［日本医事新報編集部、一九六七年、九九―一〇〇頁］は、「白菊会現会員数一千百数十名中、医師は十人そこそこだという」と述べつつ、「近年正常解剖用遺体の入手源としては、特志家に依存する度合いが益々強くなつて来ているが、この際吾々医師が、一般人に遺体の不足を訴え、死後遺体の寄贈を勧めるためには、吾人自らも勇を奮わなければ説得力が弱いというものだ。『まず隗より始めよ』」と提言する。医師による訴えは、ほかにも、［長門谷洋治、一九六七年、八四頁］・［新島迪夫、一九七一年b、八八頁］など。

こうした「医師こそ率先して提供を」という声は、新聞の投書でもみられた。現在との異同を示す証言として、一部引用しておく。「不思議なことに、かつて遺体によって勉強させてもらった医師からも、現に遺体で学んでいる医学生からも何の反響もない。遺体のお世話になった医師が率先して遺体を提供することが自然だ」［『毎日新聞』（読者の広場）（一九七一年四月二七日付）］、「私は、医師が進んで遺体提供を予約すればよいと思う。解剖用遺体の必要性は医師が一番よく知っているはずだし、死体に対する割切った考えも、普通の人より多いと思う。それに、自分の遺体提供をさしおいて、他人に提供をこう法もあるまい。『医師の倫理』等を持ち出さなくとも、しごく当然の考えと自負するのだが、いかがだろうか」［『朝日新聞』（声）（一九七一年六月二六日付）］。
(52) 『朝日新聞』（声）（一九六八年九月五日付）。その後、『しらぎく』紙には、この件に関する賛否・意見が多く寄せられた。
(53) この投書にたいし、白菊会と東大解剖学教室の代表による釈明文が、おなじ新聞紙上にすぐさま掲載された。倉屋利一・白菊会理事長は、会の統一見解として、「遺体寄贈は『何ら報酬を求めることなく、後世代の人々のために役立つならばそれで本望』という信念にもとづいた崇高なことがらであります。現在の紛争の成行きを冷静に見守り、一日も早く、少なくとも満足に近い解決に到達するよう祈ることこそ、われわれの態度であると思います」と記し、運動理念の再確認をした［倉屋利一「真剣な学生に理解を――白菊会会員の憤りにこたえて」］。中井準之助・解剖学助教授は、篤志家たちの日頃の活動や遺体寄贈という行為に対して感謝の意を表明した後、全力をあげて事態の解決に努力する旨を記した［中井準之助「遺族のご理解を」］［ともに、『朝日新聞』（声）（一九六八年九月一四日付）］。

(54) 投書をした篤志家は、脱会はしなかった。議論そのものは、その後、記録の上には現れなくなる。ただし、この議論を受けて、大学紛争が一応の終息を見た一九七〇（昭和四五）年、白菊会は会報に、特集「解剖学実習を終えた学生は何を考えているか」を組み、会員と学生たちとの対話の場を設けた。特集のねらいは、学生達の忌憚ない声を会員に届けることで、相互の理解を進展させることであった。なお、これは、後に全国のほとんどの大学で学生に課されるようになった、解剖学実習後の感想文の原型となる。

(55) 倉屋利一、一九八〇年、二―三頁。

(56) 篤志解剖全国連合会、一九七六年、四頁。

(57) 一九八一（昭和五六）年からは、献体登録者の文集『私と献体――献体登録をして』が、この学生の感想文集と色調・サイズともに対にされて発行されることとなった。

(58) 当時の日本解剖学会理事長は、往時の様子を次のように伝えている。「医療の本質に関わるこのような提言［「下垂体バンクの登録者を増やすために医師会会員の協力を望む」という趣旨のもの、『日本医師会雑誌』八〇巻五号掲載］に対して、誰一人反対することを否定できない、つまりこのような臓器摘出が移植術の発展とともに次第に拡大していくならば、ついには移植の対称《ママ》となる内臓、感覚器、脈管あるいは骨などの運動器等を欠いた多くの遺体が解剖学教室に送られてくるのではないか。死体解剖保存法外に何一つ法的認知のない系統解剖用遺体を集める大学にとって、これはまさに大きな問題である。このようなある種の危機感が解剖学会会員の間にただよいはじめたことは否定できない。こうした背景のなかに、医学教育のため堂々と献体できるような、画期的法律を作ろうではないか、という機運が次第に盛り上がりつつあった」［三井但夫、一九八四年、一一三頁］。

(59) 山田致知、一九七六年、一頁。

(60) ［篤志解剖全国連合会、一九七七年、六頁］および［山田致知、一九八四年、二〇二頁］を参照。

(61) 「角膜及び腎臓の移植に関する法律」の制定・施行は、一九七九（昭和五四）年。

(62) 星野一正、一九八〇年。

(63) 篤志解剖全国連合会、一九八〇年、三―四頁。

(64) 全連・財団法人日本篤志献体協会および日本解剖学会の働きかけにより、希望があった場合、献体を完遂した故人には、文部大臣より感謝状が贈られることも決まった。

(65) 「献体推進議員連盟」には、一九八三（昭和五八）年当時で、両院合せて三〇名程度の議員が加盟していた。なお、立法の過程については、［高木健太郎、一九八三年］・［郡司帍雄、一九八三年］を参照。

(66) 全八条。ここでは第六条（記録の作成及び保存等）、第七条（指導及び助言）、第八条（国民の理解を深めるための措置）は省略。性格としては、「死体解剖保存法」という一般法に対する特別法に当り、罰則規定のない精神立法となっている。［金川琢雄、一九八四年］・［文部省大学学術局、一九八三年］などを参照。

(67) 本書においては、これまで「イシ」を、何らかの選択を経た方向性の備わるものとして、「意志」と表記してきたが、法文の上では、「意思」とするのが通例。

(68) ［星野一正、一九八三年］、ほか。

(69) この点について、衆議院法制局参事からは、「登録制をとる場合には、登録団体の資格、登録の要件等の法定化を伴わざるを得ないが、規模・活動において種々の態様をもつ献体団体の現状からは、献体登録の法制化は、かえってその活動を制約する懸念を生ずるところから、時期尚早との判断がなされた」という説明が与えられた［高橋恂、一九八四年、四二一頁］。

(70) このとき参照例としてしばしば引かれるのが、前述のアメリカの Uniform Anatomical Gift Law である。同法では、書面による生前の死体提供の意思の法的効力を認め、遺族の権利については特段の規定をもうけていない。その代わり、本人の生前の意思表示がなかった場合には、遺族の権利が発生し、死体を提供できる旨が別に規定されている（同法二条b項）。［金川琢雄、一九八四年］・［星野一正、一九九四年］。

(71) 郡司乕雄、一九八四年、六〇頁。

(72) 日本篤志献体協会の発行するパンフレット「献体の正しい理解のために——医学・歯学の発展をとう《ママ》して未来の幸福な社会を創る」（平成一四年度版）によれば、献体を申し込む際には、「肉親（同居別居を問わず血のつながりのある人たち）」の同意が必要である。合わせて、第一章の注3も参照のこと。

(73) 古くは、遺族の「えせ同意」（献体登録者が存命のあいだは本人の気の済むよう献体に同意しておきながら、実際に本人が死亡しても、解剖学教室に連絡しないこと）が篤志家らの間で問題となった。ほかにも、遺族が急に心変わりをする、それまで知らされていなかった遺族が反対を申し出る、遺族が動転して解剖学教室に連絡するのをわすれてしまう、などの事情により、「献体の意思」はそのまま献体へとは結びつかないこともある。

(74) 献体登録者のあいだで用いられる言葉で、「死後、献体すること」を意味する。

第五章

(1) 解剖それ自体も、強烈なリアリティをまとって人々のまえに現出することはない。一般の人間が時にそれに接するのは、いくらかの文芸作品や「死体洗いのアルバイト」のような都市伝説を通してであろう。前者に関しては、大江健三郎の『死者の奢り』（一九五八年）をはじめ、南木佳士『医学生』（一九九三年）や阪田寛夫「兄の帰還」（一九九八年）など、芥川賞受賞作家らによる作品のほか、渡辺淳一や吉村昭・さだまさしなどによる小説群がある。近年では、献体運動関係者による出版も見られるようになった。［華乃本晃、一九九七年］・［本田美智子、二〇〇一年］・［登谷栄作、二〇〇一年］など。また、後者に関しては、［布施英利、一九九三年、六頁］によると、東京大学医学部の解剖学教室には、死体洗いのアルバイトを申し出る電話が、週に一度はかかってくるという。なお、同様の電話の話は、ほか［川原群大、一九六三年、九四頁］や［香原志勢、一九九〇年、一五四頁］でも報告されているが、解剖体の防腐・保存は、現在ほとんどの大学がロッカー方式を採用しており、件のホルマリンプールは日本では三〇年以上も前に姿を消している。

（2）　全国の医学部では、現在、四人に一体解剖するのが一般的である。これは、戦前まではほぼ一年間をかけて行われた解剖学実習が、他の科目とのかねあいから時間数を圧縮され、三か月から長くて半年の期間しか充てられなくなったためである。一九七五（昭和五〇）年までの基準では、総授業時間数約四二〇〇時間のうち、内科学の一九％、外科学の九％とともに、解剖学には一〇％という大きな割り当てがあった。が、その年に、医学系学部のカリキュラム編成に弾力を持たせるべく、授業時間数の配分基準が定められ、解剖学の授業時間数が各校任意に決められるようになったのだ［竹重順夫、一九八二年］。

（3）　「解剖体に対する各地方の民情に関するアンケート」［日本解剖学会解剖委員会編、一九八四年］ほか、［波平恵美子、一九八八年］・［鯖田豊之、一九九〇年］・［斉藤茂太、一九九九年］など。

（4）　『朝日新聞』（一九九二年五月一二日付）。その他、献体登録者はこの時期から、「過剰ぎみ」・「余剰」・「余り気味」と新聞紙上で報道されるようになっている［『朝日新聞』（一九九三年九月一七日付）］・［『毎日新聞』（一九九五年七月一七日付）］・［『読売新聞』（一九九五年一〇月二六日付）］・［『北海道新聞』（一九九六年五月二二日付）］などを参照。

（5）　『読売新聞』（一九九五年一〇月二六日付）］・［『毎日新聞』（夕刊）（一九九五年七月一二日付）］、ほか。

（6）　「篤志」の内実は、献体登録者らの「動機」というかたちで捉え返され記述を試みられてきた。たとえば、［藤田真一、一九八〇年、六四頁］は、それを、①自分の肉親の病気で医療のお世話になった感謝の気持ち、②医療ミス、ぞんざいな診療の体験などから「立派な医師を教育してほしい」との願い、③世の中のために大して役に立つことをしなかった、だからせめて死んだあと医学・医療のお役に立ちたい、という気持ちであるという。

その後も、献体登録者の「動機」という観点から「篤志」に迫ろうとする試みはつづき、［牧野尚哉、一九八九年］・［赤星誠ほか、二〇〇〇年、七三頁］・［中尾知子、二〇〇一年］など、おもに日本篤志献体協会発行の文集『私と献体――献体登録をして』の内容分析を行う研究が、つぎつぎと繰り出された。

だが、日本篤志献体協会発行の文集は「啓蒙」を目的として創られており、かつ書き手と編集者とは協働して暗黙の検閲を行っている。「篤志」は、それ自体の語る言葉のみを見るのでは析出されない。

（7）　ただし、これには、眼球が角膜移植と競合するというだけではなく、それが人体の正常な構造を知る上で欠かせないという教育上の理由もあった。

（8）　「日本の献体四〇年」編集委員会、一九九六年。

（9）　［香川靖雄ほか、一九九五年］・［高橋利幸、一九九六年］

・［小林邦彦、一九九八年］などを参照。

（10）［藤田尚男、一九八九年］・［坂井建雄、一九九八年］ほかを参照。

（11）藤田尚男、一九八九年、二一四頁。なお、欧米では、コンピュータ・グラフィックス（CG）を用いた教育が行われているとの報告もある。［養老孟司、一九八九年］・［加我君孝、一九九九年］を参照。

（12）内野滋雄、一九九七年、一六二頁。著者は、一九八九年から二年間、全連会長を務めた。なお、こうした認識は、解剖学関係者にひろく共有されているようで、以下のような言葉は、献体法制定の前後より多く見られた。「献体運動は今日ではもはや単なる遺体不足の解消のため、という段階を超え、いま最も必要とさせる医の倫理の涵養に大きく役立っているのである」［竹重順夫、一九八二年、二四頁］、「解剖学実習は、医学生に対し、生命の尊厳および医師の使命感を考えさせる上に、千載一遇の貴重な機会であると確信する」［串田つゆ香、一九八三年、一八頁］、「言うまでもなく、医の倫理を涵養する教育を支える基礎として、解剖学教育は不可欠であります」［布村幸彦、二〇〇一年、二頁］など。

（13）星野一正、一九九九年、一三六頁。

（14）いずれも、病院や関連組織に貼られるポスター（日本篤志献体協会が作成）の文言。なお、ポスターは、一九七七（昭和五二）年の「ささげる心を持つ人たちの集まりがあります。」以降、さまざまなキャッチ・フレーズを採用して作成されているが、近年では「リボンのない贈りもの」が決まって「献体」に冠されている。

（15）加我君孝、一九九九年、二四頁。

（16）一九九八年に厚生省（当時）に設置された「ヒト組織を用いた研究開発の在り方に関する専門委員会」が、人体組織を用いた研究の指針をまとめた（「最終報告」）が、そこでも、研究の試料は「善意による無償提供」であるべきことが挙げられている［福本英子、二〇〇二年］。

第六章

（1）日本解剖学会解剖体委員会編、一九八四年。

（2）解剖学の歴史の一幕として、種々の文献で言及されている。なかでも、イギリスの事例を描いた［R. Richardson, 1987］が最も詳しい。

（3）中島章、一九六三年、五八二頁。

（4）たとえば、献体の少ない沖縄（琉球大学）に対し、東京（東京医科大学）から屍体が空輸されることがあるが、その可否は、個々の献体登録者にまで立ちもどって確認されている。また、献体の登録先は、大学ごとの解剖体の「充足」状況により、日本篤志献体協会によって振り分けされることもあるが、献体登録後に登録先が変更されることはない。コメディカルの実習等、屍体が当初とは異なる用途で使用される可能性がある場合にも、当人に承認がもとめられるようになっている。

（5）たとえば、［石野鉄、二〇〇五年］など、参照。なお、骨髄バンクの場合も、アイバンク・腎バンク等と同様、名称に「バンク」が入っているが、実質的には、あらかじめ骨髄や腎臓を採取・保存しておき分配するのではなく、ドナー登録をした者の組織・臓器を適合するレシピエントにそのつど移植する、ネットワークの形態をとっている。

（6）輸血・血液学の歴史については、おもに以下の文献を参照。［M.W.Hollingsworth, 1928］・［H.W.Jones & G. Mackmul, 1928］・［L.M.Zimmerman & K.M.Howell, 1932］・［R.Lewisohn, 1944］・［L.K.Diamond,1965］・［C. Webster, 1971］・［R.E.Rosenfield, 1974］・［M.T.Walton, 1974］・［M.M.Wintrobe, 1980］・［D.Starr, 1998］.

（7）ヒポクラテス―アリストテレス―ガレノスの四体液説では、血もそのひとつと数えられていた。

（8）協会には天文学・技術学・化学等とともに解剖学の部会が設けられた。そして人体解剖も公認された。この部会ではまた輸血実験その他さまざまな動物実験が熱心に行われた［川喜田愛郎、一九七七年 a］。

（9）［S・ピープス、一九九一年、四四三頁］。なお、ピープスは続けて、口にする母乳によってその人間の気質が変化した事例を引き、「滋養物にはそれだけの効果があるわけだ」と結んでいる。ここからも、血と母乳とは、同じくニュートラルで置換可能なものではなく、それが産生される体の特性を色濃く反映するものと捉えられていたことがうかがえる。

（10）S・ピープス、一九九一年、四四三頁。

（11）S・ピープス、一九九九年、五七一頁。

（12）S・ピープス、一九九九年、五八二頁。

（13）川喜田愛郎、一九七七年 b、一〇五七頁。

（14）ただし、医学文献のなかには、その後も輸血の記載が散見される。適応症は、精神異常や躁病、慢性病などで、供血は動物によったという。

（15）血清の中を流動する「赤血球」を最初に記載した（一六七四年、ロンドン王立協会の会報“TRANSECTIONS”誌）。ただし、赤血球は、レーウェンフック以前にイタリアのマルピーギやオランダのスワメルダムによって記載されていたとする説もある。

（16）ただし、一九世紀後半にも短期間ながら、乳汁が白血球に変化するという理論を背景に、乳汁を静脈注射するという療法が行われた（カナダ）。輸血に近代は、「科学的」な理論と手順への志向を備えてはいたが、その妥当性の証明はまた別のところにあった。

（17）血液の知の蓄積と輸血の臨床とは、すべてが、そして即座に結びついていたわけではなかった。この点は、ランドシュタイナーのＡＢＯ式血液型の発見から、それがノーベル賞受賞するまでの間に、三〇年という時間が差し挟まれていることからもうかがえよう。

（18）人間の血液といっても、胎盤でも屍体でもなく、生態がその供血源に選ばれたのは、技術論と経済論の両者にまたがる規範の問題だった。とくに、アメリカの研究者らは、屍体の血液を用いることを拒絶したと言われる。

（19）保存血液をもちいた輸血は、第一次世界大戦当時の一九一八年、カナダ軍医ロバートソンが、フランドル戦線のイギリス死傷兵処理所において行ったのが最初だと言われている。彼は、予め採取・保存しておいた血液を傷病兵に輸血したのだった。

（20）　ハーバード大学医学部生化学教授のE・コーンを主任とし、アメリカが国をあげて推進した「ヒトアルブミン計画」は、戦争の文脈はおくにしても、この意味で重要である。それは後に、血液スクリーニングや血液成分療法へと展開していくのである［D・スター、一九九九年］。

第七章

（1）「血液事業」は、原料血液の収集・検疫からさまざまな血液製剤の製造までと多岐にわたるのみならず、その内実は時代によって異なる。本書では、さしあたりこれを血液製剤の製造にかかわる営み全般の意で用い、必要に応じて注記を加えてゆくこととする。

（2）　往時の全血輸血の適用には、栄養補給や美容等も含まれ、今日と比べるとかなり広範であった。たとえば、戦前の［前川雄、一九三二年］には、「若返り法治療例」や「美容法治療例」などが載る。この適用の広さが輸血に関する事故の遠因と見なされ、見直しが図られるまでには、しかし多くの事故を経験せねばならなかった。

（3）「輸血取締規則」（昭和二〇年二月厚生省令）は、一九四七（昭和二二）年一二月に廃止され、事故当時には輸血に関する法的な規則はなかった。これに次ぎ、「給血者の選択にあたつては、採血のつど、あらかじめ問診、視診、聴診等通常の健康診断を行うほか、血清学的検査等、必要な検査を行わなければならない」という条項をもつ「輸血に関し医師又は歯科医師の準拠すべき基準」が厚生省より告示されるのは、一九五二（昭和二七）年六月になってからである。

なお、『公文雑纂』を繰ると、「輸血取締規則」が失効するに先立ち、一九四七（昭和二二）年一〇月に厚生大臣より、「輸血取締法」法案が閣議にかけられていたことが知れる。ただし、これはどういう事由によってか廃案となっている［国立公文書館蔵：マイクロ纂八四三―九一一―九二五］。

（4）　［四宮和夫、一九五六年］・［谷口知平、一九六一年］・［村重慶一、一九六一年］・［東京大学判例研究会ほか、一九六五年］など。

（5）　最高判昭和三六年二月一六日民集一五巻二号。裁判の経過に関しては、［北村良一、一九六二年］を参照。

（6）　北村良一、一九七三年。

（7）　緒方富雄、一九六一年。このほか、同事故の判決にたいする、医学者側の同様の疑義が表明されたものとして、［上野正吉、一九六一年、七五五頁］・［上野正吉、一九六三年、四五八頁］などがある。

（8）　［北川淏・陳洋水、一九四九年］によれば、輸血による梅毒感染事故は、同論文を執筆する時点までに、文献上にあらわれただけでも二〇例があったという。

（9）　唄孝一、一九六六年、三頁。

（10）　たとえば、［大谷實、一九九七年］・［唄孝一ほか編、一九九六年］・［金川琢雄、二〇〇二年］など。

（11）　唄孝一、一九六七年、三八頁。

（12）　日本医師会雑誌編集部、一九六一年。

（13）　新鮮血液の輸血による梅毒感染事故は、統計でみると、その半数が患者の親族・友人を供血者とした場合に起こっており、職業的供血者から感染した事例は、一三パーセントであった［上野正吉、一九六一年、七五五頁］。つまり、輸血梅毒感染事故は、起こってはいても親密な関係性のうちに処理され、社会的な問題として表出しない構造となっていたのだ。その意味で、東大梅毒事故は、単に輸血をめぐる法制度や医療体制の不備等からもち上がったのではなく、規範的に接続されてはならないものが身体を介してつながってしまったがために起きたとも言えるのである。

(14) 管見の範囲で、日本における輸血について記した最も古い書物は、九州帝国大学教授・廣瀬信善著『輸血法』である［廣瀬信善、一九二八年］。それによると、「我國に於ては東京大學でスクリッパが血管縫合により輸血を行ったそうである、然し記録無い」［同、一九頁］という。したがって、本書では、そこに記されているところに従い、九州帝国大学教授・後藤七郎の施術（二月）、および東京帝国大学教授・塩田広重の施術（六月）のおこなわれた一九一九（大正八）年を採用しておく。なお、その後の比較的古い文献でも、たとえば愛知医科大教授・桐原真は、「我國ニ於ケル輸血ノ歴史ハ極メテ新シイモノデアル、明治二十二、三年ニ輸血ヲ行ハレタコトガアルト云ハレテヰルガ記録ニハ残ツテヰナイ」［桐原真一、一九三一年、五〇三頁］として、この一九一九（大正八）年の後藤による事例、および同年の東大・塩田による事例を最初の輸血症例と位置づけている。

以下、日本の血液事業における事跡については、とくに注記のない場合、おもにつぎの文献を参照。［日本赤十字社編、一九九一年］・［厚生省薬務局企画課血液事業対策室、一九九五年］・［日本赤十字社中央血液センター、一九九八年］・［霜山龍志、一九九九年］。

(15) ［村上省三、一九八四年］・［加藤勝治・菅野浩知、一九五三年］・［河瀬正晴、一九九〇年］などを参照。

(16) 後藤七郎、一九一七年、九七一頁。

(17) 海外における輸血の動向は、とくに一九一八（大正七）年に集中して紹介されている。『軍醫團雜誌』には、この年に「戰場ニ於ケル直接輸血」七五号、「軍陣外科ニ於ケル輸血法」七八号、「貯蔵セル赤血球ノ輸血法」八〇号が、また一九二四（大正一三）年には、「野戰ニ於ケル出血、止血、輸血」一三三号が掲載されている。

(18) 朝日新聞「流行する新商賣　老、少年と疾病者は血賣るべからず　珍組合加盟者既に數百名　衛生局からお達し」（一九三六年一〇月七日付）。一九三一（昭和六）年には、日本で最初の民間供血者斡旋組織「輸血協会」（「大日本輸血普及会」とも）が設立され、戦前には同様の組織が都下だけでも七か所つくられた［飯島博（談）、一九二三年］。

(19) 朝日新聞「わんさ押かけた血を賣る人々　新しく出来た大阪輸血院へ　派遣員志願の男女」（一九三六年四月二三日付）。

(20) 桐原真一、一九三一年、五一四―五一六頁。

(21) 桐原真一、一九三一年、五一五頁。

(22) 朝日新聞「輸血志願のルンペン　東大醫學部へ殺到　〝わっちらも純血でござんすよ〟」（一九三六年五月一三日付）。

(23) 朝日新聞「高血壓を獻血奉公　前線に送らう〝乾燥血漿〟」（一九四四年二月二〇日付）。なお、管見により記せば、用語法こそ異なるものの、これが「献血」という語の初出である。

（24）内藤良一、一九五八年、三〇六頁。「献血報告会」は、陸軍省の乾燥血漿製造所に血液を供給する目的で組織された。

（25）日本醫事新報編集部、一九二三年、二五頁。

（26）血液事業が戦前には起こらなかったことの背景に、土俗的な「血」の観念［西田知己、一九九五年］、ないしは同時代的な「純血―純血イデオロギー」［川村邦光、一九九四年］が作用していたかもしれないことも、可能性として置いておく。戦前の血液収集のさまを回顧して、「親譲りの自分の身體から、血を採つて賣るのは、大變親に申譯ないと思うがなどと云うものも現はれたりした」という証言も残されている［飯島博、一九五〇年］。大正から昭和にかけての、血に読み込まれたイデオロギーとしては、この他、民族血液学なども看すごせまい［松田薫、一九九四年］。

（27）青木繁之、一九九九年、二一頁。

（28）［村上省三、一九五八年］・［竹前栄二・中村隆栄監修、一九九八年］などを参照。なお、GHQが公衆衛生関係の政策を具体化するにあたって日赤を連携の対象とした背景については、［城丸瑞穂・中谷千鶴子、二〇〇二年］を参照。

（29）日本赤十字社編、一九七二年。

（30）東陽一、一九五二年。

（31）日本輸血学会（一九五〇年設立）の学会誌『血液と輸血』には、創刊当時より数回に分けてアメリカ血液銀行協会編集の運営マニュアル“Manual and Procedures of Blood Bank”が訳出され（「血液銀行における操作の手技と手順」）が訳出され、知識の伝達がはかられた。アメリカ血液銀行協会のマニュアルは、その後も単行本となって刊行され［北野政次ほか訳、一九五七年］、日本に広く紹介された。ほか［東陽一、一九五二年］を参照。

（32）［Fantus, 1937］・［Louis K. Diamond, 1965］などを参照。

（33）株式会社「日本ブラッドバンク」（のちの株式会社「ミドリ十字」）が最初のもので、厚生省より認可をうけて稼動しはじめたのは、翌一九五一（昭和二六）年以降である［小林芳夫、一九五六年］・［株式会社ミドリ十字編、一九八〇年］。

（34）ただし、血液銀行の設立をもって、新鮮血液輸血がおこなわれなくなったわけではない。この五年後の一九五六（昭和三一）年の時点でも、血液銀行で補いきれない「需要」にたいしては、いまだ残存していた輸血協会などの機関が医療機関に登録者を斡旋していたようである［河崎藤重郎、一九五六年］。

（35）赤井知雄、一九五一年、六九頁。著者は、日赤中央病院血液銀行採血部主任。

（36）加藤勝治、一九五三年、四〇三―四〇五頁。著者は、日本で最初の院内血液銀行を設立したとされる東京医科大学の教授。

（37）寺島正夫、一九五二年、四一頁。

（38）「献体」と同様、「献血」という言葉が一般に用いられるようになったのは、そう古い話ではない。血液銀行が創設された当初は「無償供血」・「篤志供血」等の言葉が使用されており、「献血」の語が文書に現れるようになるのは一九五九

（昭和三四）年頃という［日本赤十字社編『血液事業のあゆみ』廣済堂、一九九一年、一六三頁］。ちなみに、『広辞苑』には「社会奉仕として供血すること。」の意で、第一版（一九五五年）から採録されている。

(39) 日本赤十字社中央血液センター、一九九八年、二頁。「預血」・「返血」は「預血」と括られて表記されることも多く、本書も以下、これにならう。

(40) 「日本の血液事業は、敗戦直後の荒廃しきった日本を救うべく、人道博愛の精神とアメリカ赤十字の高邁なる篤志によって開始することができたように見える」が、朝鮮戦争の前という「当時の情勢をみれば、軍事作戦上の必要から保存血液の供給を占領下の日本に担わせるというアメリカの方針があったことは、間違いないであろう」［河野昌晃、二〇〇三年］。

(41) 内藤良一、一九五八年、三〇六―三〇七頁。この論文の著者は、株式会社ブラッドバンクを設立した人物。なお、GHQの担当官とは、公衆衛生福祉局のボーズマン博士である。血液の事業主となるには厚生省の認可が必要だったが、博士はアメリカの最新の参考資料と内藤に貸与するとともに、株式会社ブラッドバンクに設立の認可が下りるよう、厚生省に強力に働きかけたという［株式会社ミドリ十字編、一九八〇年、九頁］。

(42) 大学生らの売血実態調査（後述）を受け、新聞各社は売血追放を謳う記事シリーズを連載した。主だったところでは、一九六二（昭和三七）年・読売新聞「黄色い血の恐怖　行き詰まった買血制度」、一九六四（昭和三九）年・毎日新聞「これが売血だ〝危険な黄色い血〟」、同年・朝日新聞「売血を追って」、おなじく同年・読売新聞「黄色い血を追って」、など。具体的な運動については、ほかに［本田靖春、二〇〇五年］を参照。

(43) E・O・ライシャワー&ハル・ライシャワー、二〇〇三年、一八八頁。

(44) 大島義男、一九六四年、三六頁。

(45) 植松正、一九六四年、一三頁。

(46) 植松正、一九六四年、一七頁。

(47) 朝日新聞（夕刊）「売血制度は廃止を――東京弁護士会委員会〝人権侵す〟と勧告書」（一九六五年一一月八日付）。

(48) 血液銀行による保存血の三大生産地は、東京、大阪、横浜といわれ、それぞれ山谷、釜ヶ崎、埋地のドヤ街に隣接した区域に採血場（プラント）があったという［芹沢勇、一九六四年］。

(49) 直江敏郎、一九五九年、一三頁。

(50) 吉村良司、一九五六年、八六四頁。

(51) ［丹羽文雄、一九五八年］・［五木寛之、（一九六七年→）一九九六年］ほか。

(52) 早稲田大学赤十字学生奉仕団編、一九六四年。この段の記述は、同報告書による。

(53) 神埼清、一九七四年、二二三―二二四頁。

(54) 宮下忠子、一九八五年。

(55) 青木繁之編、一九六四年。

(56) 本田良寛、一九六六年、一五四頁。

(57) 本田良寛、一九六六年、一五三頁。

(58) ここで直接的には参照しないが、行政当局による売血常習者への本格的な調査としては、［東京都山谷福祉センター、一九六四年］や［東京都城北福祉センター、一九六六年］がある（ともに東京都立中央図書館蔵）。
(59) 芹沢勇、一九六四年、二一二頁。
(60) 献血手帳の体裁については、［日本赤十字社、一九八五年、四四三頁］を参照。なお、この献血手帳の制度は、一九六四（昭和三九）年の日赤内の決議「献血手帳の交付並びに保存血液の給付の取扱い」により発足した。それ以前にも、日赤に無償で供血した者には「供血感謝のしるし」（一九五二年以降）、「奉仕供血手帳」（一九五四年以降）が交付されたが、それらは民法上の寄附行為にたいする受領書という位置づけにあった［日本赤十字社編、一九九一年、一五四頁］。
(61) ［健康保険編集部、一九六四年］・［森井晴一、一九六六年］・［多治見順、一九六七年］などを参照。
(62) 多治見順、一九六五年、八五頁。
(63) 多治見順、一九六七年、一二〇頁。
(64) 山岸章、一九六六年、一三頁。
(65) 青木繁之、一九九九年、四三頁。
(66) こうした言葉は、突如ふってわいたのではなく、その背景に輸血の臨床における社会医学的な研究の蓄積があったことを指摘しておく。その量は膨大なため、ここでその一つ一つに言及することはしないが、たとえば、一九六〇年代の『日本輸血学会誌』（前出の『血液と輸血』の後継誌）をくれば、売血との比較において献血血のほうが輸血の安全性の面でも効果の面でもすぐれているという報告に何度も行き当たるであろう。
(67) 日本赤十字中央血液センター、一九九八年。
(68) たとえば、患者が保存血液の輸血（二〇〇cc）を受けた場合、窓口での負担が一六五〇円だった時代には、預血者には五〇〇円の「見舞金」がおくられ、実質的な窓口負担は一一五〇円で済んだ［本田正、一九六六年］・［笹本治郎「献血・預血・売血――献、一九六八年］ほか、参照。
(69) ただし、日本においても一九七〇年頃より、本格的に血漿分画製剤の製造がはじまっている。
(70) ［蟻田功、一九六〇年］・［小玉知己、一九六一年］・［山形操六、一九六四年］ほか。
(71) ［大島義男、一九六五年］・［大井清、一九六八年］・［佐野利三郎、一九七〇年］ほか。
(72) 一九五五（昭和三〇）年ごろより、売血に抗するに売血でもってする計画が実施され、一〇年ほどの間、血液製剤製造の実績をほぼこれに依存する状態をつづけていた（前掲［日本赤十字社編、一九九一年］のほか、新聞記事［朝日新聞「供血学生を再組織　公然のアルバイトに　日赤輸血研が呼びかけ」（一九五五年一〇月五日付）］を参照）。日赤内で売血を廃止するのは一九六八年（昭和四三）度、預血を廃止するのは一九七四（昭和四九）年度である。
(73) 村上省三、一九六四年、八四七頁。
(74) 参考までに、全血製剤の薬価を記しておくと、当初は二〇〇cc一本あたり一二〇〇から一四〇〇円であったが、徐々に上昇し、一九六〇（昭和三五）年には一四〇〇から一五〇〇円に、一九六二（昭和三七）年以降はおおむね一六五〇円となっていた。

(75) 朝日新聞「献血手帳一万円ナリ　国会で血液不足を追及」（一九七一年二月二六日付）。

(76) 「（厚生省薬務局長通知）血液代金支給要綱について」［日本赤十字社、一九八八年、四六一頁］。

(77) 献血の採血量には変動があることは、統計的にも明らかとなっている。前述の「赤十字愛の献血運動」は、一九六五（昭和四〇）年以降も「愛の血液助け合い運動」として現在にいたるまで継続されているが、その大会が七月（初年度は五月、以後一九六九（昭和四四）年までは九月）に開催されるのも、そのためである。一年のうちで血液の不足しがちな時期に、〈安定供給〉を図って、献血の「愛」は呼びかけられるのである。

(78) ティトマスの著書［Richard Titmuss, 1971］は、おもに欧州の血液事業政策に大きな影響をあたえた。これに関する日本語（邦訳）の文献としては、［A・キンブレル、一九九五年］や［D・スター、一九九九年］がある。

(79) 松倉哲也、一九八四年、一〇〇頁。

(80) 松倉哲也、一九八三年。

(81) 大鐘稔彦、一九九八年、一九六頁。

(82) 一九八五（昭和六〇）年に、交通事故にあったこの宗教の少年信者が、搬送先の病院で死亡したが、その際、輸血をうけなかったことが世間に衝撃的をあたえた。このとき、批判の矛先は、宗旨に固執し輸血を承諾しなかったという子供の両親にもっぱらむけられた。この輸血拒否にかんしては、さまざまな議論があるが（［大泉実成、一九八八年］・［中澤啓介、一九九九年］ほか多数）、それが当時、非常に大きなニュースとして採りあげられたのは、親が子供を見殺しにしたかに見えることばかりではなく、とうぜん万人を包摂しているものと思われていた献血の輪が、拒絶されたことにもよるだろう。その行為は「社会」を傷つけた。（［反社会的］ではないにせよ）「非社会的」という言葉が、その宗旨にたいして使われることが、その証左であろう。同宗教の信者による、献血・輸血の拒否（与える義務・受けとる義務の懈怠）は、この事故ののち広く知られるところとなり、現在でもしばしば問題視されている。なお、同宗教の信者が、献血はしないながら、全血製剤をのぞく一部の血液製剤は受け入れていることにかんし、それを「ただ乗り」と非難する声もある。

(83) 佐藤俊彰、二〇〇四年。日赤が一九八六（昭和六一）年にＨＩＶの抗体検査を開始して以降、輸血からの感染が確認されたのは、一九九七（平成九）年の事例がはじめて。一九九九（平成一一）年にも二例が報告されている［厚生省、一九九九年、一二頁］。その後、一九九七（平成一一）年には高精度の検査（核酸増幅検査ＮＡＴ）が導入されたが、それでも二〇〇四（平成一六）年現在までに、検査のすり抜けはＨＩＶで一例、Ｂ型肝炎ウイルス（ＨＢＶ）で一三〇例、Ｃ型肝炎ウイルス（ＨＣＶ）で一例が確認されている［厚生省、二〇〇四年、二頁］。

(84) 荊谷謙慈、一九九八年、三二頁。

(85) 坂口力、二〇〇一年。

(86) 喜多村悦史、一九九九年、二三〇―二三一頁。ただし、現状としては従来どおり、献血者の問診を強化し、感染症の検査技術を向上させて、事故を未然に防ぐという努力も続けられている。近年の問診表では、当該の献血がＨＩＶ検査を目的としたものか、ということを単刀直入に尋ねる項目が末尾に設けられている。

(87) 淡路剛久、一九九六年。

(88) 輸血後副作用など、血液そのものの研究が未完であり、ウインドウ・ピリオドにウイルスを検出できないうえ、血液という原料は生物由来であるため品質を一定に保つのが難しい。そのため、同法制定を受けて、日赤では病院から返品された血液の再出庫を中止し、血液の備蓄制度を廃止するなど、供血方針を切り替えている。血液製剤をＰＬ法の対象とすることへの問題点は、たとえば［片柳照雄、一九九七年］等で指摘されている。

(89) 自己の血液をふたたび体内に戻す試みは、一九世紀末より試みられている。成功例としては、イギリスのミラー（Miller）の施術が最初といわれる（一八八五年）。この術式は、その後、改良を重ねられてゆくが、注目を集めるようになったのは、一九八〇年代後半のいわゆる「エイズ・パニック」以降である。米国血液銀行協会は、一九八七年に「自己血貯蔵センター」を設立。アメリカでは現在、全輸血量の一割程度が自己血輸血となっている。

自己血輸血は近年、日本でも推奨されており、血液の〈安全性〉追求のひとつの具体策となっている。一九八八（昭和六三）年に日本輸血学会に設立された「自己血輸血研究会」は、一九九六（平成八）年より「自己血輸血学会」に発展解消された。また、厚生（労働）省は、一九八八（昭和六三）年に自己血輸血が導入された当初から、その保険適用を随時すすめている。［高折益彦ほか、一九八八年］・［高折益彦、一九九六年］・［稲葉頌一、一九九七年］他を参照。

第八章

(1) 政府作成の広報パンフレット「献眼・献腎――愛と健康の贈りもの」（一九八六年に一二万部作成・配布）（巻末の参考資料⑨）の冒頭部分。パンフレットが全文再録された［総務庁行政監察局、一九八八年、一六七―一七二頁］より転載。なお、それを見ても分かるように、「献眼」だけでなく「献腎」についても、おなじく、生活に困難を感じている少数の人々を救うためにという慈善的な呼びかけがなされている。

(2) 角膜の保存法には、代表的なものに、①全眼球を摘出して保存液にしめすものと、②角膜だけを切り出して保存液に浸すものとがあるが、日本では前者の方法をとるのが一般的なようである。そのため、表記が煩瑣になっているが、以下では、とくに誤解の生じる可能性がない場合、「角膜」の語を用いてゆく。

(3) この段の記述については、おもに［大橋裕一・真鍋禮三、一九八六年］を参照。

(4) 角膜移植およびアイバンクの歴史については、おもに［真鍋禮三、一九九六年］を参照。

(5) ［水尾源太郎、一九〇五年ａ］・［同、一九〇五年ｂ］を参照。

(6) 戦前に、角膜移植の研究は相当に進められていた。斯界の第一人者・日本医科大学の中村康教授は、研究の成果として一九四四（昭和一九）年に『角膜移植術』（日本醫書出版）をものし、移植角膜片（同種・異種・人工）ごとの移植の特性・術式や摘出眼球の保存法等について報告している。

（7）桑原安治、一九七五年、八頁。

（8）前掲注のほか、［桑原安治、一九八三年 a］などを参照。

（9）［水川孝、一九八六年］・［財団法人日本眼球協会、一九八六年］。なお、ドナー角膜を確保するための「眼球銀行」は、一九四五年、世界に先駆けアメリカ・ニューヨークで設立され、同国内はもとより、ヨーロッパ各国へと普及していた。

（10）日本移植学会編『続：脳死と心臓死の間で――臓器移植と死の判定』メヂカルフレンド、一九八五年。

（11）［「少女開眼の喜び　角膜移植手術に成功　岩手医大病院で　陰に面倒な法律問題」『朝日新聞』（一九五七年一一月五日付）］ほか。

（12）以下、この事故の記述に関しては、とくに注記のない場合、［千種達夫、一九五八年］・［今泉亀撤、一九七七年］を参照。

（13）「失明十年後に開眼　病死者の角膜を移植」『岩手日報』（一九五〇年八月三〇日付）。

（14）今泉亀撤、一九九七年、四〇三頁。

（15）千種達夫、一九五八年、四頁。ここで示されたような事故の含意は、しかし、このときはあくまで可能性の範疇にしかなかった。それが結果として具現するのは、ドネーションの平面に、まず屍体と血液と角膜が投下され、つづいて（死体）腎臓が、そして種々の臓器が投げ入れられてからのことである。

（16）植松正、一九五八年、五二頁。

（17）角膜移植法の立法に携わった人々の間で唱えられたスローガン。小野正野、一九六九年、六〇二頁。

（18）国会会議録（一九五七年五月一六日・衆議院社会労働委員会での中山マサの発言）。

（19）衆議院・社会労働委員会で議論が進む過程で、萩原朗・東京大学医学部眼科学教室教授、上野正吉・東京大学医学部法医学教室教授、植村操・慶應義塾大学眼科学教室教授の三名が、参考人として招致された（一九五八年二月一二日）が、その植村参考人の発言［国会会議録（一九五八年二月一二日・衆議院社会労働委員会）］。

（20）前注の上野正吉参考人の発言［国会会議録（一九五八年二月一二日・衆議院社会労働委員会）］。

（21）国会会議録（一九五八年四月五日・参議院社会労働委員会、中山マサの発言）。なお、これに関して、小澤龍・厚生省医務局長は「ただいまの本人の意思という問題でございまするが、死体解剖保存法で遺族とだけなっておりまして、本人の意思に触れてございません。しかしながら、私どもの行政指導といたしましては、遺族の意思の中において、この本人の生前の意思あらば、これを尊重するようにということを行政指導して参っておりまして、今日までにおきましては、私どもの行政指導が大体もんちゃくなしに参ってきておるのでございます。……もしこの法案が成立いたしましたならば、同じ精神、同じ趣旨のもとにこの法律を運用したいと考えておる次第でございます」と、法文に規定されないところで、本人の意志にも応分の目配りがなされていることを明かしている。また、同日の委員会で、同医務局長は、〈無縁〉の死体についても、「私ども行政指導といたしましては、生前の気持を確かめてからというふうな指導をしたいというふうに考えております」と述べている。

(22) 国会会議録（一九五八年二月一三日・衆議院社会労働委員会）、岡本隆一議員の発言。

(23) いずれも、長谷川保議員の発言［国会会議録（一九五八年二月一三日・衆議院社会労働委員会）］。

(24) この血液銀行の「教訓」が、聞くに足るものだったことは、ほどなく明らかとなる。一九五七（昭和三二）年、角膜移植法の成立の目途がたったことから、眼球銀行協力病院として名乗りをあげていた七九の病院は、眼球寄贈の登録を開始した。これには、大きな反響があったようで、眼球銀行委員会には登録の申し込み・問い合わせが殺到したという。ただ、なかには血液銀行からの連想からか、おなじ「銀行」を名に負う眼球銀行の業態を取り違え、「学費のため片目を五〇万円で買ってくれないかとか、目は一つで十分だから片目を売りたいといってくる人もあった」という［小野正野、一九六九年、六〇二頁］。

(25) 国会会議録（一九五八年四月一日・参議院社会労働委員会）。

(26) 第六章で簡単にふれたが、「アイバンク（眼球銀行）」の場合、バンクと呼ばれてはいても、そのドネーションの形態は、本書で言うところでは、ネットワークである。血液のように、不特定多数から不特定多数へという流通の仕方をするのではなく、角膜は、あらかじめ提供を登録しているドナーから、（のちには〈適合性〉という要件を満たした）特定のレシピエントに移植される。本文では、慣用を尊重して、そのまま「アイバンク（眼球銀行）」の語を用いるが、この点には留意しておく必要がある。

(27) 桑原安治、一九七五年、一一頁。

(28) 設立母体からして、学校法人（順天堂大学・慶應義塾大学・岩手医科大学など）・財団法人（読売光と愛の事業団・体質研究会・恵仁会など）・地方自治体（京都府・福島県など）等、さまざまであった。

(29) 以下、「日本眼球銀行協会」に関する記述は、おもに［日本眼球銀行協会、一九八六年］を参照。

(30) 以下に記述していく血液銀行の業務のなかには、非合法的であったものもいくつか含まれる。たとえば、死亡した角膜提供登録者宅へ出向き眼球を摘出することは、角膜移植法の施行規則第一条に、摘出した角膜の保存および研究への転用は同第七条に、抵触していた。ただし、本書のここでの眼目は、各バンクで醸成されつつあったドネーションの諸形態を見ることであるため、いちいち当時において違法だった事項を指摘することはしない。

(31) 以下、「順天堂アイバン」クに関する記述は、おもに［稲富誠、一九六八年］・［山口達夫ほか、一九七七年］を参照。

(32) 摘出した角膜の代謝の維持は、おおむね二四時間が上限で、死後六時間程度までが理想的であるとされている。

(33) 桑原安治、一九七五年、一一頁。
(34) 以下、長野県における眼球の斡旋方式に関しては、［野中杏一郎、一九八〇年］を参照。
(35) 前述の「読売光のプレゼント協会」が、「読売愛のプレゼント協会」と合併して、一九七二（昭和四七）年に改称、厚生省より認可された。
(36) 桑原安治、一九八三年b、四五一頁。
(37) 日本移植学会では、南アフリカでの心臓移植を受けて、一九六八（昭和四三）年より、臓器移植全般を規定する法律案の作成にかかっていた［日本医師会、一九六八年］。なお、この当時の日本眼球銀行協会の理事長は、日本移植学会の理事長も兼任していた。
(38) なお、この懇談会は、医学者のみならず、法学者・心理学者など、各界の権威が名を連ねた。座長の古畑種基をはじめ、内村祐之、小川鼎三、沢潟久敬、桑原安治、高安久雄、唄孝一、宮城音弥など［日本医事新報編集部、一九七一年］。
(39) その法的根拠は、患者が一八歳未満の場合は、「児童福祉法」第二〇条にもとづく育成医療に、一八歳以上の場合は、「身体障害者福祉法」第一九条の更生医療にあるとされた。
(40) 森井忠良委員の質問［国会会議録　衆議院社会労働委員会、一九七九年一二月一〇日］。
(41) 厚生省医務局長・田中明夫の回答［国会会議録　衆議院社会労働委員会、一九七九年一二月一〇日］。
(42) ただし、この角膜確保費を別途交付する方式は、二年後の一九八二（昭和五七）年、移植に用いられる角膜が特定保健医療材料に認められたと同時に、一角膜につき三万円が斡旋した眼球銀行へと支払う方式へと移行した。
(43) 角膜移植の実施件数が（適応患者数が不明であることを勘案しても）少ないこと、アイバンクによって登録者の数に顕著な差があること、アイバンクのない県があることなど、さまざまな問題が指摘された［糸井素一ほか、一九八五年］。
(44) 総務庁行政監察局、一九八八年、四一頁。眼球ならびに腎臓の移植の実績から、各バンクの運営実態の調査をとおして、角膜・臓器移植法の見直しがはかられた。
(45) 朝日新聞・読売新聞など（一九八七年六月一日付）。
(46) 真鍋禮三、一九九〇年、一〇二八頁。
(47) 真鍋禮三、一九九七年、四〇六頁。
(48) 「禁忌および注意すべき提供者の死因と既往」および「提供者の年齢」などについて、要領が記されていた。ここでは、［真鍋禮三、一九八七年］に再録されたものを参照。
(49) 太田和夫、一九八五年、一一一七頁。
(50) 政府作成の広報パンフレット「献眼・献腎――愛と健康の贈りもの」（一九八六年に一二万部作成・配布）より抜粋。
(51) 日本での生体移植の実施率は、世界に例をみないほど高くなっている。これに関して、社会学でも、『家族社会学研究』（日本家族社会学会編）で二〇〇三年（平成一五）に、小特集『『家族愛』の名のもとに：生体肝移植をめぐって」という小特集が組まれたが、そこに採録された諸論考が描き出すのは、親密であるからこそ互いの身体を露骨に侵食しあう身体の姿であった［日本家族社会学研究、二〇〇三年］。
(52) 朝日新聞「社説」（一九九四年一月一四日付）。
(53) 一例として、［M・ロック、二〇〇四年］の日本文化論をあげておこう。この医療人類学者は、厚い記述のなかで、日本において臓器移植がすすまない事由として、（西洋に比較した場合の）人体解剖の歴史の浅さや遺体を大切に扱う感性・慣行、医師らへの根強い不信感などを析出している。なお、こうした議論がはらむ立論の転倒については、すでに第五章にて考察した。

第九章

（1）植松正、一九七八年、七〇頁。なお、死体の法的性格については、「死体論」として、法学者のあいだには相応の蓄積があるが、「わが国における死体論一般の理解では、『死体に関する権利』とは、死者本人の権利ではなく、相続人や埋葬権者の所有権あるいは慣習法上の埋葬権であり、埋葬行為はもちろんそれ以外の死体に関する処分権も基本的にはそれら所有権や埋葬権に由来すると見られている。／このことは、生前、死者本人が自己の死体の処分を指定していたときにも同じである。死者の指定を公序良俗に反しないかぎり有効とみる見解は多いが、それが相続人や埋葬権者をどの程度拘束するかについては、あくまで道義的な問題にとどまるとする考えが強い」と言われる［岩志和一郎、一九八五年、四九―五〇頁］。

（2）第一部の各章、および第七章・第八章で跡づけたように、献体・献血・移植医療をめぐる議論は、おのおの排他的に行われ、ストックやバンク・ネットワークといった制度の形象をつくりあげていったように見受けられる。しかし、そこでなされていた議論を詳細に見てみると、それらが機をみて同期されていたことがわかる。明示的な例をあげると、たとえば角膜移植法の制定過程においては、当時の血液事業のあり方を参照して、ドネーションの非営利性が当初より唱えられた。角膜移植法には、また、解剖体のドネーションの様態も反映されている。移植片の摘出という局面で、その方法や目的が妥当であること、遺族の承諾があることが要件とされていったのは、死体の解剖・保存に関する先行する議論（刑法の死体損壊罪にたいする違法性の阻却、民法の公序良俗への抵触の回避など）を踏襲してのことであった。

（3）なお、死体をどのような言葉の配列のなかに位置づけるかは、法学者の間で現代に至るまで議論が続けられている。世界的に心臓移植が行われはじめた時期に、それはひとつの隆盛をみたが、当時においては「本人の意思こそ最大の尊重に値する」［植松正、一九六八年c、六二頁］とし、本人の意思を遺族の意思よりも強く死体を拘束する位置に配する見解（ほかに、［加藤一郎、一九六八年］など）とともに、死体の処分権を遺族に固有の権利（唄孝一、一九七一年b、一二六頁）と規定する見解も見られた。「献体法」制定時には、「死体に関する遺族の権利は、死者本人の生前の意思表示の有無にかかわらず固有の権利として認められるのではなく、死者本人の生前の意思表示が法的に有効なものとしてその効力を有する以上は、それに反する遺族の権利は、存在しえないとするのが妥当であると思われる」［金川琢雄、一九八四年、三三頁］という見解も表明され、一九八〇年代ごろより、当人の生前の「意思」を第一に汲むべきという見解が優勢となっているようである。
（4）ここで「原理的に」という留保をつけたのは、〈意志〉というドネーションの機縁には、技術論的に例外事態が発生しうるからだけではなく、制度の抑止弁も用意されていることによる。血液はともかく、解剖体・人体標本や移植片のドネーションにおいては、本人の意志だけではなく遺族の同意が必要とされる。そのため、いくら本人に提供の意志があっても、それが必ずしも完遂されるとは限らず、提供が成るか否かは、終局的には遺族の承諾の有無と重なってゆくこととなる。〈意志〉の機縁が隆盛をみている現代にあっても、〈無縁〉はまるで消失したわけではないのだ。それどころか、〈意志〉という機縁を押し上げているのは、善意の語りに感応して提供を申し出て、遺族の承諾も得た遺体にもまして、遺族という抑止弁を持たない〈無縁〉の遺体である可能性が大いにあるのである。
（5）本書では、歴史社会学という方法論の限界から、時間によってある程度その本態が切り出された事象しか記述することができない。そのため、ドネーションの始源にレシピエントの「生」が据えられていることは記述できても、そうした配置が何から来されているかについては直示できない。ただし、間接的ではあるが、「人体」をとりまく（「経済」や「技術」ではなく）経済論や技術論を跡づけるなかで、ドネーションに相関して生起する同時代的な事象をも触知することが可能なのではないかという立場をとっている。
（6）田村春雄、一九八九年、二五七頁。
（7）角膜移植法を端緒とする移植立法の過程で、ドナー候補者の死の判定がつねに問題とされてきたことは、この傍証と言える。一九九〇年代より特に盛んになった、脳死・臓器移植をめぐる議論の焦点も、まさにドナーとレシピエントにたいする「生」の配分であった。なお、血液の供出にしても、その保護が必要とされるまでに供血者の「生」が侵襲された時には、あっせん業取締法という法的な保護が講じられていた。
（8）第六章で付記したとおり、本書が記述の対象としている日本のドネーションにおいては、「意思の表示」とは、何も留保がない場合、コントラクティング・イン方式（提供意思表示方式）にもとづく書面による提供の意思の表明を指す。そのため、提供の〈意志〉を表明する者のほかは、（拒絶の意思をもつ者だけでなく、いかなる意思の表明もしない（できない）者も）ドナーとなることはない。なお、この方式と対をなすのは、コントラクティング・アウト方式（提供拒否意思表示方式）で、提供を拒絶する意志を表明していなければ、おのずとドナーとなる可能性を引き受けることとなる。

第一〇章

（1）一般的な語感に照らせば、「人体標本」はそれ自体が観賞物なのではなく、「人体」（に関する何か）を教示するためのサンプルであるため、「人体標本の展覧会」という表現は不自然かもしれない。ただし、それを見る様式というのは、見る者に委ねられているため、ただ「人体標本が陳列され、ひとびとの観覧に供される会」という意味で、本書ではこの表現を用いる。

（2） 日本解剖学会百周年記念事業実行委員会ほか編、一九九五年。

（3） 日本解剖学会百周年記念事業実行委員会ほか編、一九九五年。

（4） 吉田穫、一九九七年。著者は、東京大学医学部標本室の文部技術官。日本で最初にプラスティネーション技術を習得。なお、「プラスティネーション」という語は、プラスティネーションの技術をもちいて製作された標本に対しても使われる。

（5） 協催・エーザイ株式会社。これに後援として、文部省、厚生省、ドイツ大使館、日本学術会議、日本医師会、日本歯科医師学会、東京都、神奈川・埼玉・千葉の教育委員会などが名を連ねた。

（6） 橋本尚詞ほか編、一九九六年。なお、この冊子は、人体展開催の翌年に、その舞台裏の記録として作成された。

（7） 国立科学博物館ほか、一九九五年、五頁。

（8） 橋本尚詞ほか編、一九九六年、五頁。

（9） 橋本尚詞ほか編、一九九六年、五頁。

（10） 橋本尚詞ほか編、一九九六年、五九―六〇頁。

（11） 二〇〇四年より「つやま自然のふしぎ館」と改称。なお、この段の記述は、おもに［つやま自然のふしぎ館編、二〇〇四年］・［金澤寛明、一九九〇年、四〇―四四頁］・［飯島純子、一九九八年、七一―七三頁］・［坂井建雄・小林身哉編、一九九九年］を参照。

（12） 創立者にして初代館長でもある森本慶三は、東大農学部出身で内村鑑三の教えを受けた敬虔なキリスト教徒でもあり、生前、「人間の体は、神のみわざによって作られた最高の作品である。このような人間の内臓がなくては、この博物館は魂のぬけたようなものだ」と語っていたと伝えられる［小林身哉、一九九八年、四七六頁］。

（13） 橋本尚詞ほか編、一九九六年、五九頁。

（14） 橋本尚詞ほか編、一九九六年、五九頁。

（15） 坂井建雄（研究代表）、一九九九年。

（16） マニュアルの正式名は「特別展『人体の世界』に人体（プラスティネーション）標本を展示することの意義・必然性に関する想定質問および回答」。展示実行委員会により作成された。

（17） ドイツの「人体の世界」展に関しては、［L・アンドルーズ&D・ネルキン、二〇〇二年、一六八頁］を参照。

（18） ［坂井建雄、二〇〇七年］によれば、ドイツの解剖学会は、この展示会に公式の反対声明を出しているという（Christ, B., Drenckhahn, D., Funk, R., Tillmann, B., Kühnel, W., Korf, H.W., Neuhuber, W.: Statement der Anatomischen Gesellschaft. Ann Anat. 186: 193-194, 2004）。

（19） L・アンドルーズ&D・ネルキン、二〇〇二年、一六九頁。

（20） 橋本尚詞ほか編、一九九六年、五四頁。

（21） 「ホンモノ！ 国立科学博物館が初公開した『人体の輪切り』の驚異」『フライデー』（一九九五年九月二九日号）三四頁。標本が「本物」の死体をもちいて製作されていることは、あらゆる記事で言及された。

（22） 国立科学博物館ほか、一九九五年、二頁。

（23）「特別展『人体の世界』に人体（プラスティネーション）標本を展示することの意義・必然性に関する想定質問および回答」（巻末の参考資料⑩）の、質問Eにたいする回答（再掲）。

（24）国立科学博物館、一九九五年、七頁。

（25）この段およびこれに続く段の、傑出人脳の研究史については、［長與又郎ほか、一九三九年］・［内村祐之、一九四七年］・［E・クラーク&K・デュハースト、一九八四年］・［E. Clarke & C.D.OMally, 1996］などを参照。

（26）日本では、四年後に抄訳［ロンブローゾ、一八九八年］が出版されている。文学者・医学者に広く読まれたようで、一九一四（大正三）年には、辻潤による完訳版も出ている。

（27）執刀時は、東京帝国大学医学部教授（病理学・病理解剖学第二講座擔任）［東京帝國大學医學部病理學教室五十周年記念會編、一九三九年a］。ツツガムシ病および癌の研究で著名だが、一方で、三〇余年にわたり、傑出人脳の研究も行った。

（28）この段の記述は、［小高健編、二〇〇二年、第二五章・第三六章］および［長與博士記念會、一九四四年、三〇九—三一〇頁］による。

（29）長與又郎ほか、一九三九年、一一頁。

（30）久米正雄、一九二二年、二四七頁。漱石の遺骸の解剖は、鏡子夫人および主治医や門下（小宮豊隆ら）の合議により決せられたと記している。

（31）森田草平、一九四三年。

（32）小宮豊隆、一九五三年。

（33）夏目伸六、一九六四年。

（34）この書については、不仲であったとされる婦人の述によること、またそれを筆録したのが女婿であり作家の松岡譲であったことから、記述に偏向があるとの指摘もある。［板坂直子、一九六四年］・［松本健次郎、一九八一年］などを参照。ただし、漱石が解剖されるに至る経緯については、後述する他書の記述とも合致している。

（35）夏目鏡子述、一九二八年、三五一—三五二頁。

（36）夏目鏡子述、一九二八年、四六七頁。

（37）夏目鏡子述、一九二八年、四六七頁。

（38）森田草平、一九四三年、八三八頁。漱石は「神経衰弱」など精神的な病をわずらっていると、生前からたびたび取りざたされた［平野清介編、一九七九年］。後世になっても、漱石は、国文学で病跡学の特集が組まれると、芥川・太宰らとともに必ず取り上げられる作家の一人である。［加賀乙彦編、一九七一年］・［長谷川泉編、一九八三年］など。他にも、病跡学的視点から漱石の作品を読み解くという著作は、多くものされている。

（39）「日本初公開の人体標本　夏目漱石の脳も」『毎日新聞』（一九九五年一〇月八日付）。

（40）「夏目漱石の脳標本を初公開　解剖学の新技術紹介」『読売新聞』（一九九五年十月二〇日付）。

（41）［夏目鏡子述、四七〇頁］より転載。

（42）一九一七年の日本消化器学会での講演にて。原文の収録されていた、『日本消化器病学会雑誌』別冊はその後散逸し、現在では閲読不可能のため、ここではその全文の転載された

［夏目鏡子述、一九二八年、四七〇頁］を参照。ただし、長與又郎が、誰の著作でこの記述を目にしたかは不明。一九一九（大正八）年に国家医師会において、「解剖学上より観たる脳の能力について」という題目の講演をし、また、『東京帝国大学医学部病理学教室年報』第一号に「傑出人脳の研究について」という原稿を執筆していたことも、日記や病理学教室の記録より確認されるが、いずれも収録雑誌の散逸により未詳。一九三九（昭和一四）年に出版された前出の共著『傑出人脳の研究　第一輯』のなかにも、長與を傑出人脳の研究に直接向かわしめることとなった研究に関して、言及はない。

(43)　夏目漱石、一九〇七年。漱石は同書の英訳版（The Men of Genius）を挙げている［同、五三六頁］。

(44)　この段の記述は、［小高健編、二〇〇二年、第二五章・第三六章］および［長與博士記念會、一九四四年、三〇九―三一〇頁］による。

(45)　内村は精神医学者であったが、長與に知己を得て同研究に参画した。なお、研究対象とされた傑出人脳のなかには、その父・鑑三の脳も含まれていた。

(46)「傑出人脳のこと」（東京朝日新聞、一九四一年）［内村祐之、一九四七年、二六頁］。

(47)「人体の世界」の公式広告リーフレット（二一三頁に転載の図7）に載る説明文より。

(48)　標本室や博物館の収蔵庫には、「特志（篤志）」により寄贈されたもの、由来のはっきりしないものも含め、数多くの標本が保管されている。こうした標本の収集・保存は、博物学の展開と緊密な関係があるが、それについては、［L・フィードラー、一九八六年］・［J・ボンデソン、一九九四年］・［養老孟司監修、一九九五年］・［養老孟司監修、一九九九年］などを参照。

(49)　坂井建雄、一九九七年、二二頁。

(50)　坂井建雄、一九九七年、二二頁。

(51)　渡辺浩武、一九九五年（『創世記』三七頁より転載）。

(52)　青木光恵、一九九五年、八四頁。

(53)　青木光恵、一九九五年、八四頁。

(54)　事実、「人体の世界」展や人体標本の展覧会を「art」と括って紹介する新聞・雑誌も見られた。一部ではあるが、たとえば［ぴあ編集部『ぴあ』（一九九六年二月六日号・「ぴあテン 1995　アート」第四位）］・［マリ・クレール編集部『marie claire』（一九九五年一〇月号・art 欄［人物描写の原点は解剖學にあり　『特別展　人体の世界』］）］・［アサヒグラフ編集部『アサヒグラフ』（一九九五年一一月二四日号・art 欄［美しい造形物と化した〝人体標本〟国立科学博物館『人体の世界』展］）］など。

(55)　後援には、日本赤十字・日本医学会・日本医師会・日本歯科医学会・日本歯科医師会・日本看護協会および開催地の教育委員会などが名を連ねた。「人体の世界」展では主催者となった日本解剖学会の名はここにはない。［神谷敏郎、二〇〇四年、二一頁］によれば、それは同展への協催について学会の理事会で意見が分かれたためという。「人体の不思議展」への賛否は、結果として、学会員の個人的な倫理観に託され、「積極的な意義を見出す解剖学者がボランティアとして協力する」かたちに落ち着いた。ちなみに、展覧会で用いられたプラストミック標本は、図録の言うところによれば、中国は江蘇省「南京蘇芸生物保存実験工場」で制作されたものという（協力は、南京大学・江蘇省教育委員会・南京蘇芸生物保存実験工場）。
(56) 仲宇佐ゆり、二〇〇四年、六八頁。
(57) 最相葉月、二〇〇三年、二三七頁。
(58) なお、中国で製作された人体標本が日本で展示されていることに対して、中国では一部の人々の間で批判の声が上がったという［「日本の標本展に中国人らが反発　中国から献体『死者への侮辱』」『朝日新聞』（二〇〇三年一〇月四日付）］。また、この記事によれば、協力をしたとされる南京大学（宣伝処）は、「大学側は、日本での展示には関与していない」と同新聞社の取材に答えたという。
(59) 「人体の世界」展の入場者は約四六万人。その後、「人体の不思議展」の系譜にある展覧会が、現在まで大阪・福岡・横浜・広島・名古屋・東京・京都等で開催されている。「人体の不思議展」系列の展覧会の入場者数は、すべては把握されていないが、二〇〇四年度の東京フォーラムの展覧会だけでも七五万人の人が来場したという［仲宇佐ゆり、二〇〇四年］。
(60) 不思議展では、会場の出口付近に、プラストミック標本（全身立像）を自由に手で触れることができるコーナーが設けられていた。
(61) 最相葉月、二〇〇三年、二三六頁。
(62) 神谷敏郎、二〇〇三年、三〇頁（この段の引用は、ともにこれによる）。著者は、東京大学総合研究博物館（医学部門）の研究者。
(63) 神谷敏郎、二〇〇三年、三〇頁。
(64) 神谷敏郎、二〇〇四年。
(65) 良心の研究者の案に反し、人体標本の展覧会は、献体に共感する人を増加させたとも言われる。『創世記』二五頁によれば、「人体の世界」展が始まると、篤志解剖全国連合会には、電話による問い合わせや、手紙による申し込みが多く寄せられたという。

第一二章

(1) M・ダウィ、一九九〇年、三一八―三二一頁。
(2) 石野鉄、二〇〇五年
(3) 二〇〇六（平成一八）年現在、骨髄移植および生体肝移植でそれぞれ一例ずつ、ドナーの死亡例が報告されている。
(4) 吉井怜、二〇〇二年。なお、一時的にでも自分の「運命」を引き受けきれず、その苦悩をつづった移植待機患者（ないしはその家族）の記録は、枚挙にいとまがない。
(5) 佐々木美代子、一九九〇年、一五一頁。著者は、中途障害者。失明の事実を受け入れようとしていたときに、医者から突如、角膜移植の話を持ちかけられた。
(6) 息子を亡くしたある母親が、遺体からの腎臓の摘出・提供の意志を打診された時に、医師に向かって発した言葉。『剛亮の残したもの』所収の、当時を回顧した書簡よりの引用［杉本健郎・杉本裕好編、一九八八年、一七五頁］。

（7）J・L・ナンシー、二〇〇〇年。

（8）序章でその一部を列挙した、「人体の商品化・資源化」論や、「死の医療化」論などの大半が、この枠組みをとる。

（9）［A・キンブレル、一九九五年］など。脳死・臓器移植の事例群や「臓器売買」・「生命操作」の現状がレポートされた後、M・モースの『贈与論』に依拠して、共同体的な贈与論の復権が提唱されている。

（10）加藤尚武、二〇〇一年、六六—六七頁。

（11）「皇太子殿下のお言葉」［「日本の献体四〇年」編集委員会、一九九六年、巻頭］。

参考資料

参考資料①　大学別篤志献体関連団体および解剖体に占める篤志献体の比率

（平成十一年三月三一日現在）

a．国立

大学名	関連団体	篤志献体比率(%)
旭川医大	旭川医科大学白菊会	51.5
北海道大（医）	白菊会	100.0
〃　（歯）	〃	100.0
弘前大（医）	弘前大学白菊会	92.8
秋田大（医）	秋田大学医学部白菊会	56.7
山形大（医）	山形大学しらゆき会	68.6
東北大（医）	東北大学白菊会	52.9
〃　（歯）	〃	93.3
群馬大（医）	白菊会・不老会	65.0
筑波大（医）	筑波大学白菊会	96.7
防衛医大	白菊会	100.0
東京医歯大（医）	東京医科歯科大学献体の会	100.0
〃　（歯）	〃	100.0
東京大（医）	白菊会	100.0
千葉大（医）	千葉白菊会	100.0
新潟大（医）	新潟白菊会	96.0
〃　（歯）	〃	100.0
山梨医大	――――――	100.0
浜松医大	白菊会・新天会	100.0
信州大（医）	信州大学こまくさ会	84.6
金沢大（医）	金沢大学しらゆり会	100.0
富山医薬大（医）	富山医薬大しらゆり会	100.0
福井医大	福井医科大学しらゆり会	100.0
名古屋大（医）	不老会	100.0
岐阜大（医）	――――――　※1	81.5
三重大（医）	三重不老会	97.0
滋賀医大	滋賀医科大学しゃくなげ会	100.0

b．公立

大学名	関連団体	篤志献体比率(%)
札幌医大	札幌医科大学白菊会	97.0
福島県立医大	福島県立医科大学志らぎく会	100.0
横浜市立大（医）	有美会	100.0
名古屋市立大（医）	不老会名古屋市立大学支部	98.0
京都府立医大	――――――　※1	100.0
奈良県立医大	奈良医大白菊会	96.2
大阪市立大（医）	大阪市立大学みおつくし会	100.0
和歌山県立医大	――――――　※1	61.1
九州歯大	白菊会	10.0

c．私立

大学名	関連団体	篤志献体比率(%)
北海道医療大（歯）	白菊会	44.4
岩手医大（医）	岩手医科大学白寿会	73.9
〃　（歯）	〃	71.4
奥羽大（歯）	白菊会奥羽大学支部	25.9
自治医大	松韻会	80.8
独協医大	白菊会	33.3
埼玉医大	――――――	60.6
明海大（歯）	白菊会	77.0
慶應大（医）	白菊会	96.9
杏林大（医）	白菊会	98.0
昭和大（医）	白菊会	85.7
〃　（歯）	〃	60.7
順天堂大（医）	白梅会	100.0
帝京大（医）	白菊会	62.1
東京医大	東寿会・白菊会	90.0

大阪大（医）	大阪大学白菊会	98.0
〃　（歯）	〃	100.0
神戸大（医）	神戸大学のじぎく会	100.0
鳥取大（医）	――――――	42.9
岡山大（医）	ともしび会	72.3
〃　（歯）	〃	65.6
広島大（医）	広島大学白菊会	100.0
〃　（歯）	〃	100.0
島根医大	島根医科大学有終会	100.0
山口大（医）	山口大学白蘭会	82.1
徳島大（医）	徳島大学白菊会	92.9
〃　（歯）	〃	100.0
香川医大	香川医科大学白菊会	100.0
高知医大	財団法人爽風会	93.8
愛媛大（医）	愛媛大学白菊会	100.0
九州大（医）	九州大学白菊会	97.3
〃　（歯）	〃	76.8
佐賀医大	――――――	29.5
長崎大（医）	長崎余光会	77.8
〃　（歯）	〃	64.3
熊本大（医）	熊本白菊会	80.8
大分医大	大分医科大学白菊会	95.7
宮崎医大	宮崎医科大学白菊会	100.0
鹿児島大（医）	鹿児島大学白菊会	57.7
〃　（歯）	〃	50.0
琉球大（医）	琉球大学でいご会	47.6

東京慈恵医大	白菊会	77.8
東京女子医大	白菊会	95.1
東邦大(医)	白菊会	100.0
日本医大	白菊会	100.0
日本歯大	白菊会	75.0
〃　（新潟歯）	〃	43.5
日本大(医)	白菊会	66.7
〃　（歯）	〃	55.0
〃　（松戸歯）	〃	70.8
神奈川歯大	白菊会神奈川歯大支部	90.0
北里大(医)	北里大学白菊会	100.0
聖マリアンナ医大	聖マリアンナ医科大学山百合会	100.0
鶴見大(歯)	鶴見大学紫雲会	100.0
東海大(医)	白菊会・東海大学献体の会	96.9
松本歯大	白菊会	0.0 ※2
金沢医大	天寿会	21.4
愛知医大	不老会	100.0
愛知学院大(歯)	不老会	100.0
藤田保健衛生大(医)	不老会	100.0
朝日大(歯)	――――――	100.0
関西医大	関西医大白菊会	69.2
大阪医大	大阪医科大学さつき会	86.6
大阪歯大	大阪歯科大学黄菊会	100.0
近畿大(医)	近畿大学白菊会	35.0
兵庫医大	―――――― ※1	69.0
川崎医大	くすのき会	81.3
産業医大	産業医科大学医聖会	98.0
福岡歯大	――――――	66.7
福岡大(医)	――――――	0.0 ※3
久留米大(医)	久留米大学りんどう会	35.1

注：※1　篤志解剖登録受付制度あり
※2　とくに説明なし
※3　遺体引取可能範囲は、福岡・佐賀・長崎・大分・宮崎・熊本各県。遺体入手先は、老人ホーム・精神病院・一般病院など（本人ないし近親者（遺族）の希望または同意を得ている）

出典：［篤志解剖全国連合会『篤志献体状況　大学リスト　付篤志体比率に関するデータ』一九九九年］をもとに作成

参考資料②　「親属等ナキ在獄人死体解剖ノ件」

「醫學部雇教師ヂスセロ演」

獨逸國法ニ於テ、罪ノ軽重ニ不關、監獄ニ繋ガルヽ者、其獄中ニ死亡セバ、刑死病死ヲ不論、総テ監獄ニ於テ埋没スルヲ法トス。親戚朋友何等ノ事情ヲ以テ屍体下付ヲ願望スト雖モ、固ヨリ法ノ許サヽルヲ以テ、此レ等ノ情願ヲ呈スル者、マタ更ニ有ルヲ聞カス

前文ノ義ナルヲ以テ、空シク屍体ヲ地下ニ朽敗セシムルヨリ、有益ニ供給スルニシカス。則チ大學解剖局ニ於テ、豫メ大學ノ主長タル者ト監獄ノ主任者ト、只一場ノ談話ニ依リテ解剖學實地演習ノ用ニ供スヘキヲ契約ス。此定約を取結フ上ハ、屍体ノ有ル毎ニ其教場ニ輸送ス。只大學ニ於テハ、運送賃ヲ拂フノミニシテ、別ニ餘分ノ金員ヲ費スコトナシ。只地ノ遠近ニ順テ、蒸?車賃ノ屍体ニハ餘分ニ加スル等ニテ差アルノミ。

「解剖用屍体引取方法」

獨逸國各大學ニ於テ、解剖學演習實地解剖演習所及外科手術演習ノ料ニ充ツルニ、左記ノ屍体ヲ鮮体剖観スルコトヲ得レトモ、其遺体ハ解剖スル后、速ニ之ヲ縫理埋葬スルノ義務ヲ負擔スル者トス。即チ

第一項　死刑者ノ屍体
第二項　在監人ノ病死者
第三項　自殺人ニシテ埋葬人ナキ者
第四項　貧病院施療患者ノ屍体

其他、ストラスブルグ等ノ大學ノ如キハ、其附属病院ニ於テ施治ノ患者死亡スル時ハ、其遺体ヲ親族ニ引渡スノ前、必ス両三日間實地解剖演習所ノ料ニ供スルヲ常トス

解剖學授業用ニ供スルニハ、断ヘス屍体ヲ要ス。而シテ殊ニ第二項及第四項ノ者多シトス。蓋シ、在監人ノ死亡、亦夥多ナルニ依ル。故ニ實地剖観ニ供スヘキ屍体ヲシテ不足ナカラシメンニハ、宜シク多数ノ監獄及貧病院ヲシテ其病死者等ノ屍体ヲ同一ナル解剖局ニ送致セシムヘシ。

獨逸國各大學解剖局ハ定数ノ監獄ト屍体ヲ引取ルヘキ事ヲ約シ、其運送費ハ悉ク之ヲ負擔スル者トス。故ニ互ニ遠ク相隔ラサレハ、其運送費モ随テ廉ニシテ諸事大ニ弁理ナリトス。

已ニ上述スル如ク、監獄ハ屍体ヲ與フルノ基礎ナリ。然レトモ、巨額ノ支(ママ)本金ヲ以テ成立スル病院、現在スル場合ニ於テハ、貧病院施療患者ノ屍体ノ数モ亦、大数ヲ占ムル者トス。即チベルリン府及ウェルツベルグ府ノ如キ是ナリ。

解剖局ハ引取リタル屍体ヲ随意解体剖観シ、他人ヲシテ之ニ故障ヲ入レシメサラント欲セハ、務メテ在監人ノ屍体ヲ用ユルヲ可トス。蓋シ、其親族故舊衆人ニ疎ンゼラレ、一人ノ之ヲ意ニ介スルナケレハナリ。又、之ヲ埋葬セサルモ、曾テ衆人ノ生命財産ヲ害セシヲ以テ一人ノ之ヲ尤《とが》ムル者ナシ。

死刑ノ数ハ現今各地共、大ニ減少セシカ故ニ単ニ其屍体ヲノミ實地剖観ノ料ニ供スルトキハ大ニ不足ナリトス。故ニ獨逸國ニ於ケルカ如ク、政廳《ちょう》ヨリ屍体ヲ解剖場ニ送附シ

解体剖観セシメンコトヲ希望ス
一千八百八十四年十月二一日
ドクトル　ギッセ誌

出典：『公文録』明治十八年第八八巻（国立公文書館蔵：マイクロ公五五四―一〇四六―一〇四九）

府縣名		明治 9	明治 10	明治 11	明治 12	明治 13	明治 14	明治 15	明治 16	合計
青森	良民			1		1				2
	囚人								3	3
秋田	良民							1	1	2
	囚人			1		1				2
山形	良民									0
	囚人			1			1			2
福井	良民								2	2
	囚人				1			1	1	3
石川	良民								5	5
	囚人			6						6
鳥取	良民									0
	囚人								1	1
島根	良民						1			1
	囚人	1	1	1	1	1	3	1	4	13
岡山	良民		6		1	2	1	2	5	17
	囚人	4				5	2	2	2	15
廣嶋	良民			2	1	1	6	2	4	16
	囚人							3	3	6
和歌山	良民			2				1		3
	囚人	1		1	1	1	1		1	6
徳嶋	良民				3	6	4	1	1	15
	囚人				1					1
愛媛	良民							1		1
	囚人		2	3	3	5	3	3		19
高知	良民							1		1
	囚人						2	1		3
佐賀	良民						1		1	2
	囚人					1		1	1	3
大分	良民						1			1
	囚人	1				1		1		3
熊本	良民							1	1	2
	囚人				1					1
鹿児嶋	良民									0
	囚人							1		1
合計	良民	8	12	20	32	29	29	39	82	251
	囚人	30	22	49	34	53	61	24	41	314

中東京大學医学部及福岡縣ノ調査ヲ欠ク

出典：『公文録』明治十八年第八八巻（国立公文書館蔵：マイクロ公五五四一一〇五五）

参考資料③　「各府縣解剖人累年」

府縣名		明治 9	明治 10	明治 11	明治 12	明治 13	明治 14	明治 15	明治 16	合計
東京	良民	1	4	3	3	2	3	9	38	63
	囚人			3	1			1	1	6
京都	良民	5	1	6	15	10	5	6	10	58
	囚人	2	3	1						6
大阪	良民		1		2	2	3	9		17
	囚人	1	3	3	2	7	5	1	4	26
兵庫	良民				1	1			3	5
	囚人	2	1	7	12	12	18		8	60
長崎	良民			1		1				2
	囚人				1			1	2	4
新潟	良民			2				1	2	5
	囚人			2		1	4	1	2	10
埼玉	良民	1								1
	囚人	6	4	5	1	6	1			23
群馬	良民					1				1
	囚人	5	3	5	1	6	1			21
千葉	良民				1	1		2	2	6
	囚人			1	1		1	1	1	5
茨城	良民									0
	囚人					2	2	1	1	6
栃木	良民									0
	囚人						9			9
愛知	良民	1		3	5	1	1	2	4	17
	囚人	6	1	5	4		2	1	2	21
山梨	良民									0
	囚人			1						1
岐阜	良民						1		1	2
	囚人	1	2	1	1	2	1		2	9
長野	良民						1		2	3
	囚人					1	5	1		7
宮城	良民						1			1
	囚人		2	1	2	2		2	2	11
巖手	良民									0
	囚人			1						1

参考資料④「東京大學医學部ニ於テ解剖セシ數」

明治二年ヨリ十三年迄
　千三百體余
　　此十二ヵ年割一ヵ年
　　　百〇八體三分
　　　　此十二ヶ月割一ヶ月
　　　　　九體〇二
明治十四年中
　百八十體餘
　　此十二ヶ月割一ヶ月
　　　十五體餘
明治十五年中
　六十體餘
　　此十二ヶ月割一ヶ月
　　　五體餘
明治十六年中
　數月ニシテ僅ニ一體ヲ得ルニ過キス

出典：『公文録』明治十八年第八八巻（国立公文書館藏：マイクロ公五五四―一〇五三・一〇五四）

参考資料⑤　解剖体数歴年統計

年	男	女	計	年	男	女	計
明治 16	96	0	96	大正 13	26	3	29
17	74	4	78	14	15	3	18
18	70	0	70	15	15	3	18
19	211	5	216	昭和 2	19	2	21
20	43	1	44	3	274	86	360
21	36	8	44	4	293	91	383
22	41	3	44	5	290	92	382
23	123	43	165	6	261	88	349
24	150	48	198	7	314	77	391
25	176	87	263	8	151	51	202
26	114	47	161	9	145	48	193
27	114	24	138	10	130	54	184
28	120	51	171	11	162	75	237
29	205	31	236	12	134	64	198
30	131	38	169	13	113	29	142
31	97	36	133	14	102	20	122
32	121	60	181	15	95	17	112
33	165	94	259	16	91	24	120
34	189	72	261	17	140	37	177
35	197	91	288	18	137	40	177
36	132	65	197	19	98	34	132
37	136	76	212	20	26	13	39
38	118	40	158	21	26	10	36
39	139	64	203	22	50	24	74
40	76	43	129	23	43	36	79
41	117	52	169	24	48	30	78
42	204	84	288	25	69	39	108
43	152	89	241	26	45	34	79
44	87	50	137	27	48	35	83
45	228	85	313	28	40	29	69
大正 2	390	180	570	29	49	21	70
3	726	333	1059	30	41	31	72
4	300	138	438	31	51	37	88
5	468	183	651	32	47	24	71
6	363	167	530	33	35	36	71
7	459	254	718	34	31	25	56
8	528	237	765	35	20	16	36
9	――	――	550	36	26	15	41
10	――	――	143	37	33	19	52
11	――	――	68	38	38	46	63
12	56	18	74	39	53	24	77

出典：東京大学医学部創立百年記念会・東京大学医学部百年史編集委員会編『東京大学医学部百年史』東京大学出版会、一九六七年、三四〇頁

b．公立

	刑務所等関係	養老院等関係	病院等関係	監察医務関係	市町村関係	個人篤志関係	その他
札幌医科大学	0	0	52	0	1	0	0
福島県立医科大学	0	24	10	0	5	1	0
横浜市立大学	0	38	25	0	92	6	0
名古屋市立大学	0	10	25	0	0	0	0
三重県立大学	0	2	16	0	0	1	0
京都府立医科大学	0	6	40	0	1	1	0
大阪市立大学	1	5	25	0	0	3	0
奈良県立医科大学	0	1	19	0	2	0	0
和歌山県立医科大学	0	0	16	0	0	3	0
計	1	86	228	0	101	15	0
九州歯科大学	1	0	5	0	6	0	0
合計	2	86	233	0	107	15	0
構成比（%）	0.5	19.4	52.6	0.0	24.2	3.4	0.0

c．私立

	刑務所等関係	養老院等関係	病院等関係	監察医務関係	市町村関係	個人篤志関係	その他
岩手医科大学	0	4	17	0	14	1	0
慶應義塾大学	8	3	38	0	13	4	6
順天堂大学	0	0	68	0	3	1	0
昭和大学	0	30	8	0	7	3	0
東京医科大学	0	3	13	0	39	0	3
東京慈恵会医科大学	1	0	36	0	31	1	0
東京女子医科大学	0	9	12	0	3	5	0
東邦大学	0	0	4	0	32	0	0
日本大学（医）	0	2	66	0	3	0	0
日本医科大学	0	0	54	0	1	0	0
大阪医科大学	1	12	24	0	0	0	0
関西医科大学	0	9	23	0	0	0	0
久留米医科大学	0	5	23	0	20	0	0
計	10	77	386	0	166	15	9
東京歯科大学	0	0	0	0	39	13	12
日本大学（歯）	0	0	13	0	10	0	0
日本歯科大学	0	5	3	0	13	1	0
愛知学院大学	0	0	12	0	0	0	7
大阪歯科大学	0	0	35	0	5	0	0
計	0	5	63	0	67	14	19
合計	10	82	449	0	233	29	28
構成比（%）	1.2	9.9	54.0	0.0	28.0	3.5	3.4

出典：文部省大学局学術情報図書館課編『大学における死体解剖の調査（昭和四〇年度）』一九六六年

参考資料⑥　「昭和四〇年度　正常解剖用成人死体収集先別調」

1．総括

	刑務所等関係	養老院等関係	病院等関係	監察医務関係	市町村関係	個人篤志関係	その他
国立	21	406	434	0	323	183	13
公立（医）	1	86	228	0	101	15	0
私立（医）	10	77	386	0	166	15	9
計	32	569	1048	0	590	213	22
公立（歯）	1	0	5	0	6	0	0
私立（歯）	0	5	63	0	67	14	19
計	1	5	68	0	73	14	19
合計	33	574	1116	0	663	227	41
構成比(%)	1.2	21.6	42.0	0.0	25.0	8.6	1.5

2．大学別

a．国立

	刑務所等関係	養老院等関係	病院等関係	監察医務関係	市町村関係	個人篤志関係	その他
北海道大学	3	0	23	0	0	1	0
弘前大学	0	16	12	0	28	1	0
東北大学	2	31	0	0	21	1	0
群馬大学	3	10	11	0	26	1	1
千葉大学	2	33	5	0	42	1	0
東京大学	0	0	27	0	3	33	0
東京医科歯科大学	1	8	37	0	9	0	0
新潟大学	1	41	10	0	0	0	0
金沢大学	1	5	0	0	15	1	0
信州大学	0	41	19	0	10	0	0
岐阜大学	1	26	6	0	0	2	0
名古屋大学	0	14	14	0	51	65	0
京都大学	1	24	34	0	13	11	10
大阪大学	1	5	9	0	11	12	0
神戸大学	3	15	69	0	9	1	0
鳥取大学	0	39	11	0	2	0	0
岡山大学	0	26	20	0	4	3	0
広島大学	1	26	14	0	3	2	0
山口大学	0	2	8	0	1	0	0
徳島大学	0	0	35	0	2	0	0
九州大学	0	13	2	0	34	7	0
長崎大学	0	9	4	0	21	31	2
熊本大学	0	8	62	0	0	10	0
鹿児島大学	1	14	2	0	18	0	0
合計	21	406	434	0	323	183	13
構成比（%）	1.5	29.4	31.4	0.0	23.4	13.3	0.9

参考資料⑦

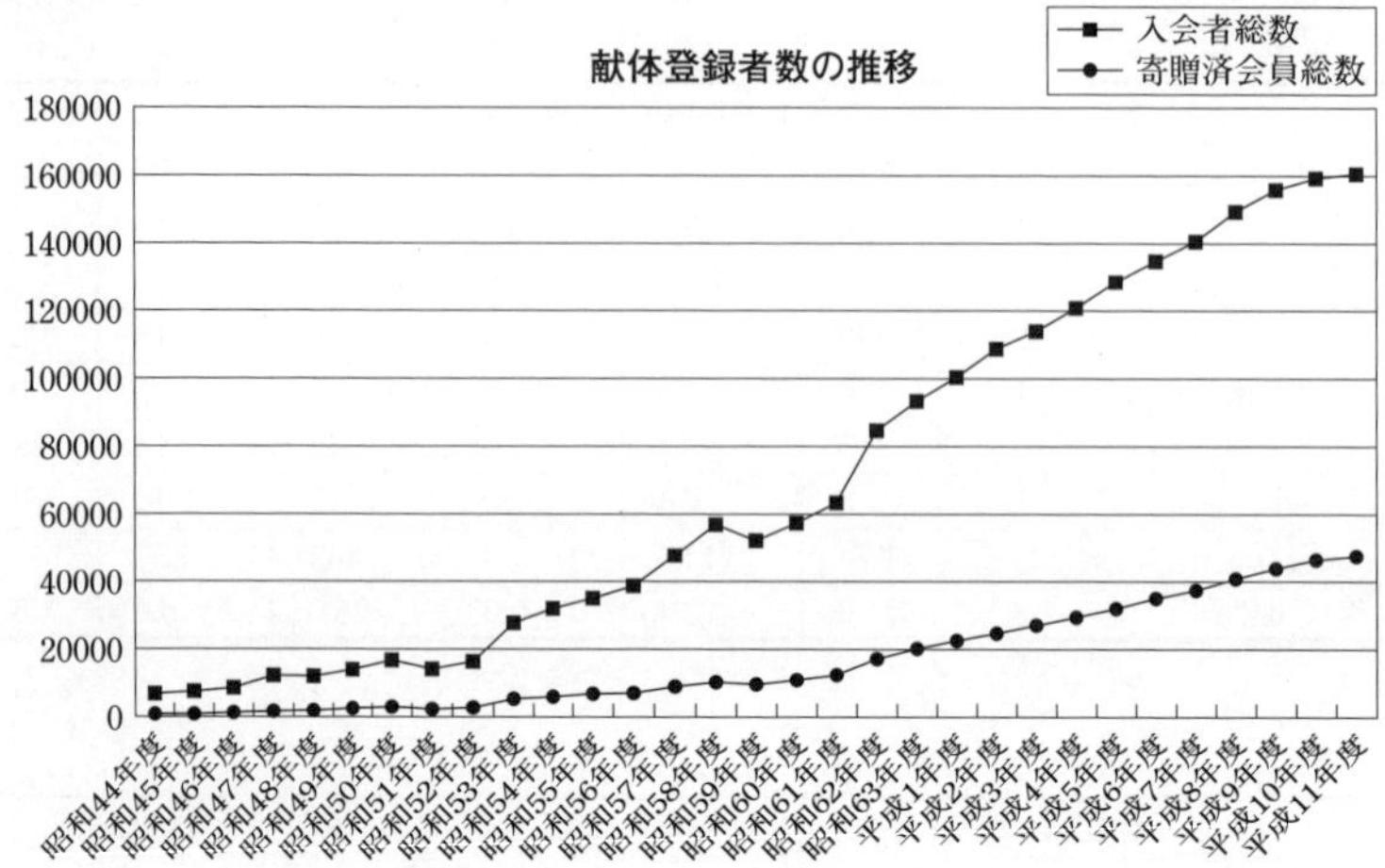

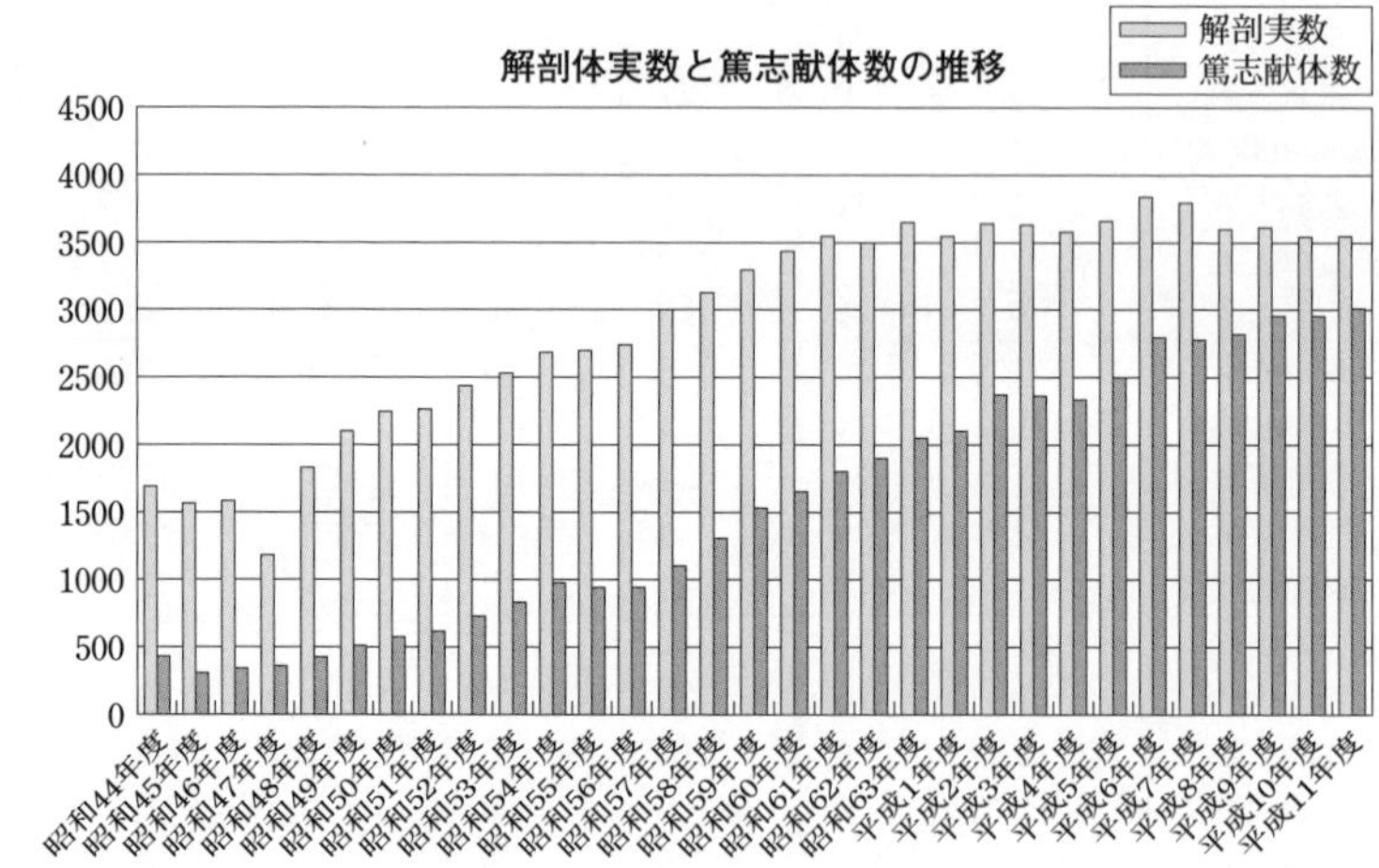

出典：特志解剖全国連合会『篤志献体』四二号（特集号：全連総会三〇回の記録）二〇〇一年，九三・九四頁

参考資料⑧

a．預血・献血方式での採血状況（1963 年以前）

	総採血量	預血・献血（ℓ）		
		採血量（ℓ）	構成比（%）	人数　（人）
1958（昭 33）	375,731	199	0.05	939
1959（昭 34）	447,072	1,359	0.31	6,423
1960（昭 35）	486,749	1,958	0.43	8,960
1961（昭 36）	531,706	3,148	0.59	16,262
1962（昭 37）	577,801	6,840	1.20	36,382
1963（昭 38）	595,277	14,497	2.46	81,350

b．供血方式別保存血液製造状況（1963 年以降）

	買血		預血		献血		製造量総計
	製造量（ℓ）	構成比（%）	製造量（ℓ）	構成比（%）	製造量（ℓ）	構成比（%）	（ℓ）
1963（昭 38）	570,567	97.5	3,213	0.6	11,190	1.9	584,970
1964（昭 39）	376,855	86.5	25,423	5.8	33,320	7.7	435,598
1965（昭 40）	289,065	66.5	60,686	13.9	85,186	19.6	434,937
1966（昭 41）	84,443	20.8	124,274	30.7	196,692	48.5	405,409
1967（昭 42）	11,719	2.7	122,190	28.6	294,285	68.7	428,194
1968（昭 43）	481	0.1	92,858	19.9	372,418	80.0	465,757
1969（昭 44）	—	—	47,698	10.3	414,225	89.7	461,923
1970（昭 45）	—	—	24,101	5.1	449,688	94.9	473,789
1971（昭 46）	—	—	10,606	2.1	488,842	97.9	499,448
1972（昭 47）	—	—	3,217	0.6	530,419	99.4	533,636
1973（昭 48）	—	—	680	0.1	572,407	99.9	573,087
1974（昭 49）	—	—	—	—	654,325	100.0	654,325
1975（昭 50）	—	—	—	—	599,124	100.0	599,124
1976（昭 51）	—	—	—	—	613,163	100.0	613,163
1977（昭 52）	—	—	—	—	626,475	100.0	626,475
1978（昭 53）	—	—	—	—	551,724	100.0	551,724
1979（昭 54）	—	—	—	—	457,826	100.0	457,826
1980（昭 55）	—	—	—	—	413,500	100.0	413,500

出典：厚生省薬務局生物製剤課『血液事業の現状』各版をもとに作成

参考資料⑨　「献眼・献腎――愛と健康の贈りもの」（パンフレット）

献眼・献腎
――愛と健康の贈りもの――

☆角膜移植

角膜を交換すれば明るい光が戻ります

■目の不自由な人たち

この世に生まれて四季折々の風景や、愛する家族の顔も見られず、暗闇の生活を余儀なくされている人々は、全国に33万6千人もいます（昭和55年、厚生省調べ）。そのうち5～10％の方は、角膜を交換すれば光を取り戻すことができると推定されています。

■角膜移植とは

角膜は黒目の表面を覆っている薄い透明な膜です。これを通過した光が、目の内部に達してはじめて物が見えるのです。ですから、病気や怪我で角膜が白濁したり、傷ついたりすると、視力が低下したり、失明したりしてしまいます。この濁った角膜を、透明な角膜と交換する手術を「角膜移植」といいます。

■移植される角膜は

移植に使う角膜は亡くなられた方の眼球から得られます。角膜が透明であれば、近視や遠視や乱視でも、白内障でも、またほとんどが血液型にも関係なく、使えます。ただし伝染病などで亡くなられた場合は使えません。

摘出手術は、死後速ければ速い程よく、6時間以内が最もよいといわれています。摘出した眼球は特殊な保存液に入れて保存し、拒絶反応が起きにくい状態にして移植します。今では顕微鏡などによる移植技術の向上と、治療薬の進歩によって成功率も飛躍的に高まり、90％以上にもなっています。

■アイバンクとは

角膜移植に使われる角膜は、亡くなられた方の善意によって得られるものです。その「善意のお約束――角膜提供の予約登録」を受けているのがアイバンクです。

■あなたもぜひ登録を

全国の病院では、角膜移植を必要とする方々が大ぜい待っています。1人でも多くの方々に光を贈るために、アイバンクは、あなたの登録をお待ちしています。

全国アイバンク一覧（42か所）（略）

☆腎臓移植

■健康を支える大切な臓器

腎臓は、お腹の中の背側に左右一対で2個あり、握りこぶしより少し大きくて、そら豆の形をしています。腎臓は、体内で余分になった水分や塩分、尿素などの老廃物をオシッコ（尿）として排せつするほか、造血作用や骨の代謝などにも重要な役割をはたしています。

■ジワジワ進む腎臓の病気

腎臓には様々なこわい敵、病気があります。腎臓の病気は自覚症状が少なく、気がつかないうちにジワジワ進むことが多いのですが、最初の段階では、尿の検査をしてやっとわかる程度のわずかな血尿、タンパク尿などが現れます。

■受けよう検尿、守ろう腎臓

腎臓病の予防のためには、尿検査を定期的に受けて尿の異常を早く発見し、医師の指導を受けることが第一です。尿検査は、学校や職場での健康診断、地域の成人病検診などで行われています。

■増えつづける腎不全

腎臓の機能が極度に弱まった「腎不全」の患者は、人工腎臓による透析を受けて、生命を維持しなければなりません。今、全国の透析患者は7万人に近く、毎年6、000人も増えています。これらの患者は、週2～3回、1回あたり4～5時間の透析を生涯続けなければならず、また水分や塩分の摂取制限が課されるなど、社会生活・日常生活での厳しい制約を受けています。

■まだまだ遅れている腎臓移植

腎不全の唯一の根治療法は腎臓移植であり、多くの患者がこれを待ち望んでいます。

しかし、我が国では、腎臓移植を受ける機会がまだまだ少ないのです。特に、善意の死後献腎による移植（死体腎移植）が極めて少ないため、患者の肉親のやむにやまれぬ情に依存した生体腎移植が半分以上を占めているという問題があります。

■善意の献腎運動にご協力を

あなたの死後の腎臓は、二人の腎不全患者を救う力があります。現在、各地の腎臓バンクで腎臓提供意思の登録を受け付けています。お問い合わせは、各都道府県の保険・医療担当課（腎不全対策担当）又は腎臓バンクへどうぞ。

全国腎バンク一覧（9か所）（略）

出典：総務庁行政監察局『角膜及び腎臓の移植に関する現状と課題——総務庁の行政監察結果からみて』大蔵省印刷局、一九八八年、一六七—一七二頁

参考資料⑩「特別展『人体の世界』に人体（プラスティネーション）標本を展示することの意義・必要性に関する想定質問および回答」

A　人体の構造機能に関する展示を行う意義はなにか

人体は、それぞれの人にとって掛け替えのないただ一つの個性的なものであるが、その一方で、生物としての基本的なしくみを持つ普遍的なものである。人間は、この二つの側面を持つ自分自身の内部を直視することによって、比喩的にも実際にも、自らの本性を理解できる。

しかし、人体の正当な理解は、諸科学の発展に比べて遅れていたと言わざるを得ない。それは、近代の自然科学の発達の中にあって、人類がサルと祖先を共有するということがわかったのが、わずか一〇〇年少々前でしかないことと似ている。

人間の身体の構造機能を理解することは、各人が自分の身体を見つめ直すよい機会であり、これを通して健康への関心がより一層高まるものと考える。最近では、インフォームドコンセントの考えが医療の面で常識になりつつある。医師が患者に治療方法を説明し、利点と欠点を並べ、最終的には患者自身に治療方法を選択させるのである。そうすると、一般人が医療を理解することがいよいよ必要になる。その第一歩が人体の構造機能の正当な理解である。そのためにも、このような展覧会の持つ意義は大きい。

B　なぜ実物の人体標本を展示する必要があるのか

●一般の人々にとっての必要性

精巧な模型や映像によって器官の主要な構造や機能を説明することは、それなりにできる。しかし、実際の人体標本を見ないとわからない点も非常に多い。たとえば、器官の表面あるいは内部の質感が実にさまざまであること、その質感が各器官の独自の構造と機能を反映していること、血管や神経がどのように細かく張り巡らされているのか、また臓器の大きさや形、その病気による変化がいかに多彩であるか、など数え切れない。

要するに、実物を見なければ、「百聞は一見にしかず」と同じである。いかに良くできた模型や映像を見ても、実物と同じではないから、どのように修飾・省略されているのかという疑問が常にある。したがって、人体の構造がどうなっているかを疑問なく伝えるには、実物の標本展示が不可欠である。

●パラメディカルの人々にとっての必要性

医療行為を補助する立場にいながら、実物の人体標本を勉強する機会が事実上ない、あるいは非常に少ない人々にとって、このような「実物」を見ることができる機会はきわめて貴重である。たとえば、看護婦（士）・養護士・薬剤師・臨床検査技師・理学療法士・レントゲン技師・歯科衛生士・歯科技工士・鍼灸師・マッサージ師・柔道整復師・管理栄養士などである。

また、保健体育や理科の教師も、この機会を利用して人体構造に関する理解を深めてもらいたい。さらに、スポーツ運動の専門家にとってもよい機会であろう。

C　人体標本を展示することに対する社会的コンセンサスは得られているのか

まず、この問題は今までほとんど議論されていないということがある。明瞭な意見の対立があるが、結論が出ていないという状態ではない。

すなわち、この特別展は希望者が見るものであり、社会的コンセンサスの存在が確証されなくとも、主催者の判断で実施して差し支えないものと考える。当然のことながら、人体を展示することの是非に関しては、広く関係者の意見を聞きながら、主催者の間で慎重な議論を積み重ねた結果、実施するということに決定したものである。

むしろ、漠然と「デリケートな問題ではないか」というだけで反対するのは、無責任と考える。

もちろん、個々人の倫理観・宗教観は多様であるから、人体標本を展示することに反対するような倫理観・宗教観があったとしても当然であり、それを悪いということではない。しかし、私たちは、これまで述べたとおり、人体標本を展示することの意義の重要さを確信している。

コンセンサスを得るためには、座して待つだけ、あるいは机上の空論だけでは、前進しない。だからこそ、この展覧会によって、私たちの考えを一般に問いつつ広め、前向きのコンセンサスを得ようと努力しているのである。

D　プラスティネーションとは何か、他の標本と違うのか、所詮は遺体ではないのか

実物の人体を展示する場合、今までのホルマリン液浸標本では気持ち悪いという感じが強いが、今回、ハイデルベルク大学のフォン・ハーゲンス博士によって考案されたプラスティネーションの標本はそのような感じがほとんどない。それは、人体の水分をシリコン樹脂などのプラスティックに置き換えてあるからである。

プラスティネーションの技術は世界各国で認められ、人体の標本作製に用いられている。開発者のフォン・ハーゲンス博士から樹脂の提供を受けてプラスティネーションによる標本作製を行っている施設は、32カ国で240ヵ所にのぼっている。

プラスティネーション標本は、単なる人体でも単なる遺体・死体でもない。専門家が解剖して、筋肉・内臓・血管・神経などがよく分かるように加工した標本である。人体の構造を広く理解してもらうために、ある特定の個人の遺体を（本人の了解のもとに）借りていると考えればよい。遺体を見せ物にしているのではなく、人体の構造のすばらしさを理解してもらいたいのである。その理解を、医師・歯科医師あるいは解剖学者だけのものでなく、万人のものにしたいのである。

E　標本となっている故人あるいは遺族の了解は得てあるのか
また、人体を展示するのは故人を冒瀆することにならないか

医学・歯学の解剖学的な教育研究のために自分の遺体を提供することを献体という。献体は、日本では献体法により法的な裏付けを持ち、社会的にも広く認知されている。今回展示されているものも含めて、ハイデルベルク大学で作られるプラスティネーションの人体標本は、標本として公開保存するという献体者の明確な意思に基づいて作られている。献体者の名前も分かっている（もちろん、守秘義務に属することだから公開はできない）。

今回の標本には、その献体者の生前の個人としての人格を感じさせてくれるものが多数含まれている。だからこそ、献体者ひいては人間存在の尊厳を感じさせてくれる。それを、気持ち悪いとか、ショックが大きすぎると判断するのは、献体者の生前の意思を踏みにじるものではないか。

献体者の意思（遺志）という非常に重い後ろだてがあるかたこそ、私たちも自信を持って公表できる。

F　全身の標本を展示する必要性はあるのか

解剖学という学問の本質的な理念・目的を正しく伝えるために、全身が必要である。すなわち、解剖という作業が人体をバラバラに切り裂いて終わりというものではなく、人体を個体としてまとまりのある理解をすることの象徴として、全身の標本を展示することの意義がある。このことは、とりもなおさず、分析ばかりが先行し、個体としての認識が遅れている、現在の生物学への反省でもある。

さらに、全身の標本を見ると、人間の身体は単なる器官の寄せ集めではなく、人体の各部が見事に有機的につながっていることが理解される。さまざまな器官系統が同一の場所に互いに折り合いながら組み込まれている状態、特に立体的な位置関係は、全体を見ないと実感できない。

解剖学者あるいは医歯学生は、人体解剖を経験することによって、人体が指の先から心臓の中まで、全く無駄なく作られているとのリアルな感動を得る。また、人間の尊厳を感じる。一般の人々も、全身のプラスティネーション標本を見ることによって、その感動と尊厳を少しでも共有していただきたいと願っている。

展示実行委員会（文責：馬場悠男）

出典：坂井建雄・岸清・馬場悠男・橋本尚詞編「特別展に至る道のり」

※「橋本尚詞・坂井建雄・馬場悠男編『現代の解体新書「人体の世界」展　創世記』読売新聞社、一九九六年」の第5章に相当する別刷冊子

あとがき

問い、というほど大げさなものでなくとも、日々生活をするなかで、なぜかしら気になるものに出会う。そのうちの大半は、立ち止まったときには、もうどこかへ行っている。しかし、それとて、消えてなくなったわけではないのだろう。おりのように自分のどこかに沈潜し、つぎなる違和としずかに共鳴しはじめているのだ。

本書をつづっている途上で、そうした感慨にとらわれることが幾度かあった。「津山科学教育博物館」（二一七頁）という文字列に行き当たったときもそうである。その博物館が、幼少のころ訪れていた「あの博物館」かと思い至ったとき、やりすごしていた小さな違和が、その後もたしかに自分のなかにとどまっていたことを知った。

津山科学教育博物館は、津山城跡の石垣のふもとにあった。そこら一帯は鶴山公園として整備されており、桜の舞う季節になると、きょうだい三人、両親につれられよく遊びに行ったものだった。なぜ花見の帰りに博物館だったのかは分からない。だがともかく、その珍妙な春の行楽は、家族が津山を離れるまでつづいた。

博物館の中には、世界各地からあつめられた鉱石の標本やら動物の剥製やらが、圧倒的な物量でもって陳列されていた。しかし、なかでも印象的だったのは、月齢の順にならべられた、ヒトの胎児の標本だった。うす暗い照明のなか、まぶしいのか眠たいのか、小さく身を固めるガラス瓶の胎児らにしばし見入った。「かわいいな。でも、わたしとおんなじ、ちっちゃなひとが、どうしてそこに、いるんだろう」。そう思った記憶が、にわかに甦った。

そうした経験もあってか、昨年の春、弟の結婚をまえに、きょうだい水入らずでかの思い出の地へと記念ドライブにでかけた。時期をすこし逸していたため、残念ながら、名所の桜は見ることができなかった。ただ幸い、博物館は名前を変えて、いまも運営されていた。四半世紀以上前、おなじ目線で見ていたガラス瓶は、いつしか見下ろすようになっていた。が、ちいさなひとたちは、そのまま、ちいさなままだった。

※　※　※

本書は、二〇〇七年春に東京大学大学院総合文化研究科に提出した、博士論文をもとに書かれている。進学してはや何巡目だか、気がつけばまた桜の季節となっていた。しかし、そうした長い時間があったからこそかもしれない。違和の断片はゆるやかに結びつき、論文の言葉として現れてきた。

この間、じつに多くの方々に助けていただいた。

まず、要所要所でご助言をくださった、指導教官の内田隆三先生、佐藤俊樹先生、市野川容孝先生には、最大の感謝の意を表したい。特定のディシプリンでは記述しづらい世界が、それでもどうにか体をなしたのは、ひとえに駒場の相関社会科学という場の効果である。その「釈迦の掌」からはずれたとき、どこまで記述がなりたつのか。道のりは長そうである。

ほかにも、研究会やゼミにおいて学恩に浴した方々は、到底ここに挙げきれない。が、とりわけ、一丁字も識らないまま飛び込んできた院生に、寺子屋方式で近世医学文書のリテラシーを伝授しその奥深さを教えてくださった酒井シヅ先生、「人体の世界」展に関する資料をご恵与の上、いくつもの「現場」の言葉をとどけてくださった坂井建雄先生、そして、そもそもの、小さな違和を言葉にすることを教えてくださった小松和彦先生には、お名前をあげてお礼を申し上げておきたい。

「孤独な闘い」といわれる博論執筆の、その孤独感をうまくさばいてくださったのは、勁草書房の橋本晶子さんである。お会いして、まる四年。どんなに稚拙な文であれ、この世に一人でも読んでくれる方がいるというのは、おそらくご本人が想像されている以上に（そして、いま自分が思っている以上に）有り難いことだった。

最後に、家族である。何の研究をしているかも分からぬ変わり種をあたたかく応援しつづけてくれた父に、母に、姉に、弟に、紙面を借りて、積年の「謝意」をつたえたい。

二〇〇七年春　窓外に桜をながめながら、駒場の図書館にて

香　西　豊　子

金森　修　遺伝子改造　四六判　三一五〇円

金森　修　自然主義の臨界　四六判　三一五〇円

金森　修　負の生命論　認識という名の罪　四六判　二六二五円

金森　修　フランス科学認識論の系譜　カンギレム・ダゴニェ・フーコー　四六判　三一五〇円

金森修
中島秀人　編著　科学論の現在　A5判　三六七五円

廣野喜幸
市野川容孝
林　真理　編著　生命科学の近現代史　四六判　三五七〇円

森岡正博　生命学に何ができるか　脳死・フェミニズム・優生思想　四六判　三九九〇円

森岡正博　生命学への招待　バイオエシックスを超えて　四六判　二八三五円

小松美彦　死は共鳴する　脳死・臓器移植の深みへ　四六判　三一五〇円

香川知晶　生命倫理の成立　人体実験・臓器移植・治療停止　四六判　二九四〇円

香川知晶　死ぬ権利　カレン・クインラン事件と生命倫理の転回　四六判　三四六五円

＊表示価格は二〇〇七年一一月現在。消費税は含まれております。

著者略歴
1973年生まれ
2005年　東京大学大学院総合文化研究科 国際社会科学（相関社会科学コース）博士課程単位取得退学
2007年　博士号（学術）取得
現　在　日本学術振興会特別研究員
著書・論文
「解剖台と社会―近代日本における身体の歴史社会学にむけて」『思想』947号（岩波書店、2002年）
「バンキングと身体―日本における血液事業の展開から」『身体をめぐるレッスン　2』（岩波書店、2006年）
「日本における解剖体の歴史」『日本解剖学雑誌』82巻1号

流通する「人体」
献体・献血・臓器提供の歴史

2007年 7月26日　第1版第1刷発行
2007年11月15日　第1版第2刷発行

著者　香《こう》西《ざい》豊《とよ》子《こ》
発行者　井村寿人

発行所　株式会社　勁《けい》草《そう》書房
112-0005 東京都文京区水道2-1-1　振替　00150-2-175253
（編集）電話 03-3815-5277／FAX 03-3814-6968
（営業）電話 03-3814-6861／FAX 03-3814-6854
日本フィニッシュ・牧製本

ISBN978-4-326-10174-0　Printed in Japan

索　　引

※本書での略称は，［　］で示す

サ　行

タ　行

ナ　行

ハ　行

マ　行

ヤ　行

ラ　行

アルファベット

参考文献

青木繁之編『これが売血だ』大阪赤十字学生奉仕団桃山学院大学分団，1964年
青木繁之『危ない血液はもういらない――くり返すな血液行政の失敗』都市文化社，1999年
青木光恵「『死体』を見に行く！」『SPA』（1995年10月25日号），1995年
赤井知雄「輸血と血液銀行」『婦人之友』45巻９号（昭和26年９月１日号），1951年
赤星誠・中島香織・川本裕子・吉岡洋治「献体登録者の健康についての一考察――献体登録者の手記の分析より」『宮崎県立看護大学研究紀要』１巻２号，2000年
アサヒ芸能編集部「医学界をおびやかす“死体飢饉”の実態」『アサヒ芸能』（1967年９月24日付），1967年
東陽一「アメリカ血液銀行の旅――公共血液銀行の作り方」『血液と輸血』２巻３号，1952年
安達憲忠『東京市養育院沿革及実況』東京市養育院，1896年
E.H.アッカークネヒト（井上清恒・田中満智子訳）『世界医療史――魔法医学から科学的医学へ』内田老鶴圃，1983年
有坂隆道「親試実験主義の展開」『日本医学史の研究』創元社，1972年
蟻田功「血液銀行の話――誰が一体血液を提供するのですか」『厚生の指標』７巻４号，1960年
淡路剛久「血液製剤とPL法」『ジュリスト』1097号，1996年
粟屋剛『人体部品ビジネス――「臓器」商品化時代の現実』講談社，1999年
L.アンドルーズ&D.ネルキン（野田亮・野田洋子訳）『人体市場――商品化される臓器・細胞・DNA』岩波書店，2002年
飯島純子「『地球散歩』にでかけませんか――津山科学教育博物館（岡山県津山市）」『ミクロスコピア』15巻３号，1998年
飯島博談「空襲時に於ける輸血対策の研究」『日本醫事新報』1089号，1923

年
飯島博「輸血物語」『文芸春秋』28巻16号，1950年
池田房雄『白い血液』潮書房，1985年
石井敏弘「調査委員長メモ　5」『篤志献体』10号，1978年
石井良助『江戸の刑罰』中央公論社，1998年
石黒忠悳『懐旧90年』博文堂，1936年
石野鉄（2ちゃんねる・財団法人骨髄移植推進財団協力）『骨髄ドナーに選ばれちゃいました』小学館，2005年
板坂直子「夏目鏡子『漱石の思ひ出』」『解釈と鑑賞』346号（1964年3月号），1964年
市野川容孝『身体／生命』岩波書店，2000年
一橋文哉『ドナービジネス』新潮社，2002年
五木寛之「黄金時代」『物語の森へ——全・中短編ベストセレクション』東京書籍，（1967年→）1996年
糸井素一・中島章・真鍋禮三「眼球銀行の現状と問題点」『日本医師会雑誌』94巻7号，1985年
伊藤和彦『血液製剤——感染・同種免疫との戦い』共立出版，1999年
伊藤精介『沈黙の殺人者《サイレント・キラー》・C型肝炎』小学館，2000年
稲富誠「アイバンクその後」『医学のあゆみ』70巻12号，1969年
稲葉頌一「自己血輸血の臨床的有用性——歴史，方法論の実際と普及上の問題点」『日本臨床』55巻7号，1997年
稲葉頌一編『輸血の現状と課題』（別冊・医学のあゆみ）医歯薬出版，2002年
稲生綱政ほか「座談会　心臓移植は許されるか——臓器移植の現状と問題点」『法律のひろば』21巻8号，1968年
今泉亀撤「日本角膜移植法誕生の前」『医療の広場』17巻8号，1977年
今泉亀撤「角膜移植と眼科医——角膜移植に関する法律の誕生」日本眼科学会百周年記念誌編纂委員会『日本眼科の歴史　昭和（後）・平成篇』（日本眼科学会百周年記念誌　3巻）思文閣出版，1997年
今泉みね『名ごりの夢——蘭医桂川家に生れて』平凡社，1963年
岩志和一郎「臓器移植と民法——死体臓器の摘出と不法行為の可能性」『ジュリスト』828号，1985年
N.ウェイド（高野利也訳）『医療革命——ゲノム解読は何をもたらすのか』岩波書店，2004年

植竹伸太郎『妻に肝臓をもらう――臓器移植の抱える課題』亜紀書房，2004年
上野正吉「輸血における法医学的問題」『第16回日本医学会総会学術講演集』3巻，1961年
上野正吉「輸血過誤と法医学」『災害医学』6巻8号，1963年
植松正「角膜移植をめぐる法律問題」『ジュリスト』146号，1958年
植松正「売血か献血か――身体一部の売買」『時の法令』514号，1964年
植松正「心臓移植と死の判定」『時の法令』643号，1968年a
植松正「心臓摘出への同意」『時の法令』655号，1968年b
植松正「心臓移植・死体損壊・死の判定」『ジュリスト』407号，1968年c
植松正「移植目的による死体臓器摘出の適法性」『ジュリスト』647号，1978年
氏家幹人『大江戸死体考――人斬り浅右衛門の時代』平凡社，1999年
碓居龍太「東大醫學部と東京市養育院との關係沿革」『中外醫事新報』1243号，1937年
碓永三郎「帝都の奇怪な秘密境　解剖学教室を観る」『太陽』（臨時増刊）30巻6号，1924年
内田隆三『消費社会と権力』岩波書店，1987年
内野滋雄「わが国の献体の歩みと献体登録者の心の変化」『医学哲学　医学倫理』15号，1997年
内村祐之『精神医学者の滴想』同盟出版社，1947年
内山孝一「明治前日本生理学史」日本学士院編『明治前日本医学史　2巻』1955年
梅原猛『「脳死」と臓器移植』朝日新聞社，2000年
NHK［脳死］プロジェクト『脳死移植』日本放送協会，1992年
大井清「今日の血液問題」『厚生の指標』15巻12号，1968年
大泉実成『説得――エホバの証人と輸血拒否事件』現代書館，1988年
大江健三郎『死者の奢り』文藝春秋新社，1958年
大鐘稔彦『無輸血手術――“エホバの証人”の生と死』さいろ社，1998年
大久保利謙「明治二年医学校（東大医学部前身）に於ける解剖に就いて――『解剖日記』の紹介　一」『中外医事新報』1240号，1937年a
大久保利謙「明治二年醫學校（東大醫學部前身）に於ける解剖に就いて――「解剖日記」の紹介　二」『中外醫事新報』1241号，1937年b
大島義男「献血運動の推進――血液事業の現状と献血の推進対策」『時の法令』

515号，1964年
大島義男「血液事業の現状」『厚生』20巻８号，1965年
太田和夫「眼球銀行と腎臓銀行――類似点と相違点」『日本医師会雑誌』94巻７号，1985年
太田富雄『脳死　医学と社会の接点』メディカル・サイエンス・インターナショナル，1987年
大谷實『医療行為と法』弘文堂，1997年
大塚敬節「近世前期の医学」『日本思想体系六三　近世科学思想　下』岩波書店，1971年
大塚敬節『漢方医学』創元社，2001年
大槻文彦編『大言海』富山房，1923年
大橋裕一・真鍋禮三「角膜移植とHLA」『医学の歩み』139巻４号，1986年
緒方富雄「輸血梅毒事件について」『日本医師会雑誌』45巻12号，1961年
岡本喬『解剖事始め――山脇東洋の人と思想』同成社，1988年
小川鼎三「明治前日本解剖学史」日本学士院編『明治前日本医学史　１巻』，1959年
小川鼎三『医学の歴史』中央公論社，1964年
小川鼎三「巻頭言」白菊会本部編『しらきく』６号，1965年
越智卓見「角膜移植ニ就テ」『日本眼科學会雑誌』40巻，1936年
小野正野「アイバンク法の制定されるまで」『医学のあゆみ』70巻12号，1969年
小田泰博（厚生省医務局総務課）「腎不全の根治療法　死体腎移植の普及と促進――角膜及び腎臓の移植に関する法律」『時の法令』1070号，1980年
加我君孝「わが国初の特志解剖　美幾女の墓　東京小石川念速寺」『UP』28巻５号（通巻319号），1999年
加賀乙彦編『作家の病跡』（『解釈と鑑賞別冊　現代のエスプリ』９巻51号）至文堂，1971年
香川知晶『生命倫理の成立――人体実験・臓器移植・治療停止』勁草書房，2000年
香川靖雄・平野寛・鏡山博行「生化学教育と解剖学教育の対話」『医学のあゆみ』173巻８号，1995年
片柳照雄「輸血用血液製剤をPL法の対象外にすべき」『ばんぶう』192号，1997年
加藤一郎「心臓移植手術をめぐる問題点」『ジュリスト』407号，1968年

加藤勝治「血液銀行について」『体育の科学』3巻10号，1953年
加藤勝治・菅野浩知「血液銀行について」『体育の科学』3巻10号，1953年
加藤尚武『先端技術と人間――二一世紀の生命・情報・環境』日本放送出版協会，2001年
華乃本晃『献体顛末記』新風舎，1997年
金川琢雄「死体に関する権利と献体法――献体法制定の意義をめぐって」『法学セミナー』348号，1984年
金川琢雄『実践　医事法学』金原出版，2002年
金澤寛明「小さな町の大きなコレクション　津山科学教育博物館」『ミクロスコピア』7巻2号，1990年
金沢文雄「死の判定をめぐって――法律上の立場から」『判例タイムズ』20巻7号，1969年
香原志勢『石となった死』弘文堂，1990年
株式会社ミドリ十字編『ミドリ十字三〇年史』株式会社ミドリ十字，1980年
神谷昭典『日本近代医学のあけぼの――維新政権と医学教育』医療図書出版社，1979年
神谷敏郎「幕末から明治初期における医学教育」東京大学創立百二十周年記念東京大学展（第一部）図録『学問のアルケオロジー』東京大学出版会，1997年
神谷敏郎「東京大学医学部における教育用標本にまつわる話題」『形態科学』7巻1号，2003年
神谷敏郎「献体の壁――二一世紀におけるわが国の篤志献体のゆくえ」『UP』33巻5号（通号379号），2004年
苅谷謙慈「告発！　厚生省は知っていた！　献血の血でエイズ」『週刊朝日』103巻28号（1998年6月26日号），1998年
川上武「進歩と退廃との間」『朝日ジャーナル』10巻3号，1968年
川上武「心臓移植と人間性の危機」『朝日ジャーナル』10巻35号，1968年
川上武『現代日本病人史――病人処遇の変遷』勁草書房，1982年
川喜田愛郎『近代医学の史的基盤　上』岩波書店，1977年a
川喜田愛郎『近代医学の史的基盤　下』岩波書店，1977年b
川口由彦『日本近代法制史』新世社，1998年
河崎藤重郎「血液銀行――輸血の現状と将来の問題点」『厚生の指標』3巻2号，1956年
河瀬正晴『輸血の歴史――人類と血液のかかわり』北欧社，1990年

川原群大「屍体とともに十六年」『週刊サンケイ』(1963年11月25日号),
1963 年
川村邦光『オトメの身体――女の近代とセクシュアリティ』紀伊国屋書店,
1994 年
肝移植体験者・医療者有志『信じる絆　行きつづける思い　生体肝移植――真実の声』翔雲社, 2004年
神崎清『山谷ドヤ街――一万人の東京無宿』時事通信社, 1974年
北川淏・陳洋水「輸血に由る梅毒感染防止法に就て」『手術』3 巻 8 号, 1949 年
北野政次・内藤良一・横山三男訳『アメリカ血液銀行協会編　採血　検査と輸血――血液銀行作業必携 (1956年版)』(社) 日本血液銀行協会, 1957年
北原糸子『都市と貧困の社会史――江戸から東京へ』吉川弘文堂, 1995年
喜多村悦史『血液の基礎知識――血液事業の歴史と方向』都市文化社, 1999 年
北村良一「梅毒輸血事件の判決」『ジュリスト』223号, 1961年
北村良一「12. 給血者に対する梅毒感染の危険の有無の問診の懈怠と輸血による梅毒感染についての医師の過失責任」『最高裁判所判例解説　民事篇　昭和36年度』法曹会, 1973年
木村良一『移植医療を築いた二人の男』産経新聞社, 2002年
切通彰「海外角膜ドナー」『眼科診療プラクティス』51巻, 1999年
桐原真一「第三十二回日本外科學會宿題報告　輸血」『日本外科學會雜誌』32 号, 1931年
共同通信社会部編『凍れる心臓』共同通信社, 1998年
京都府医師会医学史編纂室『京都の医学史』1980年
京都科学株式会社「修理前状況調査報告書」文京区教育委員会『文京区文化財研究紀要　平成一二年度　文京区の文化財』2000年
京都府立医科大学百年史編纂委員会『京都府立医科大学百年史』文功社,
1974 年
A.キンブレル (福岡伸一訳)『ヒューマンボディショップ――臓器売買と生命操作の裏側』化学同人, 1995年
串田つゆ香「解剖学教育の現状」『東京女子医大雑誌』3 巻 2 号, 1983年
久米正雄「漱石先生の死 (記録)」『漱石先生の死』春陽堂, 1922年
E.クラーク＆K.デュハースト (松下正明訳)『図説　脳の歴史――絵でみる大脳局在論の歴史』木村書店, 1984年

倉屋利一「解剖学実習と白菊会の役割――献体運動のことなど」『ジュリスト（臨時増刊）』548号，1973年
倉屋利一「巻頭言」『しらぎく』17号，1980年
桑原安治「眼球銀行の回顧と展望」『日本の眼科』46巻４号，1975年
桑原安治「義眼と火葬」『眼とこころ――白内障夢物語』未来社，1983年ａ
桑原安治「角膜及び腎臓移植に関する法律の制定の過程について」『移植』18巻５号，1983年ｂ
郡司篤雄「初の献体法制定」『公明』262号，1983年
郡司篤雄「特別講演　献体の実状と諸問題」『日本医学哲学・倫理学雑誌』2号，1984年
群馬県史編さん委員会『群馬県史　資料一〇　近世二』群馬県，1978年
健康保険編集部「集団献血のしおり」『健康保険』18巻11号，1964年
「現代思想」編集部『先端医療――資源化する人体』（『現代思想』30巻２号）青土社，2002年
交詢社（・汲古會）編『宇都宮氏經歴談（増補版）』汲古會，1932年
厚生省『厚生福祉』（1999年10月16日号）1999年
厚生省『厚生福祉』（2004年１月13日号）2004年
厚生省医務局『医制百年史』ぎょうせい，1976年
厚生省薬務局企画課血液事業対策室『血液ハンドブック』薬業時報社，1995年
河野昌晃「『愛の献血』の裏側で――日赤血液事業の過去・現在・未来」野村拓・監修『日本赤十字の素顔』あけび書房，2003年
高知新聞社会部「脳死移植」取材班『脳死移植――いまこそ考えるべきこと』河出書房新社，2000年
古河歴史博物館『日本の解剖ことはじめ――古河藩　河口信任とその系譜』古河歴史博物館，1998年
国立科学博物館『国立科学博物館ニュース』317号，1995年
国立科学博物館・日本解剖学会・読売新聞社『特別展「人体の世界」』読売新聞社，1995年
小島正美「買ってはいけない論争とザクロ論争」『人体汚染のすべてがわかる本』東京書籍，2000年
小高健編『長與又郎日記　下――近代化を推進した医学者の記録』学会出版センター，2002年
小玉知己「血液不足対策について――わが国の供血制度をめぐって」『厚生の

指標』8巻11号，1961年
後藤七郎「聯合國外科會議報告」『軍醫團雜誌』81号，1917年
小林邦彦「医療技術者養成における人体解剖実習の重要性とその条件整備への提言――医療技術者教育にルネサンスを」『解剖学雑誌』73巻3号，1998年
小林身哉「標本は未来への遺産――津山科学教育博物館の三五年」『解剖学雑誌』73巻4号，1998年
小林芳夫「日本の血液銀行」『動向』3巻5号，1956年
小宮豊隆『夏目漱石　三』岩波書店，1953年
小松美彦『死は共鳴する――脳死・臓器移植の深みへ』勁草書房，1996年
小松美彦『脳死・臓器移植の本当の話』PHP研究所，2004年
小松美彦『自己決定は幻想である』洋泉社，2004年
近藤誠ほか『私は臓器を提供しない』洋泉社，2000年
最相葉月『あのころの未来――星新一の預言』新潮社，2003年
財団法人日本眼球協会『日本眼球協会二〇周年記念誌』，1986年
斉藤磐根『漱石の脳』弘文堂，1995年
斉藤茂太『茂太さんの死の準備』二見書房，1999年
酒井シヅ『日本の医療史』東京書籍，1982年
坂井建雄『四六万人が目撃!!　ガラス瓶から解き放たれた人体――新解剖学の夜明け』NECクリエイティブ，1997年
坂井建雄『人体解剖のすべて――解剖学への招待』日本実業社，1998年
坂井建雄（研究代表）『大学における人体標本展示施設の実態と解剖学教育に果たす役割に関する調査研究』（平成10年度文部科学省科学研究費　基盤研究（C）企画調査　報告書），1999年3月
坂井建雄・小林身哉編『人，ヒトにであう――全国標本展示ガイドブック』風人社，1999年
坂井建雄「解剖学教育を支える献体の愛」『日本医師会雑誌』6月号，2007年
坂口力『タケノコ医者――差別なき医療をめざして』光文社，2001年
阪田博夫「兄の帰還」（1997年）『ピーター・パン探し』講談社，1999年
桜井均（NHK取材班編）『埋もれたエイズ報告』三省堂，1997年
佐々木美代子『透きとおった贈り物――角膜移植を受けて』新潮社，1990年
笹本治郎「献血・預血・売血――献血運動の実情をきく」『健康保険』22巻9号，1968年
さだまさし『眉山』幻冬舎，2004年

佐藤健二『歴史社会学の作法――戦後社会科学批判』岩波書店，2001年
佐藤俊彰「献血血液が“凶器”に変わるとき――HIV 感染事故はなぜ起きたか」『中央公論』119巻４号（通巻1439号)，2004年
佐藤俊樹「近代を語る視線と文体――比較のなかの日本の近代化」高坂健次・厚東洋輔編『講座社会学　I　理論と方法』東京大学出版会，1998年
佐野利三郎「血液需給の推移と展望」『厚生の指標』17巻16号，1970年
鯖田豊之『火葬の文化』新潮社，1990年
D.ジェッター（山本俊一訳)『西洋医学史ハンドブック』朝倉書店，1996年
塩川優一『私の「日本エイズ史」』日本評論社，2004年
篠田鉱三「首斬朝右衛門」『明治百話』四條書房，1942年
四宮和夫「梅毒輸血事件の判決について」『ジュリスト』120号，1956年
霜山龍志『輸血ハンドブック』医学書院，1999年
社会事業研究所『近代医療保護事業発達史　上』日本評論社，1943年
「週刊金曜日」編集部『買ってはいけない』(『週刊金曜日』７巻18号・別冊ブックレット２)，1999年
白菊会本部『しらきく』１号，1958年
白菊会本部『しらきく』６号，1965年
城丸瑞穂・中谷千鶴子「創設から占領開始前までの日本・アメリカ・国際赤十字の歴史的推移――公衆衛生福祉局の連携組織と至った要因を探る」『日本医療経済学会会報』21巻１号，2002年
C.シンガー（西村顕治・川名悦郎訳)『解剖・生理学小史――近代医学のあけぼの』白楊社，1983年
人体の不思議展監修委員会監修『人体の不思議展――からだ＝未知なる小宇宙』(図録)，ワイプ，1996年
人体の不思議展監修委員会『人体の不思議展――MYSTERIES OF THE HUMAN BODY』(図録)，タクトマーケティング，2003年
新村出編『広辞苑』(第一版)，岩波書店，1955年
新村出編『広辞苑』(第三版)，岩波書店，1983年
新村出編『広辞苑』(第五版)，岩波書店，1998年
菅谷章『日本医療制度史』原書房，1976年
杉田玄白「形影夜話」『日本思想体系六四　洋学　上』岩波書店，(1815年→)1976年
杉本健郎・杉本裕好編『剛亮の残したもの』朝日カルチャーセンター自費出版，1988年

杉本つとむ「近代医学の源流一二　日本最初の解剖事情」『日本医師会雑誌』109巻5号，1993年
T.スクリーチ（高山宏訳）『江戸の身体(からだ)を開く』作品社，1997年
D.スター（山下篤子訳）『血液の物語』河出書房新社，1999年
T.スターツル（加賀乙彦監修・小泉麻耶訳）『ゼロからの出発――わが臓器移植の軌跡』講談社，1992年
G.ストック（垂水雄二訳）『それでもヒトは人体を改変する――遺伝子工学の最前線から』早川書房，2003年
M.ズートホフ（小川鼎三監訳）『図説　医学史』朝倉書店，1996年
赤十字共同研究プロジェクト（野村拓監修）『日本赤十字の素顔』あけび書房，2003年
芹沢勇「常習売血の実態とその後――横浜市の場合」『世界』228号，1964年
総務庁行政監察局『角膜及び腎臓の移植に関する現状と課題――総務庁の行政監察結果からみて』大蔵省印刷局，1988年
M.ダウィ（平澤正夫訳）『ドキュメント　臓器移植』平凡社，1990年
高折益彦ほか「特集　自己血輸血の展望」『医学のあゆみ』147巻8号，1988年
高折益彦『自己血輸血マニュアル（改訂第二版）』克誠堂出版，1996年
高木健太郎「献体推進議員連盟設立について」『篤志献体』23号，1983年
高塩博「山田浅右衛門の嘆願書――東京府における様斬の廃止」『法史学研究会会報』③号，1998年
高梨公之「生と死の間」『時の法令』652号，1968年
高橋恂「医学及び歯学の教育のための献体に関する法律（昭和58年法律第56号）――その背景と概要」日本解剖学会解剖体委員会編『わが国の献体』1984年
高橋利幸「理学療法士養成校における解剖学教室に関する調査」『川崎医療福祉学会誌』6巻2号，1996年
高柳真三『江戸時代の罪と刑罰抄説』有斐閣，1988年
瀧井宏臣『人体ビジネス――臓器製造・新薬開発の近未来』岩波書店，2005年
田口和美「自安政四年至明治四年　本邦醫學變遷之概要」『醫談』86・87号，1903年
田口喜雄「死体腎移植システムのあり方」『医学のあゆみ』136巻11号，1986年

竹内一夫『脳死とは何か――基本的な理解を深めるために』講談社，1987年
竹重順夫「医学教育と献体」『大学と学生』199巻，1982年
竹前栄二・中村隆栄監修『GHQ日本占領史二三　社会福祉』日本図書センター，1998年
多治見順「そごう健保の献血・血液共済制度――その実際と問題点」『健康保険』19巻10号，1965年
多治見順「献血・血液共済制度の三年間の経過とその実際」『健康保険』21巻9号，1967年
立花隆『脳死』中央公論社，1986年
立花隆『脳死再論』中央公論社，1988年
立花隆『脳死臨調批判』中央公論社，1992年
立川昭二『明治医事往来』新潮社，1986年
田中聡『衛星展覧会の欲望』青土社，1994年
田中助一「萩に於ける我國最初の女屍體解剖」『日本醫史學雑誌』1319号，1943年
谷口知平「給血者に対する梅毒感染の有無の問診の懈怠と輸血による梅毒感染についての医師の過失責任」『民商法雑誌』45巻3号，1961年
玉林晴朗「首斬浅右衛門と試斬」『傳記と文化』六甲書房，1942年
田村春雄『脳死裁判　下』ゆまに書房，1989年
千種達夫「角膜移植の承諾権者」『判例時報』138号，1958年
千代崎秀雄『輸血は罪か――［エホバの証人］の輸血拒否をめぐって』いのちのことば社，1987年
月橋得郎「アイバンクの話」『厚生』18巻6号，1963年
坪田一男『アイバンク――ここまで進んだ角膜移植』日本評論社，1992年
坪田一男『アイバンクへの挑戦』中央公論社，1997年
つやま自然のふしぎ館編『つやま自然のふしぎ館　学習ガイドブック』2004年
出口顯『臓器は「商品」か――移植される心』講談社，2001年
寺島正夫「人類の福音　血液銀行店開き」『実業の世界』49巻6号，1952年
寺園慎一『人体改造――あくなき人類の欲望』日本放送協会，2001年
F.テンニエス（杉之原寿一訳）『ゲマインシャフトとゲゼルシャフト――純粋社会学の基本概念　上』岩波書店，（1887年→）1957年
土井忠生・森田武編訳『邦訳　日葡辞書』岩波書店，1980年
堂前雅史・廣野喜幸・小松美彦編『資本主義に組み込まれる生と死』（『アソシ

エ』9号）御茶の水書房，2002年
東京大学医学部解剖学教室『明治元年ヨリ同十四年二至　解剖紀事　第三百廿六号』（東京大学医学図書館藏）
東京大学医学部解剖学教室『明治四十四年九月　屍體ニ關スル記事』（東京大学医学図書館蔵）
東京大学医学部創立百年記念会・東京大学医学部百年史編纂委員会『東京大学医学部百年史』東京大学出版会，1967年
東京大学判例研究会・唄孝一ほか「輸血による梅毒感染についての医師の過失責任——職業的給血者に対する医師の問診義務の有無程度」『法学協会雑誌』81巻5号，1965年
東京帝國大學醫學部病理學教室五十周年記念會『東京帝国大学病理学教室五十年史　上』南山堂，1939年a
東京帝國大學醫學部病理學教室五十周年記念會『東京帝国大学病理学教室五十年史　下』南山堂，1939年b
東京帝國大學五十年史編纂委員会『東京帝國大學五十年史』1932年
東京都養育院編『養育院七十年史』東京都養育院，1943年
東京都養育院編『養育院八十年史』東京都養育院，1953年
東京都養育院編『養育院百年史』東京都，1974年
東大PRC（患者の権利検討会）企画委員会編『脳死（増補改訂版）』技術と人間，1986年
東京都山谷福祉センター『山谷地区における売血事情——主として簡易宿泊人に関する実態報告』1964年
東京都城北福祉センター『山谷地区における売血常習者の社会病理学的一考察——採血の実態と倍ける常習者の厚生の問題』1966年
篤志解剖全国連合会『全連ニュース』6号，1976年
篤志解剖全国連合会『全連ニュース』9号，1977年
篤志解剖全国連合会「正常解剖用遺体確保に関する要望書——人体組織提供に関する新法制度に際し，正常解剖用体も包含せしめる件」『全連ニュース』14号，1980年
篤志解剖全国連合会『篤志献体』30号，1996年
登谷栄作『白き黄昏——老いて白道を行く』北國新聞社，2001年
豊島展子「同じ苦しみを体験して」杉本健郎・裕好『剛亮の残したもの』朝日カルチャーセンター，1988年
豊田市郷土資料館編『舎密から化学技術へ——近代技術を拓いた男・宇都宮三

郎』豊田市教育委員会，2001年
内藤良一「血液銀行・その十五年間のあゆみ」『医学のあゆみ』26巻5号，1958年
内務省衛生局『醫制五十年史』1926年
直江敏郎「職業給血者に関する二・三の考察」『血液と輸血』2巻4号，1959年
仲宇佐ゆり「マーケティングの達人に会いたい　第五一回　人体の不思議実行委員会主催　人体の不思議展　展示方法を工夫し，口コミで大量集客」『週刊東洋経済』(2004年10月23日号)，2004年
中尾知子「『自分の死』の選択としての献体」副田義也編『死の社会学』岩波書店，2001年
中澤啓介『輸血拒否の謎』いのちのことば社，1999年
中島章「角膜銀行」『医学のあゆみ』46巻12号，1963年
中島みち『見えない死――脳死と臓器移植』文藝春秋社，1985年
中津洋平『死なさない　絶対に!!――生体肝移植を選んだドナーと家族の葛藤』メディカ出版，2004年
長門谷洋治「白菊会その後」『日本医事新報』2273号，1967年
長門谷洋治「医学部定員増の周辺」『日本医事新報』2549号，1973年
永原慶二監修『岩波日本史辞典』岩波書店，1999年
中村輝久『決断――生体肝移植の軌跡』時事通信社，1990年
中村康『角膜移植術』日本醫書出版，1944年
中村康「角膜移植術の基礎的研究と其の臨床應用に就て」『日本眼科學会雑誌』54巻，1950年
長与専斎「衛生意見書」内務省衛生局『醫制五十年史』，1926年
長與博士記念會『長與又郎傳』日新書院，1944年
長與又郎・内村祐史・西丸四方『傑出人腦の研究　第一集』岩波書店，1939年
南木佳士『医学生』文藝春秋社，1993年
夏目鏡子述（松岡譲筆録）『漱石の思ひ出』改造社，1928年
夏目伸六『父・夏目漱石』文藝春秋，1964年
夏目漱石『文学論』大倉書店，1907年
波平恵美子『脳死・臓器移植・がん告知――死と医療の人類学』福武書店，1988年
J.L.ナンシー（西谷修訳編）『侵入者――いま〈生命〉はどこに？』以文社，

2000 年
新島迪夫『医学教育』2 巻 1 号，1970年
新島迪夫「篤志解剖全国連合会結成についてその経過報告」『解剖学雑誌』46巻 6 号，1971年 a
新島迪夫「実習用解剖体不足とその対策　特に医師諸賢に訴える」『日本医事新報』45巻 6 号，1971年 b
西田知己「『血』の思想――江戸時代の死生観」研成社，1995年
西野嘉章「医学解剖と美術解剖――「腑分」から「藝用解剖学」へ」東京大学創立百二十周年記念東京大学展（第一部）図録『学問のアルケオロジー』東京大学出版会，1997年
日本医師会「臓器移植法要綱きまる――昭和四十五年成立をめざして」『日医ニュース』（昭和43年12月20日号），1968年
日本医師会雑誌編集部「論説と話題――輸血梅毒事件に関連して」『日本医師会雑誌』45巻12号，1961年
日本医史学会編『図録　日本医事文化史料集成　第一巻』三一書房，1978年
日本醫事新報編集部「社説　輸血對策をどうする　給血には嚴重な血液検査を給血者を再組織待機させよ」『日本醫事新報』1079号，1923年
日本醫事新報編集部「特志解剖全国懇談会　発足」『日本医事新報』2241号，1967年 a
日本醫事新報編集部「深刻なライへの不足」『日本医事新報』2262号，1967年 b
日本醫事新報編集部「臓器移植に関する懇談会初会合開く」『日本医事新報』2385号，1971年
日本移植学会編『脳死と心臓死の間で：死の判定をめぐって』メヂカルフレンド，1983年
日本移植学会編『続：脳死と心臓死の間で――臓器移植と死の判定』メヂカルフレンド，1985年
日本移植学会編『続々：脳死と心臓死の間で――明日への移植に備える』メヂカルフレンド，1986年
日本解剖学会「文部大臣への要望書――解剖体の入手難と医歯系大学の増設についての報告」『医学教育』2 巻 1 号，1970年
日本解剖学会編『解剖学者が語る　人体の世界』風人社，1996年
日本解剖学会解剖体委員会編『わが国の献体』1984年
日本解剖学会百周年記念事業実行委員会・同記念出版委員会・同百年史担当委

員会編『日本解剖学会百年のあゆみ——日本解剖学会百周年記念事業』日本解剖学会，1995年
日本解剖学会同教室史担当委員会編『日本解剖学会教室史——日本解剖学会百周年記念事業』日本解剖学会，1995年
日本家族社会学会編『家族社会学研究』14巻２号，2003年
日本眼球銀行協会『日本眼球銀行協会二〇年誌』1986年
日本組織培養学会細胞バンク委員会編『細胞バンク・遺伝子バンク——情報検索と研究資源の入手法』共立出版，1998年
日本篤志献体協会「献体とは（リーフレット）」（平成11年度版），1999年
「日本の献体四〇年」編集委員会『日本の献体四〇年』財団法人日本特志献体協会，1996年
日本赤十字社編『日本赤十字社社史稿　6巻』日本赤十字社，1972年
日本赤十字社編『日本赤十字社社史稿　8巻』日本赤十字社，1985年
日本赤十字社編『血液事業のあゆみ』廣済堂，1991年
日本赤十字社中央血液センター『献血推進の歴史と現状』，1998年（日本赤十字社中央血液センター提供）
丹羽文雄「血液銀行」『浅草の唄』角川書店，1958年
棚島次郎『脳死・臓器移植と日本社会——死と死後を決める作法』弘文堂，1991年
棚島次郎『先端医療のルール——人体利用はどこまで許されるのか』講談社，2001年
布村幸彦『全連三〇年に寄せて』『篤志献体』42号，2001年
脳神経外科特別問題懇話会『脳死をめぐる諸問題』脳神経外科特別問題懇話会事務所，1969年
野中杏一郎「ライオンズクラブとアイバンク運動——長野県方式について」『日本の眼科』51巻２号，1980年
唄孝一「輸血過誤の研究序説——不適合輸血を中心として　一」『社会科学研究』18巻２号，1966年
唄孝一「戦後の民事判例における医師の過失責任　上」『法律のひろば』20巻６号，1967年
唄孝一「心臓移植への法的提言」『朝日ジャーナル』10巻３号，1968年ａ
唄孝一「臓器移植の法的考察——臓器をめぐる個人と家族と社会と」『法学セミナー』152号，1968年ｂ
唄孝一「『死亡』と『死体』についての覚書　一」『ジュリスト』483号，1971

年 c
唄孝一「『死亡』と『死体』についての覚書　二」『ジュリスト』483号，1971年 d
唄孝一・宇都木伸・平林勝政編『医療過誤判例百選（第二版）』（別冊ジュリスト140号）有斐閣，1996年
唄孝一・宇都木伸・佐藤雄一郎「ヒト由来物質の医学研究利用に関する問題　上」『ジュリスト』1193号，2001年
唄孝一・宇都木伸・佐藤雄一郎「ヒト由来物質の医学研究利用に関する問題　下」『ジュリスト』1193号，2001年
蜂屋新五郎「御様し之事」『徳隣厳秘録　下』淡光社，（1814年→）1976年（国立公文書館蔵）
橋本尚詞・坂井建雄・馬場悠男編『現代の解体新書「人体の世界」展　創世記』読売新聞社，1996年
長谷川泉編『病跡からみた作家の軌跡』（『国文学解釈と鑑賞』四月臨時増刊号），至文堂，1983年
判例時報編集部「行路死亡人の身元確認の方法に過失があったとして，遺体を学術用の解剖に付された遺族から地方公共団体に対しなされた慰藉料請求が認められた事件」『判例時報』（1972年 1 月21日号），1972年
T.L.ビーチャム（立木教夫・永安幸正監訳）『生命医学倫理のフロンティア』行人社，1999年
S.ピープス（臼田昭訳）『サミュエル・ピープスの日記　7 巻　1666年』 国文社，1991年
S.ピープス（臼田昭訳）『サミュエル・ピープスの日記　8 巻　1667年』 国文社，1999年
姫野侑「日本における血液事業と献血」『東京経大学会誌』139号，1984年
平野清介編『新聞集成　夏目漱石像一・二』明治大正昭和新聞研究会，1979年
平野重誠『一夕醫話』1857年（富士川游ほか編『杏林叢書　下巻』（復刻版）思文閣，1971年
平松義郎『近世刑事訴訟法の研究』創文社，1955年
廣瀬信善『輸血法』金原商店，1928年
L.フィードラー（伊藤俊治・旦敬介・大場正明訳）『フリークス――秘められた自己の神話とイメージ』青土社，1986年
E.A.フェルドマン＆R.ベイヤー編（山下篤子訳）『血液クライシス――血液供

給とHIV 問題の国際比較』現代人文社，2003年
R.フォックス＆J.スウェイジー（森下直貴・倉持武・窪田倭・大木俊夫訳）『臓器交換社会——アメリカの現実・日本の近未来』青木書店，1999年
福永酔剣「解説」『首斬り浅右衛門刀剣押型　上・下』雄山閣，1970年
福本英子『人・資源化への危険な坂道——ヒトゲノム解析・クローン・ES 細胞・遺伝子治療』現代書館，2002年
藤井哲博『長崎海軍伝習所——十九世紀東西文化の接点』中央公論社，1991年
藤井尚久「わが国に於ける西洋医学の輸入とその発展経過に関する主要年譜」日本学士院編『明治前日本医学史　五』1957年
富士川游「山脇東洋先生」『刀圭新報』4 巻 2 号，1910年
富士川游ほか編『杏林叢書　下』思文閣，1926年
藤田恒太郎「白菊会発足とその由来」『日本医事新報』1642号，1955年
藤田恒太郎「白菊会の心」『しらきく』五号，1964年
藤田真一『これからの生と死』朝日新聞社，1980年
藤田尚男『人体解剖のルネサンス』平凡社，1989年
フジテレビC 型肝炎取材班『ドキュメント　検証 C 型肝炎——薬害を放置した国の大罪』小学館，2004年
布施英利『死体を探せ！——バーチャル・リアリティ時代の死体』法蔵館，1993 年
布施英利『禁じられた死体の世界——東京大学・解剖学教室でぼくが出会ったもの』青春出版，1995年
フライデー編集部「ホンモノ！　国立科学博物館が初公開した『人体の輪切り』の驚異」『フライデー』(1995年 9 月29日号)，1995年
C.フレデリック『江戸時代における機械論的身体観の受容』臨川書店，2006年
文京区教育委員会『文京区文化財研究紀要　平成12年度　文京区の文化財』2000年
米国医学研究所（IOM）（清水勝・新美育文訳）『HIV と血液供給——危機における意思決定の分析』日本評論社，1998年
別冊宝島編集部『操作・再生される人体！——医療技術，生命工学，生体組織・死体の利用と人体ビジネスの最新ルポ』（別冊宝島 Real 019号）宝島社，2001年
J.P.ボー（野上博義訳）『盗まれた手の事件——肉体の法制史』法政大学出版

局，2004年
星野一正「献体登録に関する法制化の促進について」『医学のあゆみ』114巻2号，1980年
星野一正「解剖学教育と医の倫理」『大学と学生』1983年
星野一正「献体の法制化を顧みて」『時の法令』1486号，1994年
星野一正『医療の倫理』岩波書店，1999年
星野一正「世界初の心臓移植は，心臓死のドナーからだった――C.バーナード博士の記録論文」『時の法令』1604号，1999年
本田正「血液事業」『厚生の指標』13巻7号，1966年
本田美智子『一体献上』文芸社，2001年
本田靖春『我，拗《す》ね者として生涯を閉ず』講談社，2005年
本田良寛『にっぽん釜ヶ崎診療所』朝日新聞社，1966年
J．ボンデソン（松田和也訳）『陳列棚のフリークス』青土社，1998年
ポンペ.V.M（沼田次郎・荒瀬進訳）『ポンペ日本滞在見聞録――日本における五年間――』雄松堂書店，1968年
毎日新聞社会部『隠されたエイズ――その時，製薬会社，厚生省，医師は何をしたのか!!』ダイヤモンド社，1992年
前川雄『漫談輸血法――大衆的簡易輸血法』輸血法研究所，1932年
牧野尚哉「医学生の生命倫理観・生命観について――人体解剖感想文から」『日本医学哲学・倫理学雑誌』7号，1989年
松倉哲也『「愛の献血」が売られている』三一書房，1983年
松倉哲也『現代の聖域　日本赤十字』オリジン出版センター，1984年
松下一成『ミドリ十字と731部隊――薬害エイズはなぜ起きたのか』三一書房，1996年
松田薫『「血液学と性格」の社会史――血液型人類学の起源と展開』河出書房新社，1994年
松本健次郎『漱石の精神界』金剛出版，1981年
松本順「蘭疇自伝」「崎陽の蘭疇」小川鼎三・酒井シヅ校註『松本順自伝・長与専斎自伝』平凡社，（1906年→）1980年
真鍋禮三「日本眼球銀行協会」『あたらしい眼科』4巻12号，1987年
真鍋禮三「アイバンク」『日本医師会雑誌』104巻7号，1990年
真鍋禮三「アイバンクの現況と展望」『日本公衆衛生雑誌』43巻5号，1996年
真鍋禮三「日本眼球銀行協会」日本眼科学会百周年記念誌編纂委員会『日本眼

科の歴史　昭和（後）・平成篇』（日本眼科学会百周年記念誌　3巻），思文閣出版，1997年
丸山英二「統一死体提供法」『神戸法学雑誌』24巻4号，1975年
水尾源太郎「角膜移植術ニ就テ（未完）」『日本眼科學会雑誌』9巻9号，1905年a
水尾源太郎「角膜移植術ニ就テ（終）」『日本眼科學会雑誌』9巻10号，1905年b
水川孝「わが国におけるアイバンク設立の思い出とその活動」『日本の眼科』57巻6号，1986年
宮地敦子「対義語とその周辺」『国語と国文学』570号，1977年
宮下忠子『思川（おもいがわ）――山谷に生きる女たち』筑摩書房，1985年
三井但夫「献体法制定の小史」日本解剖学会解剖体委員会『わが国の献体』，1984年
三宅秀「貧病者救療方」『東京医事新誌』539号（明治21年7月28日号），1889年
村上省三「血液銀行のゆりかご時代」『医学のあゆみ』26巻5号，1958年
村上省三「輸血をめぐって」『日本公衆衛生雑誌』11巻13号，1964年
村上省三「輸血の歴史」『臨床と研究』61巻9号，1984年
村重慶一「医師が輸血する場合の注意義務――いわゆる輸血梅毒事件の判決について」『民事研修』49号，1961年
M.モース（有地亨・伊藤昌司・山口俊夫訳）『社会学と人類学　I』弘文堂，1973年
森井晴一「兵庫トヨタ自動車健保組合の献血共済制度の概要」『健康保険』20巻8号，1966年
森岡正博『脳死の人――生命学の視点から』東京書籍，1989年
森於菟「鴎外と解剖」『父親としての森鴎外』筑摩書房，（1936年→）1993年
森於菟「解剖随筆」『解剖刀を執りて』養徳社，（1944年→）1946年a
森於菟「解剖と文化」『解剖刀を執りて』養徳社，（1944年→）1946年b
森田草平『續夏目漱石』養徳社，1943年
森谷尅久『京医師の歴史』講談社，1978年
文部省大学局学術情報図書館課編『大学における死体解剖の調査（昭和40年度）』1966年
文部省大学学術局「医学および歯学の教育のための献体に関する法律等の施行について」『大学資料』89号，1983年

山形操六「血液事業の現状と問題点」『厚生の指標』11巻９号，1964年
山岸章「赤い血が黄色に変る危険　全電通近畿地本の『輸血センター』の意味　労働者の生命と健康を守るために」『労働調査時報』547号，1966年
山口達夫・大城道夫・中島章［Eye-Bank の現状と将来」『眼科』19巻１号，1977 年
山崎佐「日本解剖制度史　一」『日本医史学雑誌』1317号，1943年 a
山崎佐「日本解剖制度史　二」『日本医史学雑誌』1318号，1943年 b
山崎佐「日本解剖制度史　三」『日本医史学雑誌』1319号，1943年 c
山崎佐「日本解剖制度史　四」『日本医史学雑誌』1320号，1943年 d
山田致知「ある問題提起」『全連ニュース』７号，1976年
山田致知「解剖体問題近代化への道」日本解剖学会解剖体委員会編『わが国の献体』1984年
山田久夫「京都府立医科大学における解剖体について」『日本医史学雑誌』34巻１号，1988年
ユネスコ東アジア文化研究センター『資料　御雇外国人』小学館，1975年
養老孟司「遺体のない解剖学教育はありうるか」『医学のあゆみ』148巻８号，1989年
養老孟司・南伸坊「言いたい放題　シタイ放題」『潮』９月号，1990年
養老孟司『解剖学教室へようこそ』筑摩書房，1993年
養老孟司監修『図説人体博物館』筑摩書房，1995年
養老孟司監修『これが“知”の最前線「東大秘蔵コレクション」 東京大学総合研究博物館』世界文化社，1999年
吉田穰「プラスティネーション――人体標本の新技術」『日経メディカル』（臨時増刊・1997年10月号），1997年
吉井怜『神様，何するの… ――白血病と戦ったアイドルの手記』幻冬舎，2002 年
吉村昭「梅の刺青」『島抜け』新潮社，2000年
吉村良司「横浜港における港湾荷役労働と血液銀行」『都市問題』47巻８号，1956 年
米本昌平『先端医療革命』中央公論社，1988年
E.O.ライシャワー＆ハル・ライシャワー（入江昭監修）『ライシャワー大使日録』講談社，2003年
M.ロック（坂川雅子訳）『脳死と臓器移植の医療人類学』みすず書房，2004年
ロンブローゾ（畔柳都太郎抄訳）『天才論』普及会，1898年

早稲田大学赤十字学生奉仕団編『売血から献血へ――山谷売血実態調査を中心として』早稲田大学赤十字学生奉仕団，1964年（日本赤十字社中央血液センター提供）
渡辺浩武「最新技術　プラスティネーションをみに行く in 上野・国立科学博物館　特別展『人体の世界』」コミックビーム（1995年12月号），1995年
渡辺淳一『白き旅立ち』新潮社，1975年

E.Clarke & C.D.OMally, *The Human Brain And Spinal Cord; A Historical Study Illustrated by Writings from Antiquity to the Twentieth Century*, Norman Publishing, San Francisco, 1996
L.K.Diamond, History of Blood Banking in The United States, *Journal of the American Medical Association* 193(1), 1965
B.Fantus, Therapy of Cook County Hospital; Blood Preservation, *Journal of the American Medical Association* 109(7), 1937
E.A.Feldman & R.Bayer, *BLOOD FEUDS; AIDS, Blood and the Politics of Medical Disaster,* Oxford University Press, NY, 1999
M.W.Hollingsworth, Blood Transfusion by Richard Lower in 1665, *Annals of Medical History* 10(3), 1928
H.W.Jones & G.Mackmul, The Influences of James Blundell on the Development of Blood Transfusion, 10, 1928
R.Lewisohn, The Development of the Technique of Blood Transfusion since 1907, *Mount Sinai Journal of Medicine* 10(Jan.), 1944
R.Richardson, *Death, Dissection and the Destitute,* Routledge & Kegan Paul, NY, 1987
R.E.Rosenfield, Early Twentieth Century Origins of Modern Blood Transfusion Therapy, *Mount Sinai Journal of Medicine* 41(5), 1974
D.Starr, *Blood; an Epic History of Medicine and Commerce,* Knopf, NY, 1998.
T.E.Starzl, *THE PUZZLE PEOPLE,* The University of Pittsburgh Press, Pittsburgh, 1992
R.Titmuss, *The Gift Rerationship; From Human Blood to Social Policy,* Panthenon, NY, 1971
C.Webster, The Origins of Blood Transfusion;A Reassessment, *Medical History* 15, 1971

参考文献

M.T.Walton, The First Blood Transfusion : French or English?, *Medical History* 18, 1974

M.M.Wintrobe, *BLOOD, PURE And ELOQUENT; A Story of Discovery, of People, and of Ideas,* McGrow-Hill, 1980

L.M.Zimmerman & K.M.Howell, History of Blood Transfusion, *Annals of Medical History* 4(5), 1932